中国近现代中医药期刊续编

第一辑

如皋医学报五周汇选

王咪咪◎主编

2019年度北京市古籍整理出版资助项目

北京科学技术出版社

图书在版编目（CIP）数据

如皋医学报五周汇选 / 王咪咪主编．—北京：北京科学技术出版社，2020.3

（中国近现代中医药期刊续编．第一辑）

ISBN 978 – 7 – 5714 – 0669 – 1

Ⅰ．①如…　Ⅱ．①王…　Ⅲ．①中国医药学—医学期刊—汇编—如皋—近现代　Ⅳ．①R2–55

中国版本图书馆 CIP 数据核字（2019）第300105号

中国近现代中医药期刊续编·第一辑　如皋医学报五周汇选

主　　编：王咪咪
策划编辑：侍　伟　白世敬
责任编辑：侍　伟　白世敬　陶　清　刘　佳　王治华
责任印制：李　茗
责任校对：贾　荣
出 版 人：曾庆宇
出版发行：北京科学技术出版社
社　　址：北京西直门南大街16号
邮政编码：100035
电话传真：0086–10–66135495（总编室）
0086–10–66113227（发行部）　0086–10–66161952（发行部传真）
电子信箱：bjkj@bjkjpress.com
网　　址：www.bkydw.cn
经　　销：新华书店
印　　刷：北京捷迅佳彩印刷有限公司
开　　本：787mm × 1092mm　1/16
字　　数：220千字
印　　张：27
版　　次：2020年3月第1版
印　　次：2020年3月第1次印刷
ISBN 978 – 7 – 5714 – 0669 – 1/R · 2723

定　　价：680.00元

《中国近现代中医药期刊续编·第一辑》编委会名单

序

2012年上海段逸山先生的《中国近代中医药期刊汇编》（下文简称“《汇编》”）出版，这是中医界的一件大事，是研究、整理、继承、发展中医药的一项大工程，是研究近代中医药发展必不可少的历史资料。在这一工程的感召和激励下，时隔七年，我所的王咪咪研究员决定效仿段先生的体例、思路，尽可能地将《汇编》所未收载的新中国成立前的中医期刊进行搜集、整理，并将之命名为《中国近现代中医药期刊续编》（下文简称“《续编》”）进行影印出版。

《续编》所选期刊数量虽与《汇编》相似，均近50种，但总页数只及《汇编》的1/4，约25000页，其内容绝大部分为中医期刊，以及一些纪念刊、专题刊、会议刊；除此之外，还收录了《中华医学杂志》1915—1949年所发行的35卷近300期中与中医发展、学术讨论等相关的200余篇学术文章，其中包括6期《医史专刊》的全部内容。值得强调的是，《续编》将1951—1955年、1957年、1958年出版的《医史杂志》进行收载，这虽然与整理新中国成立前期刊的初衷不符，但是段先生已将1947年、1948年（1949年、1950年《医史杂志》停刊）的《医史杂志》收入《汇编》中，咪咪等编者认为把20世纪50年代这7年的《医史杂志》全部收入《续编》，将使《医史杂志》初期的各种学术成果得到更好的保存和利用。我以为这将是对段先生《汇编》的一次富有学术价值的补充与完善，对中医近现代的中医学术研究，对中医整理、继承、发展都是有益的。医学史的研究范围不只是中国医学史，还包括世界医学史，医学各个方面的发展史、疾病史，以及从史学角度谈医学与其关系等。《续编》中收载的文章虽有的出自西医学家，但提出来的问题，对中医发展有极大的推进作用。陈邦贤先生在

《中国医学史》的自序中有“世界医学昌明之国，莫不有医学史、疾病史、医学经验史……岂区区传记遽足以存掌故资考证乎哉！”陈先生将其所研究内容分为三大类：一为关于医学地位之历史，二为医学知识之历史，三为疾病之历史。医学史的开创性研究具有连续性，正如新中国成立初期的《医史杂志》所登载的文章，无论是陈邦贤先生对医学史料的连续性收集，还是李涛先生对医学史的断代研究，他们对医学研究的贡献都是开创性的和历史性的；范行准先生的《中国预防医学思想史》《中国古代军事医学史的初步研究》《中华医学史》等，也都是一直未曾被超越或再研究的。况且那个时期的学术研究距今已近百年，能保存下来的文献十分稀少。今天能有机会把这样一部分珍贵文献用影印的方式保存下来，将是对这一研究领域最大的贡献。同时，扩展收载1951—1958年期间的《医史杂志》，完整保留医学史学科在20世纪50年代的研究成果，可以很好地保持学术研究的连续性，故而主编的这一做法我是支持的。

以段逸山先生的《汇编》为范本，《续编》使新中国成立前的中医及相关期刊保存得更加完整，愿中医人利用这丰富的历史资料更深入地研究中医近现代的学术发展、临床进步、中西医汇通的实践、中医教育的改革等，以更好地继承、挖掘中医药伟大宝库。

李经纬 九十老人

2019年11月于中国中医科学院

前　言

《汇编》主编段逸山先生曾总结道，中医相关期刊文献凭藉时效性强、涉及内容广泛、对热门话题反映快且真实的特点，如实地记录了中医发展的每一步，记录了中医人每一次为中医生存而进行的艰难抗争，故而是中医近现代发展的真实资料，更是我们今天进行历史总结的最好见证。因此，中医药期刊不但具有历史资料的文献价值，还对当今中医药发展具有很强的借鉴意义。

本次出版的《续编》有五六十册之规模，所收集的中医药期刊范围，以段逸山先生主编的《汇编》未收载的新中国成立前50年中医相关期刊为主，以期为广大读者进一步研究和利用中医近现代期刊提供更多宝贵资料。

《续编》收载期刊的主要时间定位在1900—1949年，之所以不以1911年作为断代，是因为《绍兴医药学报》《中西医学报》等一批在社会上很有影响力的中医药期刊是1900年之后便陆续问世的，从这些期刊开始，中医的改革、发展等相关话题便已被触及并讨论。

在历史的长河中，50年时间很短，但20世纪上半叶的50年却是中医曲折发展并影响深远的50年。中国近代，随着西医东渐，中医在社会上逐步失去了主流医学的地位，并逐步在学术传承上出现了危机，以至于连中医是否能名正言顺地保存下来都变得不可预料。因此，能够反映这50年中医发展状况的期刊，就成为承载那段艰难岁月的重要载体。

据不完全统计，这批文献有1500万～2000万字，包括3万多篇涉及中医不同内容的学术文章。这50年间所发生的事件都已成为历史，但当时中医人所提出的问题、争论的焦点、未做完的课题一直在延续，也促使我们今天的中医人要不断地回头看，思考什么才是这些问题的答案！

中医到底科学不科学？中医应怎样改革才能适应社会需要并有益于中医的发展？120年前，这个问题就已经在社会上被广泛讨论，在现存的近现代中医药期刊中，这一类主题的文章有不下3000篇。

中医基础理论的学术争论还在继续，阴阳五行、五运六气、气化的理论要怎样传承？怎样体现中国古代的哲学精神？中医两千余年有文字记载的历史，应怎样继承？怎样整理？关于这些问题，这50年间涌现出不少相关文章，其中有些还是大师之作，对延续至今的这场争论具有重要的参考价值。

像章太炎这样知名的近代民主革命家，也曾对中医的发展有过重要论述，并发表了近百篇的学术文章，他又是怎样看待中医的？此类问题，在这些期刊中可以找到答案。

最初的中西医汇通、结合、引用，对今天的中西医结合有什么现实意义？中医在科学技术如此发达的现代社会中如何建立起自己完备的预防、诊断、治疗系统？这些文章可以给我们以启示。

适应社会发展的中医院校应该怎么办？教材应该是什么样的？根据我们在收集期刊时的初步统计，仅百余种的期刊中就有五十余位中医前辈所发表的二十余类、八十余种中医教材。以中医经典的教材为例，有秦伯未、时逸人、余无言等大家在不同时期从不同角度撰写的《黄帝内经》《伤寒论》《金匮要略》等教材二十余种，其学术性、实用性在今天也不失为典范。可由于当时的条件所限，只能在期刊上登载，无法正式出版，很难保存下来。看到秦伯未先生所著《内经生理学》《内经病理学》《内经解剖学》《内经诊断学》中深入浅出、引人入胜的精彩章节，联想到现在的中医学生在读了五年大学后，仍不能深知《黄帝内经》所言为何，一种使命感便油然而生，我们真心希望这批文献能尽可能地被保存下来，为当今的中医教育、中医发展尽一份力。

新中国成立前这50年也是针灸发展的一个重要阶段，在理论和实践上都有很多优秀论文值得被保存，除承淡安主办的《针灸杂志》专刊外，其他期刊上也有许多针灸方面的内容，同样是研究这一时期针灸发展状况的重要文献。

在中医的在研课题中，有些同志在做日本汉方医学与中医学的交流及互相影响的研究，这一时期的期刊中保存了不少当时中医对日本汉方医学的研究之作，而这些最原始、最有影响的重要信息载体却面临散失的危险，保护好这些文献就可以为相关研究提供强有力的学术支撑。

在这50年中，以期刊为载体，一门新的学科——中国医学史诞生了。中国医学史首次以独立的学科展现在世人面前，为研究中医、整理中医、总结中医、发展中医，把中医推向世界，再把世界的医学展现于中医人面前，做出了重大贡献。创建中国医学史学科的是一批忠实于中医的专家和一批虽出身西医却热爱中医的专家，他们潜心研究中医医史，并将其成果传播出去，对中医发展起到了举足轻重的作用。《古代中西医药之关系》《中国医学史》《中华医学史》《中国预防思想史》《传染病之源流》等学术成果均首载于期刊中，作为对中医学术和临床的提炼与总结，这种研究将中医推向了世界，也为中医的发展坚定了信心。史学类文章大都较长，在期刊上大多采用连载的形式发表，随着研究的深入也需旁引很多资料，为使大家对医学史初期的发展有一个更全面、连贯的认识，我们把《医史杂志》的收集延至1959年，为的是使人们可以全面了解这一学科的研究成果对中医发展的重要作用。《医史杂志》创刊于1947年，在此之前一些研究医学史的专家利用西医刊物《中华医学杂志》发表文章，从1936年起《中华医学杂志》不定期出版《医史专刊》。（《中华医学杂志》是西医刊物，我们已把相关的医学史文章及1936年后的《医史专刊》收录于《续编》之中。）这些医学史文章的学术性很强，但其中大部分只保存在期刊上，期刊一旦散失，这些宝贵的资料也将不复存在，如果我们不抢救性地加以保护，可能将永远看不到它们了。

上述的一些课题至今仍在被讨论和研究，这些文献不只是资料，更是前辈们一次次的发言。能保存到今天的期刊，不只是文物，更是一篇篇发言记录，我们应该尽最大的努力，把这批文献保存下来。这50年的中医期刊、纪念刊、专题刊、会议刊，每一本都给我们提供了一段回忆、一个见证、一种警示、一份宝贵的经验。这批1500万~2000万字的珍贵中医文献已到了迫在眉睫需要保护、研究和继承的关键时刻，它们大多距今已有百年，那时的纸张又是初期的化学纸，脆弱易老化，在百年的颠沛流离中能保留至今已属万分不易，若不做抢救性保护，就会散落于历史的尘埃中。

段逸山、王有朋等一批学术先行者们以高度的专业责任感，克服困难领衔影印出版了《汇编》，以最完整的方式保留了这批期刊的原貌，最大限度地保存了这段历史。段逸山老师所收载的48种医刊，其遴选标准为现存新中国成立前保留时间较长、发表时间较早、内容较完备的期刊，其体量是现存新中国成立前期刊的三分之二以上，但仍留有近三分之一的期刊未能收载出版。正如前面所述，每多保留一篇文献都是在保留一份历史痕迹，故对《汇编》未收载的期刊进行整理出版有着重要意义。北京科学技术出版社秉持传承、发展中医的责任感与使命感，积极组织协调本书的出版事宜。同时，在出版社的大力支持下，本书入选北京市古籍整理出版资助项目，为本书的出版提供了可靠的经费保障。这些都让我们十分感动。希望在大家的共同努力下，我们能尽最大可能保存好这批期刊文献。

近现代中医可以说是对旧中医的告别，也是更适应社会发展的新中医的开始，从形式上到实践上都发生了巨大的改变。这50年中医的起起伏伏，学术的争鸣，教育的改变，理论与临床的悄然变革，都值得现在的中医人反思回顾，而这50年的文献也因此变得更具现实研究意义。

《续编》即将付梓之际，恰逢全国、全球新冠肺炎疫情暴发，在此非常时期能如期出版实属难得；也借此机会向曾给予此课题大量帮助和指导的李经纬、余瀛鳌、郑金生等教授表示最诚挚的感谢。

王咪咪

2020年2月

目　录

中国近现代中医药期刊续编·第一辑

如皋医学报五周汇选

提要　王咪咪

内容提要

【期刊名称】如皋医学报五周汇选。

【主　　编】李慰农、严笑鸠、陈爱棠。

【发　　行】如皋医学报社。

【刊物性质】医药卫生刊物。

【主要栏目】生理、学说、尚论、方案、药物、杂说、医话、卫生、评论、文苑。

【主要撰稿人】曹炳章、周禹锡、张汝伟、宋爱人、时逸人、冉雪峰、张寿甫、沈仲圭、俞鉴泉、丁福保、陆清洁、刘蔚楚、杨燧熙、叶劲秋、恽铁樵、周小农、陆晋笙、陆士谔等。

该刊是《如皋医学报五周汇选》，不是原报《如皋医学报》。很遗憾，原报我们没有搜集到。虽不是原报，但该刊秉承了《如皋医学报》的学术宗旨。

该刊“生理”栏目中的文章讲的既不是纯西医的生理，也不是纯中医的生理。20世纪20～30年代，由于西医东渐，社会中基本以西医为主流医学，有西医学习背景或年轻的一部分中医人接受了西医的解剖、生理、病理知识，也就产生了一些中西医汇通的思想，“生理”栏目所载文章即反映了这种思想。如冉雪峰的《五脏生理之研究》

《六腑生理之研究》等文章就认为："按西说论心之形质，心之部位，心之四房，心之三尖关、二尖关，及心之半月门、心之脉管、心之回管，均为详明。……而中说《内经》各篇，则略于形质，专在气化上研究，抉出心之所由生，推及心之与天地万物相通之，与夫心脏之神机、心脏之功能，盖西说详形质，中说详气化，各有物长，惟两两互勘。""又按十二经，不仅气管、血管，并兼精管，已如上述，是十二经者。质言之，即精、气、血之所循行之道路是也。证以西说，即神经、明汁、血管三者，故中说有十二经，而无神经系、明汁系、血脉系，西说有精经系、明汁系、血脉系，而无十二经。"这些学说就是早期中西医汇通的雏形。此类文章还有《论人身君火相火皆有先后天之分》《心血必关知觉之原理》《灵魂与脑经说》等。这些文章对今天的我们研究中医近代史和理解中西医结合很有意义。

"学说"栏目主要是中医的各种理论研究、治法研究、对各种疾病的辨证论治研究等，如张锡纯的《论火不归源治法》中有"方书谓下焦之火生于命门，名为阴分之火，又谓之龙雷之火，实肤浅之论也。下焦之火为先天之元阳，生于气海之元气，盖就其能撑持全身论，则为元气。就其能温暖全身论，则为元阳。此气海之元阳，为人生命之本源，无论阴分阳分之火皆于此肇基"的说法。作为一种学说的讨论，该文章既有明确的观点，也有实例，且旁征博引，虽是一家之言，但也足可引起业内人士的深思，尤其是张锡纯先生这种很有影响力的中医大家之言，更是发人深省。该刊收集了一批很有见地的学者的学术文章，如陆清洁的《伤寒温病概论》、刘蔚楚的《霍乱论治》、沈仲圭的《癫狂痫浅说》、杨燧熙的《产后虚实论》、曹炳章的《霍乱寒热辨证》等。因此，该刊虽然只是地方中医报刊，却在很大程度上影响了整体中医的学术发展。

"尚论"栏目主要是中医名家对中医经典及一些中医古籍的学习心得和体会。这个栏目中张山雷的《论素问经文疑窦及诸注家同异得失》、叶劲秋的《释〈内经〉水火者阴阳之征兆也》、陆清洁的《伤寒论寒热虚实表里》、陈爱棠的《内经九方考》等文章都值得一读。

"方案"栏目主要是记录医案、治验，这里有不少名家的医案。其中张锡纯的《温病结胸与寒痰结胸并治验》除了介绍疾病的辨证、治疗经过外，还介绍了两种病的对比和鉴别方法。《腹痈治验出疹喘泻治验》一文讲多病的联合治疗，《脑充血治验》《呃逆治验》讲单一病的治疗。另外，刘蔚楚的《疳积便结案》《惊风颤振案》、恽铁樵的《肝厥治验》、周小农的《暑邪入营痉厥之治案》《暑厥兼肺痹之治案》《严寒血晕变臟治验》，以及《房劳治验》《肝胀治验》《肝虚胃败治验》《暑湿久延失治案》《伤寒误补误下治验》《阳气虚脱治验》《寒湿夹积治验》《临产喘肿治验》等，这些文章从多方面、多角度为业内医者、病人及病人家属提供医学方面的知识，有助于当时读者对各种疾病的了解。

“药物”栏目主要是普及一些药物知识，如《与沈仲圭论湿温暑温诸病宜以青蒿、冬瓜为主》《石膏煅用即为鸩毒之警告》《辨妊娠用半夏之宜忌》等文章都很实用。该栏目也有一些对于某个专题进行讨论的文章，如《论中西药物亟宜混合研究》等，很有那个时代的特点。

“杂说”栏目就内容来讲，近似于随笔、医论一类小文，内容不限，均是一些医学常识、随医感悟等，这类文章有《古方宜活用说》《考中西脉学异同》《临产常识》《西医得华扁遗法》《误服杏仁之警告》等。

“医话”栏目主要有《景景医话续》《非非室医话》《秋灯医话录》《惕庐医话》等文章，这些文章很受当时的读者欢迎。

“卫生”栏目主要包括卫生常识、养生琐言、戒烟毒方、预防时疫等内容，是当时读者所喜闻乐见的。

“评论”栏目的内容多与当时的医疗形势有关，登载的多是对中西医汇通的评论，对中医前途的见解、感悟等文章。该栏目给中医人提供了一个就时事变化说话的阵地。

从该刊所设的栏目看，该刊紧贴当时中医发展面临的主要问题，积极组织中医人对中医学术、理论研究、临床治疗、学派争鸣、卫生宣传等各方面进行讨论，为中医发展竭尽全力。我们虽只收载了这份汇刊本，但这仅存的汇刊本中还是保存了那个时代有关中医发展的大量信息，值得我们在研究近代中医史时参考。

王咪咪

中国中医科学院中国医史文献研究所

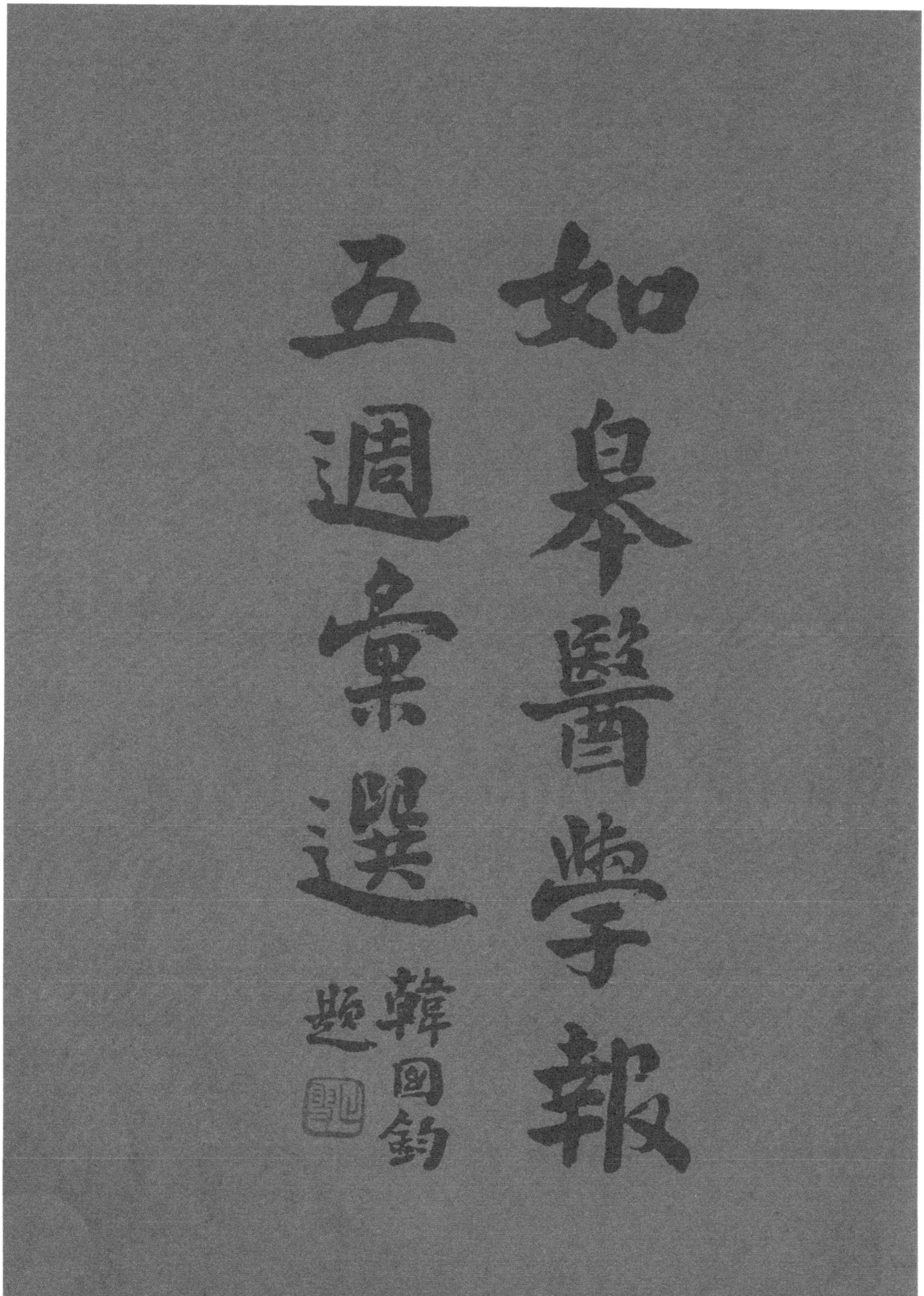
如皋醫學報
五週彙選
韓國鈞題

本報撰述者

四明曹炳章
山東王肯舫
鎮江楊燧熙
無錫周小農
杭州裘吉生
上海陸士諤
蘇州陸晉笙
湖北冉雪峯
武進惲鐵樵
鹽山張壽甫
無錫丁福保
嘉定張山雷
四川周禹錫
上虞俞鑑泉
北平葛廉夫
常熟張汝偉
吳江宋愛人
上海劉蔚楚

安徽高思潛
北平劉農伯
上海徐相任
甯波王宇高
瀋陽劉景素
林梓陳扁叟
柴灣許情荃
雉水沙健菴
遂甯李春芝
崇明季愛人
歙縣胡天宗
之江沈仲圭
餘姚康維恂
紹興何廉臣
嘉善葉勁秋
儀徵時逸人
松江楊雲泉
吳興凌嘉六

曲塘丁秋碧
儀徵盧育和
上海陸清潔
無錫張亮生
溧陽狄健祥
松江孫慕野
江都虞竹樓
吳縣江雋侯
馬塘鄧蔭華
潤東戴橘園
虬湖盧逸軒
東台顏小樓
南通沈崇斌
中江葉石薌
曉塘周小齋
常熟蕭道生
掘港季少三
曲江王道昌

揚州趙海周
盧莊盧毓如
馬塘趙樹塘
北坎王維生
苴鎮陳智明
皋西賈少清
扶海陳指津
栟茶繆民澤
雉水蘇鶴臣
環鎮石海千
燕川陳子良
豐利馬久襄
豐利王我春
皋邑姜煥亭
古鄖朱棨卿
新溪顧　廬
盧港丁子良
加力孫效成

如皋醫學報五週彙選

編纂大意

宗旨　昌明舊學啓迪新知糾正西醫之謬誤改革中醫之積弊

篇目　約分十門

生理　發明身體臟腑各種生理及形狀部位

學說　闡發各種病證之原理及治療方法

尙論　尙論古今醫書之殘缺及謬誤而訂正之

方案　採取經驗方案以爲治療之準繩

藥物　發明藥物新知而補本草所未及

雜說　通論一切學術及治法（凡以上五欄所未便收入者悉歸此欄）

醫話　摘錄諸家醫話以供臨證之採擇

衛生　採錄衛生家言及掃除衛生障礙以爲養生之一助

評論　凡指導醫林進化及中外抗爭一切評議採入此欄以動振興醫學者之觀念

文苑　採取醫界同仁詩文訊件及游戲之作以供診餘之玩賞而見團體之感情

如皋醫學報社職員

創辦人

李慰農　嚴笑鳩　陳愛棠　高桐青　叢班侯　王祖堯　陳賓南　叢言志

編輯

李慰農　嚴笑鳩　陳愛棠

協編

許泮香　黃星樓　劉式林　周楚滋　尹少卿　盧震春　吳慕陶　金潤生

贊助者

汪子策　尹政卿　陳顯周　盧文近　沈香圃　葛立初　王維嶽　應梯青　吳硯耕

如皋醫學報五週彙選職員

總纂

賈挹清

彙編

陳愛棠　張贊臣　鄧可則

繕校

陳君豪　陳其華　朱若梅　章作民　冒冠軍　叢進陽　陳迪光　陸杏林

如皋醫學報五週彙選目錄

如臯醫學報五週彙選 目錄

◘尙論◘

◘方案◘　附驗方

■藥物■

■雜說■

目錄

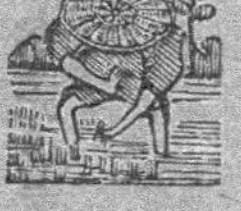

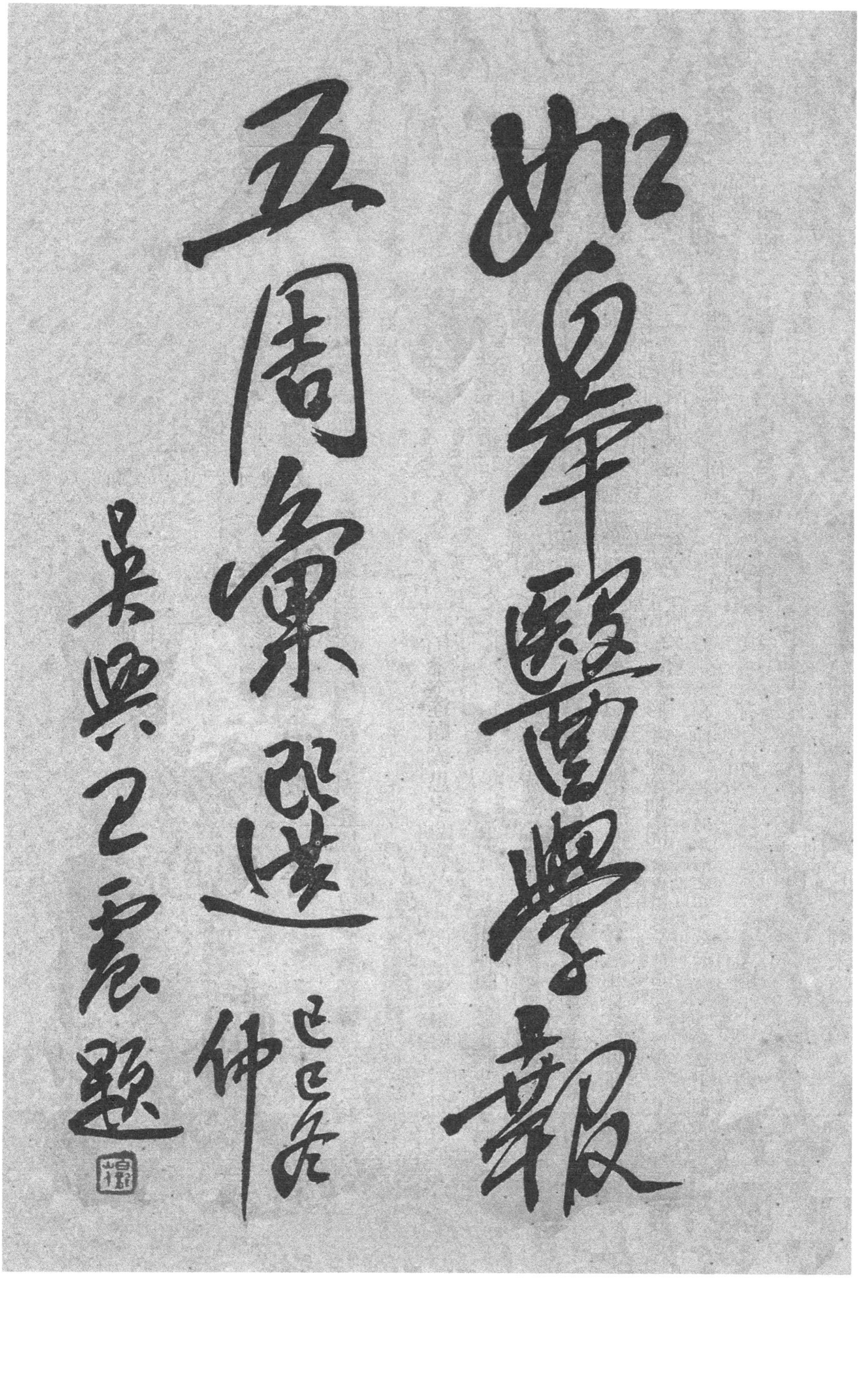
如皋醫學報
五周彙選
吳興王震題

五周彙選頌詞

國醫之光

新嘉坡林子融敬頌

度世金針

蒲塘吳仲彥題頌

醫藥結晶

常熟蕭道生敬題

是活人書

雉水許孝起謹題

含英咀華

東皋鄒雲溥題頌

五周彙選贊詞

醫不在術。有學則名。藥不在泛。有驗則靈。是斯彙選。惟皋德馨。盈編炫精。彩萬選疊。錢青點輸。有上工。鑿山賴五丁。（昔五丁鑿蜀以通華）今五週彙選。衷中而參西。可以樂怡情。闡內經無庸俗之景。況無敷衍之情形。南陽仲聖室。（喻人仲景堂室）西峯（其西南諸峯）醉翁亭。（喻文會娛樂所）皋人云。何遜之有。

泮香許秀芹謹頌

藥處未達。顧義思名。研究藥物。或經驗。或闡明。報內俱載。醫貴有恆。叩素考靈。五週彙選。作師蘭馨。彙選堪爲醫工導師。龜鑑徵心。赤鴻篇逢眼青。諸作皆同人心得。可稱龜鑑。連篇累牘。識者賞識。纂修排甲乙分類纂次。氣化起壬丁。六氣自厥陰木運起。丁壬化木。可以識病情。補難經有農帝之根據。有仲景之脉形。北郭凌烟閣。醫會在城北靈威觀。每屆大會皆攝影。故借用唐故事。東皋喜雨亭。因記內有病者以愈句。醫報足助愈病之用。故云。孔子云。我師必有。師字作收結。合贊體。

榮卿朱煥章題頌

如臯醫學報五周彙選祝詞

祝詞一　鹽山張錫純

江漢賑東注。鍾靈黃海濱。如臯多名勝。英俊出風塵。大才難爲用。韋布偃經綸。安懷託醫藥。靈素化甘霖。活人逾萬億。疾病早回春。功德期遠被。嚶求徧醫林。麗澤資講習。結社出鴻文。研究參造化。議論古爲新。風行周海內。惠濟氏衆深。醫學日蒸進。國粹免沉淪。倏忽五周律。瑤册積等身。重訂裒集腋。永爲希世珍。

祝詞二　廈門林永澤

如臯醫學。寰球蜚聲。同志結晶。報紙風行。交換知識。挽救蒼生。行仁造福。孰與抗衡。慨我中醫。祕方珍守。狹隘居心。不知自忸。唯慈彙選。應有儘有。萬派朝宗。傳流永久。

祝詞三　瀋陽劉景素

中華醫學。昉自農黃。術通造化。理燮陰陽。西醫輸入。國醫盡傷。芙蓉園畔。甘井之鄉。醫報崛起。三昧發皇。再接再厲。振聾起盲。中流砥柱。國醫之防。欽哉撰述。弈世無疆。

祝詞四　曉塘鄧可則

如臯醫報。五週彙選。含英咀華。誰曰不善。六十閱月。成茲徽典。世變雖逢。心不爲轉。壯哉編輯。令人慚愧。

祝詞五　南通沈崇斌

大功告成。端賴雄辯。凡我同志。手須一卷。研究之餘。自然知勉。

如皋醫報。學貫中西。文化新啓。國粹考稽。闡明內難。丙照然藜。熱心編輯。嘉惠羣黎。發揮至道。面命耳提。懸壺。佳本鄭簡指迷。既傳祕訣。妙錫刀圭。發聾振聵。燭水燃犀。五載出版。功莫與齊。謹貢俚語。以示攀躋。

祝詞六　燕川陳子良

醫報彙選。擷華聚精。交換知識。遐邇流行。斯效斯則。同氣同聲。切磋足式。縷晰條分。內難輔翼。廣衆見聞。淵華醫學。炳若日星。本草藥石。效用極靈。朱張劉李。木鐸金鈴。稱良稱巧。起死回生。橫行邪說。詟侮聖經。堅持正軌。不緇不磷。針茅徙柳。孰敢抗衡。五週彙選。片玉碎金。振聾發聵。蔚然大成。集思廣益。臨症南鍼。東皋弈弈。大放光明。

祝詞七　雉水陸金壽

軒岐德與天地參。萬世奉行作指南。美雨歐風空鼓盪。蛇神牛鬼不須談。我皋醫學重研究。共仰元龍爲領袖。集思廣益飲上池。宛似英雄俱入彀。組織醫林出報章。公諸同好示周行。高明智識頻交換。著作長留齒頰香。我亦怡然常附驥。南陽簡册研深義。金須百鍊乃爲精。錯節盤根顯利器。碎金零玉美盡收。衆志成城越五周。彙集一篇條不紊。指迷後學足千秋。

祝詞八　古鄖殷馨一

醫報風行一紙初。彙編五載費躊躇。活人妙手懷多士。濟世婆心却愧余。可與青囊同入選。永垂黃卷並成書。才如湖海誠堪羡。牙慧香存齒頰餘。

序一

嗚呼。國醫自神農嘗藥。黃帝論醫以來。迄今已四千餘年。國醫藥發明之早。甲於全球。史册所載。事蹟燦然。厥後代有傳人。名醫輩出。理論學說。偉著如林。幾於美不勝收。苟以主治運用等理論。能參以新進科學之說明。則國醫學之嶄新奇技。顚撲不磨。何陳腐之足言。豈可以陳腐一言。將我古今國醫實驗之成績。而一概抹煞也耶。慨自歐亞交通。而後世情逐變。好新惡舊。侵及醫林。如近年後起西醫。借政治手腕。百計摧殘。我國醫目我國醫爲舊醫。彼自譽爲新醫。不知新者。必由舊而產生。舊者新之母也。舊有之學說。若能加以推闡發揮而光大之。則新學說成焉矣。舊有之物質。加以改良而補正之。則新物質成焉矣。昔希臘亞里士多德生乎距今二千年前。倡述政治學說者。至今凡修斯學者。仍奉爲藍本。此所謂舊學說孕育新學說之明證也。昔中國黃帝征蚩尤。軍士途迷。發明磁石指南車。以明方向。後由阿刺伯人傳至歐西。經歐人改良而精製之。至今凡航海家飛行家。無不奉爲刻不可少之至寶。此可爲舊物質孕育新物質之明證也。世界學術。何一非新舊遞演之結果。孕育而來之哉。雖然舊固可貴也。然舊而不加變更。則舊之精神。無從發揮。而新何由立焉。黃帝之指南車。製造雖精。若不變更而改良之。其能適用於茫無涯際之今日航海家飛行界乎。吾知其不能也。否則墨守舊法。故步自封。世界將長此終古。永無進步之一日。豈有可貴之足言乎。況近年西醫西藥。長足進步。已成喧賓奪主之勢。若不急起竭追。必無圖存之餘地。苟欲圖存。必須設法將舊學術存優汰劣。而改良之。先總理有言。我們固有的東西。如果是好的。

當然要保存不好的。才可以放棄。我國醫藥亦然。謂予不信。請更將國醫藥落後的原因。申辨而改進之。(一)學術無系統。同是一病。各家說法不同。雖各有取舍。每個學理的本身。無明白標準和定律。初學者以致有徬徨十字街頭。未得入門之歎。不若西醫的學術。有條例。有系統。苟學習之。極易入門。此國醫應改進者一。(二)偏重於玄理。凡國醫學理。漢唐以前。本是實驗和理論並列。至宋元明則高談玄理。至於臟腑部位。多不研究。實在學理。往往憑空處斷。猶賴方藥之實驗。得以相沿保存。此國醫應改進者二。(三) 藥物未化驗。國藥治病。雖具有特殊效能。而品類有良窳。以致效能亦異。殊質性不統一。又未得化學上分析。假如某藥與某藥合。其化學反應如何。多不明瞭。且混合處方。對於某種病理。以某方治愈。究是何藥專能。多無從標準。此國藥應改進者三。改進之道。惟何宜遵仿仲景之遺法而補充之。臨病探原。對症發藥。不尚玄。不空談。從病的原因。研究主症與副症。辨別精詳。說明其病能愈不能愈之理由。一一與經驗相合。參以科學發明。釐訂科目。而後編輯講義。方有一定不易之標準。而後教授後學。普及全國。以表彰國粹。統一學術。得垂之久遠耳。噫、吾國二十二行省。確有奏功極佳之良藥。四千餘年之經驗。恆多屢試輒效之良方。散在各書。不爲釐訂彙集。坐視國粹淪亡。豈不深可惜哉。近數年來。我國醫同志長夢已醒。多有見於斯。各地紛紛組織醫會。上海合組全國醫藥總會。各省縣設立分支會。創辦醫學報。風行全國者。已數百餘種之多。共起研究。力圖改進。誰謂國醫無人。江蘇如皋國醫同志。如陳愛棠、李慰農、嚴笑鳩、叢班侯、黃星樓、諸君等。組織醫會、編輯醫報。於茲六週。前出之報。逐期售罄。遠省往購者。不能得窺全豹。若不釐訂再版。日久難免散失。湮沒不彰。爰將第一週至第五週報內之精粹佳作。分類選輯成集。定名爲如皐醫學報五週彙選。內容分生理、學說、衍論、方案、藥學、雜說、醫話、衛生、評論、文苑、爲十門、皆爲當代名醫之傑作。國粹之精華。論病理、有經驗精深之發明。辨療法、有屢試輒驗之良方。察症候有別出心裁之驗案。其他醫話、雜說、評論。皆能闡明深理。開發醫智。是選不獨爲國醫同志之益友。欲得衛生常識者。讀此書亦得一導師。其出版在卽。索書弁言。遂書此以序之。並祝繼續努力。

中華民國十八年六月日四明曹炳章序於紹興和濟藥局

序二

中國醫學。昌明最早。昔黃帝登崆峒。訪廣成。相與講求長生久視之至道。豁通內景。乃咨於岐伯。內考五藏。六府。外綜經絡血氣色候。參之天地。驗之人物。本之性命。窮神極變。而作內經。凡運氣之勝復。臟腑之配合。以及經絡府俞。營衛血氣。無不審度嚴密。是以數千年來之中醫。咸奉爲圭臬。不能超越範圍。蓋以論病診疾。法極精到。舉凡生理、病理、衛生、解剖、診斷、治療、等學。亦無科不備。惜文辭古奧。言簡理深。無字處更多精義。非膚淺易能窺探。世之學者。恆畏其難。率惜時方。眞道遂蔽。無怪新學說輩詆毀攻訐之不遺餘力。幸有先覺明碩。聯袂急追。結社立會。刱報傳宣、大張岐黃之幟。兼擷中西之長。抉擇精微。表而出之。其能使岐黃眞道大白於天下者。吾於　如皐醫學公會同人創辦醫學報中見之。顧出版五年以來。要皆宣揚醫奧。推闡至理。啓迪新知爲目的。嘉惠後學。裨益不尠。茲社中諸君子。復慮報紙日久。難免散失。特刊專集。以期不朽。吾知是篇名作如林。更必有以曠我眼光。開我茅塞。啓我愚蒙。今而後、並望如涓不絕之專刊。源源續出。使氣化參天之哲學。發揚光大於二十一世紀祖國中。謹馨祝以俟。自愧譾陋不文。勉爲之序。

中華人民建國之十有八年國府遷都紀念日蜀中周禹錫謹識於隆昌縣國醫專修館

序二

民十之冬。內務部取締中醫。是時舉國中醫。一致對外。薈集於滬。函電請願。結果得到暫緩實行四字。時偉適任上海中醫專任教授之職。亦常犇走從事也。次年辭教授。在虞編常熟醫報。發行兩載。卒以種種阻礙而停止。是年冬。如皐醫學報崛起。承李君慰農賜得寓目也。丁卯春。偉重遊滬上。適康健報發行。偉任通信顧問之職。二年間。差幸得見小効。對於如皐醫報之續出與否。數年來無暇問訊。今春滬上同道。剏辦中華醫藥書報社。強偉儕列。並由謝君也農編輯醫藥指導錄。偉不過作稿數編而已。今如皐醫報社來索指導錄。并惠報一份。悉有五周彙選之舉。徵集序言。嗟嗟。近年來正吾中醫多事之秋矣。前日取締之令未行。今年廢置之說又決。幸海上成立中醫協會。召集全國醫藥團體聯合會。紛紛請願。得不廢置。對外問題雖暫緩行。而學術問題醫報雖多。持久實難。今陳君愛棠等竟能維持至五年之久。且愈形擴大。日益精美。并將五年精粹彙成專集。是對於中醫界學識上之供獻。其宏大自無倫比。爲爭囘廢止後之唯一利器。可無疑矣。故不揣譾陋。泚筆書之。以誌今昔之感。非敢爲序云。時在

民國十有八年天中節常熟汝偉張謂序於海上寄廬

序四

身非鍛鍊不强。學非砥礪不足以成大器。事非經過波瀾挫折。將視爲習易而難抵於成功。中醫無西醫以爲之互相激盪。則中醫處於故步自封之地。實處於獨學無問之局。四千年來。醫學之診斷療治。處處依據科學原理。歸納於臨牀實驗。而未嘗或爽累黍者。醫聖張仲景傷寒金匱而已。外臺千金纂輯驗方。門分類別。不稍加以謅飾。亦醫學之經典也。雖有錯簡零篇。然珠光寶氣。彌覺可珍。在學者之能識大體耳。厥後劉河間之論溫熱。李東垣之論脾胃。朱丹溪之發明陽常有餘陰常不足。張介賓之闡解先天無形元氣。爲醫學四家。然亦未嘗超越仲景範圍。蓋以一得爲鳴者也。有淸一葉。葉天士薛生白徐靈胎。此三先生者。名同著而學派實異。徐氏崇古。（見徐氏蘭臺軌範自序）薛氏奇偉。（治溫病尸厥。有雄黃合牙硝散。實駕黑膏而上之。見薛案。）惟葉氏則通靈纖巧。幾在徐薛而上之。晚近有所謂葉派者。而於是傷寒溫病。每宗葉氏之輕描淡寫。謂仲景之方。不能復用於今日。抑知仲景方有麻桂之辛溫。卽有葛根芩連石膏硝黃之辛平辛涼甘寒鹹寒。麻桂卽不宜於溫病。而葛根芩連石膏硝黃。何嘗獨爲傷寒而設。此仲景之道不彰。而醫之診斷。不復知有六經。醫之處劑。不復知有經方。醫學之寖衰。厥有繇來矣。此卽處於故步自封之地。獨學無問之局。而未經波瀾挫折。有以致之也。黃鐘雖發。鉅響然不爲之擊撞。則誠有不如瓦釜之羞。堪雷鳴焉。遜淸政變以還。西方文化日漸東來。而在此新陳過渡之際。此激彼鳴。勢實難免。惟歐醫日益膨脹。而中醫亦無日不在勵精圖治。自有西醫之發刊小叢書焉。而中醫亦知醫藥與社會。當公開而不當守祕。於是醫藥社會化之報紙相繼蠭起。社會醫藥。幾成公民常識。此有此激盪而成者也。自有西醫之抨擊中醫焉。而中醫迺奮勇抗爭。一致進展。於是函電紛馳。互通聲氣。醫會醫刊。風虎雲龍。此內足以整理國故。使千載而下。仲景之學。晦黯重明。外足以抗爭惡潮。使自今而後。相激相鳴。彈力益富。然亦有此激盪而成者也。西醫有醫院。致中醫院之創備。亦與日俱增。西醫有醫校。迺中醫教本之編訂。勢難容緩。鼎新革故。百廢俱興。一去前日之靡靡不振者。何莫匪有此激盪而中醫實受西醫之惠也。然而中醫已足稱雄大陸乎。曰。相去尚遠。中醫學說。精粹不純。支派有異。非加以澈底整理。則無統系可言。中醫具哲學思想。含科學精神。而獨無器械之新異。科學之方程。將不能孚信現代新學家之觀察。而取締聲浪。仍不獲衰。其勢燄。且中醫困於民族性之缺尠。建樹精神。與其自强不力。孰若激之使揚。故余獨樂觀夫西醫之時爲吾中醫之勁敵焉。則中醫迎擊惡潮。迺可猛進無窮。蓋再接再厲。百折不撓者。實爲成功之母。况歐美醫學。日新月異。原足以補中醫之未逮也。若不思本人之學術不長進。獨憂他人之權威日加陵者。斯可哀矣。如皋醫學報五周彙選。不獨搜集晶品。昌明仲景之學。且所以表示再接再厲。百折不撓之精神。鍛鍊吾體魄。砥礪吾學業。將與世界潮流。迴頭猛進也。懿歟盛哉。書成之日。愛棠先生有函下詢於余。爰以此自勵者。作此以慰吾愛棠。並以告吾如皋醫林碩彥一採擇之焉。

己巳午夏分龍日吳江同里宋翼愛人謹譔於壽世醫廬

序五

顧亭林云。今人纂輯之書。正如今人之鑄錢。古人采銅於山。今人則買舊錢。名曰廢銅。以充鑄而已。明季士子。廢書不讀。日以剖裂經史。爲射科之具。敌亭林之言。如是。滿清一代。學術極爲可觀。乾嘉諸醫。精深審慎。邁於往古。然不斬鑄錢。僅斬采銅。卒之生銅纍纍。幾無一錢可用。而國學醫術。迄今仍無統系之可尋者。此恪遵亭林之過也。余謂學者。譬諸作室。前賢之著作。如木石磚瓦。誠不愧采山之銅。使後人熟視其木石磚瓦之委積。不思整理而用之。日孳孳焉伐木於林。鑿石於山。掘土爲磚瓦。以自詡其用力之勤。而卒無一檐。可以蔽風雨。又何貴此木石磚瓦爲耶。所以今日爲學者。只須就前賢之著作。整理貫通之。則前賢采料之工。正吾人建築之工也。曩者與劉希文言之。劉君固斬采銅者。不以爲然。嗣與吾宗兄慰農通信道之。慰農甚韙余說。於是將國醫學術。若學理。若實驗。若哲理。文藝等。一一爲之整理。彼散漫無拘之醫學。庶幾有一綫之統系焉。且慰農所輯之如皋醫學報。即本此意而成者。擇言精奧。引證淵博。誠醫報界之上乘者。而從事國醫學術者。手此一册。不無小補云爾。

民國十八年八月十三日瀋陽李春芝識於瀋水青霞山館

序六

中國醫學。現今衰憊極矣。其在外之可見者。迭受西醫之攻擊。政府之摧殘。其在內之隱伏者。學說之紊亂。門戶之爭執。攷其團結也。滿盤散沙。不相連合。攷其統系也。人自爲學。家自君教。攷其方法也。因循敷衍。依樣葫蘆。舉世同風。必致喪失其傳。式微道統而後已。憂時之士。立會結社。發刊報章。貫串百家。融會中外。合羣研究。聯絡進行。昌黎所謂。障百川而東之。挽狂瀾於既倒是也。獨惜覺悟者少。以全國之地面統計之。已立醫會者。不到五百分之一。已有醫會之區域。以全市之醫生統計之。則入會研究者。實不到百分之一。於此可見中醫學說之未能普及。而醫學報紙之流傳。洵難能可貴者矣。然近今各地醫報之多。爲歷來所僅見。試一攷其究竟。其眞爲學說之研究。而不含私人之宣傳者。實不多覯。如皋醫報。卽其一也。出版五載。風行一時。拙稿亦多列入。附驥尾而名益顯。拜下風而叨榮光。逸有餘幸也。茲際五週紀念。重加彙訂。以擇精華。爰書其管見如此。還以質之主編陳愛棠君以爲何如。

己巳季夏時逸人氏識於海上寄廬

序七

人之所欲者。莫甚於生。事之所重者。莫大於醫。醫也者。人之生命繫焉。故良醫之功。可居堯舜皋夔之上。何也。堯舜雖聖。不得其位。無能爲也。皋夔雖賢。不遇堯舜。亦無能爲也。若良醫雖僻處草茅。隨時隨地皆可展經綸而施春風。子貢所謂博施濟衆。孔子所謂已立立人。正合此旨。而世人目醫爲小道。可乎哉。書曰人心惟危。道心惟微。惟精惟一。允執厥中。此古昔聖賢相傳之心法。竊以謂醫亦有然。夫病之入。人事至危。而醫之施療機甚微。藉非操術精。用心一。幾何而不至於敗。然則醫之爲學。實關於生人大命之所付託。顧可易視哉。夫審五運六氣之變。救弊補偏。而妙針石湯液之用者。醫之事也。詎洎季清。則有大謬不然者。操斯術者。率視爲營業之一途。卑鄙齷齪。言之痛心。其於造化陰陽之理。生人稟受之原。賦予之偏。氣運之變。調劑之宜。舉懵乎無所係於中。又於所治者之生死利害。漠然不相關。一味躁率從事。毫釐千里之謬。其能何免。而或偶一僥倖。則詡青囊。吹妙術。揚言惑衆。强聒不已。嗚呼。學識既無。經驗何來。作孽而已矣。濟生云乎哉。斯我國醫學之所以江河日下也。雖然。凡百學術。窮則工。極則變。中國醫學。至於遜清。可謂窮極矣。於此時也。苟再萎靡不振。而坐視其失。則一窮而不知所返矣。故政變以還。一般有心人。頗能急起直追。設醫會也。辦醫院也。進展之勢。正如風驅雷動。會中之先知先覺者。復創醫校以圖革新。編醫報以資研究。其功其德。薄海同欽。固非徒醫林同志之私相感惠已也。僕讀書之暇。間以涉獵岐黃。然終日孜孜。仍不得要領。惟醫學報差近情。嗣凡醫報。購之尤急。遇有會意。便欣然忘食。民十三。如皋醫學報紙出。著作新穎。膾炙人口。下走亦晨夕揣摩。獲益良多。吁。光陰駒隙。大聲疾呼。忽五載於茲矣。夫該報之有今日。固由愛棠先生矢愼矢勤。慘淡經營於前。然亦醫會同仁。苦心孤詣。維持於後。有以致之。不佞濫竽醫校。愧乏建樹。負中醫學術實甚。茲值本報五週紀念之期。景仰之私。彌難自已。爰述數語。以表嚮往之忱云爾。

中華民國十八年七月溧陽狄健祥序於蘇州中醫專校

序八

嗚呼。中國醫藥不幸。而與泰西醫藥並立。受其摧殘。亦幸而與彼共處。因之自强。何也。蓋中國醫藥。向以神祕為能。不知外之華陀奇術。內之扁鵲妙法。因神祕而失傳。迨及北庭取締醫藥。沉迷大夢。從此漸醒。

會社林立。校院日增。此無他。醫報之力也。全國同志。苟能各盡其力。各宣其祕。訛者正之。缺者補之。精者存之。粕者删之。豈僅得保國粹國產而已。或將加諸人上。而化爲世界醫。是在吾人善爲之耳。雖然學術無止境。不進則退。優存劣汰。天演公理。中國醫藥之弱。不在醫學之不精。藥質之不靈。而在藥學之不進。願今後辦報同志。注意及之。則將來醫藥之進步。猶水之就下。沛然誰能禦之。醫報之功。當十倍於今日焉。今　貴報將五年之心血。千萬之結晶。重行彙刊。徵集序文。雖　貴報社之榮。亦即國醫藥之光。吁。廢止舊醫之令未除。管理藥商之説又起。設不自强。噬臍莫及。願我同志。共起圖之。不佞不文。烏敢云序。聊紓一得。藉充篇幅而已。

時在己巳中秋節崇明季愛人序於虛生醫寓

序九

吾嘗於診餘之暇。披覽余巖之余氏醫述。不禁觸目生感焉。夫余巖者。直一介書生。亦國醫界中之反動派耳。以學醫不成。留學東島。粗具科學之皮毛。略窺漢醫之門徑。挾鋭利之毫管。懸河之信口。將我固有之醫藥學術。駁得體無完膚。而猶呶呶然曰。『不是性情孤僻。意志倔强。不肯低首下心』一派胡言。觀察其意。實有一點傲睨之氣。而妄肆評論也。夫靈樞素問。醫林之鉅著。千金外臺。方書之大成。至若仲景之傷寒金匱。介賓之類經景岳。補諸書之餘緒。惠後學之規範。四千餘年。世世相因之中。醫率皆奉爲圭臬。間有一二發明。總不脱科臼耳。余巖飽學能文。獨倡異論。癡人説夢。未可輕信。然而浮詞謬諺。不無影響也。在最近之過去。復施政治手段。暗悛衛生部取締國醫國藥。及宣傳讀物。吾醫藥界同志。忍無可忍。致激成三一七紀念之怒潮。各地醫團。受此創鉅痛深之餘。未敢漠視。急起直追。作進一步之計劃。召集學術會議也。教材編輯會議也。改良藥品問題也。發行眞確學理之報紙也。方擬專心改革。矢志從事。而衛生當局。又偏聽一面之辭。重行頒佈國醫校改稱傳習所。國醫院改稱醫室。以及管理藥商規則。修改總會會章條例。種種苛刻逼抑。使吾國醫藥無存在之可能。而欲打倒之爲快也。傷哉。傷哉。自取滅亡祖國之政策也。吾不復置辯矣。然差堪自慰者。幸各地醫藥同仁。聚沙成團。極力抵抗。且將有系統之醫學。妥爲整理。無價値之學說。盡爲拋棄。先 總理有言。……『我們固有的東西。如果是好的。當然要保存。不好的。才可以放棄。』……果如斯言矣。吾於如皋醫藥報。讀之已久。說理精詳。見解透闢。鑄中西成一爐。集古今作萬寶。無科不備。無證不詳。將來編著教材。大可作參考資料也。嗚呼。余巖誰謂中國醫藥無系統乎。學術爲陳腐乎。請畢讀斯刊。方知其中自有黃金美玉在也。而可低首下心。洗心革面矣。茲値陳君愛棠。李君慰農。嚴君笑鳩。諸公將五個整年之結晶品。分門別類。推陳布新。彙爲專集。名曰如皋醫學報五週彙選。供獻吾醫藥界。當無垠也。他日醫學史中。亦可留一紀念矣。方寸怦怦。不欲無言。勉爲之序。

民國十八年十二月雲間孫慕野序於公立第二學校之衛生教學室

序十

吾國醫術。精且微者也。自黃帝以來。著作繁夥。累世不能窮其業。業之者又多摭拾古方。拘泥成法。不知讀書貫通。致臨診用藥。一無變化。而西醫又乘之而起。其效且彰彰易見。遂使吾國數千年之國粹。日就衰微。而失其信仰。豈不大可慨歟。民國十九年。如皋醫學會長陳君愛棠彙刊五年醫報。登報索序。一時醫林碩彥。鴻篇鉅製。既焜燿簡册矣。魁非醫界中人。何必強附驥尾哉。然魁正有不得不言者。今年春。長兒來鈺患春溫症。西醫謂之腸窒扶斯。按其方書。待期療治外。無特效藥也。得中醫陳君愛棠等診治。對症發藥。按時而調劑之。遂獲甦生。卽此而論。病有所宜。機有所合。中醫固不弱於西醫也。然吾聞之。西醫以科學爲主。中醫以氣化爲主。科學作用。顯而易覩。氣化作用。隱而難求。要之。苟知其病而達其機。其有裨病家一也。故於陳君之彙刊如皋醫報。謹弁數語於簡端。以爲醫界告。儻自此屏除門戶之見。溝通中西。鎔冶一鑪。爲醫界創一新紀元。則宗旨不謬。醫術斯良。五洲同胞。咸得享無量幸福已。魁於此有厚望焉。是爲序。

中華民國十九年六月如皋石魁星北氏敬序

序十一

我國醫學。開化最先。發明改進。代不乏人。治療歷史。載諸史册者。彰彰可考。比來歐風東漸。喧賓奪主。而行政當軸。不稍維護。反事摧殘。一則以管理之名。加諸束縛。再則以政治手段。實施廢置。嗟嗟。四千六百餘年之國粹。幾亡。尤幸全國醫林碩彥。組會力爭。民衆之信仰。又不可磨滅。政府始認爲實有保存之必要。斷無取消之可能。中醫之價值。從可知矣。吾皋雖蕞。醫學素著。沙公健庵。陳公君謀。創設醫會。興辦醫報。陳君愛棠。李君慰農。嚴君笑鳩。主其事。風行海內。洛陽紙貴。五載於茲。成績斐然。第以報紙檢閱不易。散失堪虞。爰將五周精華。彙而刊之。闡揚國粹。啓迪後來。作競爭後盾。爲改進前鋒。將促進中醫於國際地位。放一異彩。駕歐美而上之。前途未可量也。豈僅吾皋之榮。亦邦家之光。樂而書之。幾忘僩之不文矣。

黃帝紀元四千六百四十二年六月六日僩生周筱齋序於曉塘惕廬醫室

序十二

聖學蒿萊。醫林荊棘。歐風漸染。國粹凌夷。莘莘諸子。既稗販以營私。袞袞羣公。復弁髦而輕棄。所賴諸賢鵲起。發五千年經籍光華。竊欣衆志鶯鳴。聯十七省英才聲氣。報章刊出。開函而珠玉雙輝。雜誌傳來。展紙而雲霞五色。闡揚經典。古今文雙管齊揮。融貫中西。科哲學一爐共冶。進乎技矣。猗歟盛哉。洪惟我皋。肇興醫社。（淸光緒朝先哲黃文欽儲星遠兩先生剏設醫學研究社。發行醫學旬刊。惜未數期即停止。研究社亦尋罷）河東介胄。追橘井之仙風。江夏名流。洒杏林之甘雨。旬刊虛後。望卒病論孰補亡。書廿載溯前徽。廣陵散竟成絕響。民國改革。文化維新。當軸者抑制中醫。趨時者推崇西法。風潮並起。砥柱伊誰。於是汝南巨子（謂沙太史健庵公）奮起儒林。頴水名公（謂陳孝廉君謀公）振興醫會。旋開報社。廣集時流。著述琳瑯。萃千秋於片楮。因緣翰墨。聚萬里於一堂。則有陳君愛棠。躬司編輯。李嚴二子。（謂李君慰農嚴君笑鳩）力與贊襄。月出一期。傳送則郵筒絡繹。歲經六屆。收藏則鄴架飄零。此陳君愛棠所以有五週彙選之刊行。而賈君挹淸。所由任五週彙選之編纂也。嗟嗟之數君者。豐才碩學。蚤擅譽於詞壇。救弊起衰。復蜚聲於醫苑。金針度我。著書則識膽俱超。寶鏡照人。臨症則肺肝如見。斯編之選。採素蘭於榛莽。揀金粟於泥沙。立後學準繩。到處風馳。信鴿留諸賢爪迹。於今雪印賓鴻。心也。少年新進。欲親道範而無緣。末技微長。空望前塵而下拜。撫芸編而珍賞。不盡蒙泉碩果之思。盥薇露以披吟。奚啻拱璧掌珠之貴。

中華民國十八年中秋後十日臯西後學子良丁正心拜手謹序

序十三

異教鴟張。吾道浸晦。不有至人。烏能起廢。吾邑陳子。目擊心痗。載淬載礪。懇懇形態。較理報章。克勤克耐。喚醒同袍。精神畢在。茲輯厥成。瀝披肝肺。毅然筆事。絢然若繢。搜羅宏博。儼同學海。新識舊知。融會灌溉。功之所極。極於聾聵。聲之所播。窮獨鏖闠。式瞻盛舉。景仰俊乂。情由衷發。靦顏置喙。不無感想。係於所載。爰集荒蕪。賦陳梗概。其詞曰。　嗟聖教之陵夷兮。緬國粹以興嘅。懷黃農而繩其餘緒兮。胡為乎當軸之見背。彼禮失而求諸野兮。抑何紫房之曖曃。覘醫戰紛紜於神州兮。演優勝劣敗於大塊。苟靡角逐之神力兮。幾何不山頹而川潰。賴哲人啓杏林之喉舌兮。鉄筆開袍澤之蒙昧。警告譬三軍之鼓角兮。俾聞耗而敵愾。消息埒疆場之諜報兮。張聲討於筆耒。彙選類部曲之編遺兮。遴瓌質良材而競賽。賈餘勇以鋤異類兮。其急起直追於當代。剏萃薄海之精英兮。發衆芳之異采。欽辭微而指博兮。炫明珠之百斐。追班馬之遐軌兮。駭富博於羣睞。集大成而折中兮。鑄經常之諄誨。仰令名之赫赫兮。望清塵而莫逮。所冀不朽之鴻業兮布光明於千載。

民國十八年雙十節礎滋周承基謹譔於如皋縣中醫協會

序十四

我中華自二十世紀以來。文教勃興。海内士人。將所著作。或披露於報端。或剞劂以行世。浩如烟海。閱者大率攢眉。束之高閣。甚或拉雜摧燒以之覆瓿者。殆更僕難數也。龍本雉皋下士。性質駑駘。學識譾陋。研醫究律。胥未入室。兼之嗜好素寡。凡飲酒度曲樗蒱。可以接羣居之懽者。一無能焉。惟自齠時。即躭百家之書。文史之外。無以自娛。乃學曼倩詼諧。譔述游戲文章。憤世嫉俗。寓儆於諷。嬉笑怒罵。竊比於我坡公。而好諛喜諂者流。恆枘鑿也。歲癸亥。邑醫界鑒於管理苛條。實行期迫。於是組織公會。藉謀改進。斯時各縣醫團。發行刊物。風起雲湧。潮流所趨。非有讜論。實不足以表示團體之重要。我皋醫學刊物。獨付闕如。識者愍然憂之。龍適濫竽評議。寒蟬仗馬。素所深恥。迭經提議組織報章。悉以經費支絀。未能實現。旋與熱心毅力之同志。發起編輯。若李君慰農。高君桐青。陳君愛棠等。均斥私資。始有如皋醫學報之產生也。雛形既具。慘澹經營。再接再厲。幸未隕越。荏苒至今。六易寒暑。中途龍因奔競衣食。雖橐筆四方。未能依期貢獻。然游歷所經之見聞。猶著爲叢譚。以及小品文字。寄饗閱者。屢蒙外界惠函贊許。譽來不虞。實愧於心。第拙著不畏強禦。罔識忌諱。針砭庸劣。糾正錯誤。未敢後人。口誅筆伐。聊盡天職。非自詡也。茲值彙選告成。附識數語。知我罪我。以俟後之讀者。雉皋笑鳩氏嚴文龍禹門泐於高寶泰東輿油類榷廨時

中華民國十八年十一月下盥一日也

序十五

嗚呼。中醫至今日。其存亡絕續之交乎。西醫懷侵略之陰謀。施壓迫之手腕。日與中醫相傾軋。直欲消滅中醫而後快。我國行政長官。不少爲提倡。反摧殘而遏抑之。中醫之不絕者如縷。於時醫界名流。奮然並起。刱設醫團。互相聯絡。通都大邑。社會如林。加之醫報宣傳。闡揚舊學。啓迪新知。鉅製鴻篇。飆馳電掣。醫林進化。日以駸駸。我皋邑自沙髯叟建設醫學公會。追隨各地醫團。提倡醫林。厥功云偉。陳扃叟接踵其後。辦理益臻完善。而猶慮我醫士見聞未廣。研究無資。復刱辦醫學報社。特約海內醫林碩彥。紛賜琳瑯。以供我醫士他山之助。公推陳君愛棠。李君慰農。嚴君笑鳩。董其事。五年以來。爭先快覩者。門限爲穿。第報紙流傳。散而無統。披閱則檢查不易。收藏則散佚堪虞。陳君愛棠有鑒於此。特建五週彙選之議。旋蒙不棄。委芬以編纂之任。芬自維學識膚淺。曷敢濫操選政。辭不獲已。勉襄厥事。嗟嗟。西醫侈言科學。深詆中醫爲玄渺。不知我中醫雖專言氣化。而徵諸往籍。凡西醫所稱種種科學。早已釐然具備。特散漫而無統系。學者每多望洋之歎。不若西醫之分門別類。學者便於循序漸進耳。方清之季。海禁大開。歐風東漸。我國名賢輩出。類能採擷西醫之精粹。融會而擴充之。所望海內同志。本諸我國固有之科學。參以西醫科學之特長。發皇光大。日新月異。而歲不同。將以超軼乎西醫無難。則斯編之刊。或不失爲醫林之嚆矢爾。

中華民國十八年歲次己巳月建庚午挹清賈芬謹識於皋西靈椿堂

序十六

昌黎云。莫爲之前。雖美弗彰。莫爲之後。雖盛弗傳。古人洵不我欺也。嘗讀史記。至倉公傳而異之。觀其所據以立傳者。不過取其自述之言。與已驗之事耳。然太倉公之名。卒得太史公以傳。可知醫雖小道。亦必有可觀者焉。我皋醫報之胚胎。產生於醫學公會。溯公會成立於壬戌。其次年。即創辦醫學報社。由本會嚴李諸公組合而成。藉以辨難析疑。交換知識。非有他求也。瑞不才。謬承雅愛。忝司編輯主任。於今五稔。未敢稍有間斷。其內容均係海內醫林之傑作。暨本會諸同人之心得。對於軒岐之學理。罔不精研發揮。闡揚而光大之。第以月刊分發。散漫無稽。頗易湮沒。現值此會制改組。新舊絕續之交。醫學報社。亦當有所結束。爰以今後報社編輯之責。讓於黃君星樓。并將五載內月刊。擷其精英。彙印成册。定名爲如皋醫學報五周彙選。公之於世。皋右賈明經挹清。能文章。明醫理。素愛讀本報。時相過從。審吾意。願贊助之。參互考訂。不憚辛勤。凡無關於宏旨者。概從割愛。越六閱月而始殺青。噫。明經之績茂矣。予之素願償矣。非敢掠他人之美而據爲己功也。但恐世之閱斯書者。徒知彙選之出版。由於不佞一人之主動。而不知斯書之成。非嚴李諸公創造於前。賈君明經集錄於後。行見碎金片玉。亦將與瓦礫同毀矣。雖有美。曷由彰。雖極盛。曷由傳。詎不深可惜哉。爰爲之序。

民國十八年十月陳生瑞靄堂別署愛棠譔於如皋醫學報社

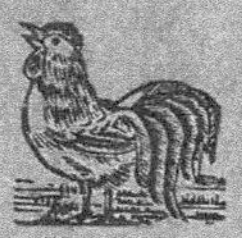

生理

五臟生理之研究

冉雪峯

（一）心臟

按西說論心之形質。心之部位。心之四房。心之三尖關。二尖關。及心之半月門。心之脈管。心之迴管。均爲詳明。但謂知覺運動靈機記性。均屬於腦。不屬於心。力駁心藏神之說。與中說故作反對。此蓋論形質極趨一端。限於科學之不得不然也。而中說內經各篇。則略於形質。專在氣化上研究。抉出心之所由生。推及心之與天地萬物相通。與夫心臟之神機。心臟之功能。蓋西說詳形質。中說詳氣化。各有特長。惟兩兩互勘。庶足以盡心之分量。窮心之生理。唐氏容川會通中西。謂心火上照於腦。腦能收引光氣。調停二者學說衝突之間。甚爲平允。其實腦有知覺。經文早已明言。如謂腦爲精明之府。是又百會穴亦在於腦。言腦爲百神聚會也。且心與腦同主知覺。中國古昔亦曾道及。如道家謂腦爲元神。心爲識神是也。而予更有進者。腦者髓之海。腎生精。精生髓。是腦者。乃腎中眞陰眞陽之氣。醞釀化合。緣督脈而上注於腦腔者也。腎屬水。水於五德爲智。故腎爲伎巧所出。腎藏志。腎水上交心火。兩精相搏。神愈煥發。於是印照於腦。而知覺之功能。以全。是腎爲神所生。心爲神所出。腦爲神所聚。三鼎峯峙。一片神行。老氏謂人身有三尸神。殆謂此乎。又西說亦甚贊心之靈妙。謂非人力所可造。美人施列氏尤言之透闢。施列氏曰。生命存於血之中。身體無論何部。若阻斷其血。則何部必死而腐。由此可知全身均賴血而生。以故爲創造人類之主宰。然則觀此血與心之作用。卽可見有眞神之能力。以證明我人之心也。卽在母胎中之嬰兒。亦已卽行跳動。畢生不息。每分鐘仍不少於七十次。是故我人不必思慮指揮心之跳動。亦不能隨意令其停止。心之爲自動機。其神妙莫測之處。尤非人手製造之機械所能及。卽我人睡時。心亦跳動不止。湧出生命之血。補養身體各部。心之跳動。初不恃我人操持。惟在天創造人類之神。乃有權造自動之心。使人無睡無醒。其心俱跳動不已。由施列言觀之。心之功能。心之神機。不待中說而已明矣。西說心爲循環器。試觀循環圖式。一陰一陽。一上一下。一左一右。一動一靜。一闔一闢。一往一來。而大往來之中有小往來。大動靜之中有小動靜。大闔闢之中有小闔闢。其功用皆出於心。其總樞皆匯於心。與太極圖式若合符節。豈惟塊然形質。無思無爲云爾哉。蓋有主宰。是指揮是者。佛說心中有朱衣神。又謂赤肉團上有一無位眞人。可與此互相發明。然則心之藏神彰彰矣。孔子曰。精氣爲物。遊魂爲變。是故知鬼神之情狀。精氣。卽兩精之氣也。爲物。卽兩精相搏而爲物也。是神明明由兩精搏成。明明有物。明明有情狀。又明明有所藏地點。神乎其神。並非虛渺矣。西醫近得科學之助。進步甚速。如肺肝脾有病時。可截去一部分。或截去三分之一。腎亦可截去一枚。惟心不能動。是心之重要。爲一身之主。在西醫治療上亦可證明。然中醫則有截去其心。互相易置者。昔扁鵲謂魯公扈曰。汝志强而氣弱。故足於謀而寡於斷。謂趙齊嬰曰。汝志弱而氣强。故少於慮而傷於專。若換汝之心。則均善矣。扁鵲遂飲二人毒酒。迷死三日。剖胸探心。易而置之。投以神藥。既悟。如初。是中醫治療實超乎西醫治療之上。而惜乎聖法之漸以失傳也。將來西醫再進一步。必有截去心之一部。及彼此易心之一日。但拘形跡。不講氣化。不究神機。則不能臻此神境矣。會通中西。放大光明。是在學者。有爲者亦若是。扁鵲與人同耳。安見古今人之不相及耶。

（二）肺臟

按中西學說論肺均極詳明。茲特會而通之。經云肺主氣。西說謂人身體中養化作用。不可或缺。故宜輸養氣於體內。新陳代謝。炭酸發生。又宜驅炭酸於體外。於是呼吸作用起焉。其作用以肺臟爲主。此非肺主氣之說乎。經云肺主皮毛。西說謂呼吸分二種。一外呼吸。一內呼吸。外呼吸又分二種。曰肺臟呼吸。及皮膚呼吸。肺臟呼吸爲肺本臟之呼吸。其竅在鼻。人所共知。皮膚呼吸。其竅在毛孔。西說謂人之外皮亦具呼吸機能。以起氣體交換作用。但其機能極弱。攝取之養氣。不過肺百八十分之一。排出之炭酸。不過肺二百八十分之一。是人身息息相通。鼻孔氣進出呼吸。毛孔氣亦進出呼吸。特其體量較小耳。此非肺主皮毛之說乎。經云肺爲五臟之原。西說內呼吸者。大循環之毛細管與百般器官之氣體交換也。自血液中賦與養氣於各組織中。又自各組織中吸收炭酸於血液中。血液在各組織。輸出養氣。取入炭酸。在肺中取入養氣。排出炭酸。質言之。卽肺爲五臟六腑排去濁氣。而輸入清氣是也。此非肺爲五臟之原之說乎。經云營衛會於手太陰肺。西說肺管之末。有微小細胞。與微絲血管交錯密布。吸入養氣。排出炭酸。純以此點爲交互市場。營者血。衛者氣。微小細胞爲氣管。微絲血管爲血管。二者交錯於肺。此非營衛會於太陰之說乎。如此尙多。略舉數條。學者可以推類盡致。而西說有優於中說者。如肺司呼吸。中西學說所同。究之肺能容氣若干。中說尙無定論。而西說得科學之助。加以細密較量。謂肺之容量爲三百三十立方寸。呼吸每年至少七百萬次。吸氣十萬立方寸。所潔之血三千五百噸餘。此西說優於中說者一也。

中說雖云肺主呼吸。而呼吸之氣。其成分多寡。有何變易。尚未研及。西說則較量極精。其論吸氣之成分。謂乾燥空氣。其百分中含養氣二〇、七。淡氣七八、三。炭酸〇、〇三。及少量之水蒸氣。吾人吸之以資營養。故吸氣之成分。卽空氣之成分也。其論呼氣之成分。謂呼出之氣。與吸入之氣。其成分互異者。以氣當吸入後。起一種化學作用。呼氣比吸氣中養氣減少四、一。炭酸加多四、三六八。淡氣之量不變。因而定呼吸之變化。在養氣與炭酸之互易。此西說優於中說者二也。肺體柔軟。故生肋骨防衛外界刺激。肺氣清肅。故生膈膜。摭蔽下方濁氣。然使肋骨不上下推動。膈膜不上下伸縮。則必礙肺體漲大。有妨呼吸之功能。中說僅言上焦如霧。上焦爲宗氣所居。未研究及此。而西說謂二者有助呼吸之妙用。極力發揮。是論肺而兼及肺之環境。將上焦呼吸形狀。全盤託出。足補中醫所未及。此西說之優於中說者三也。而中說亦有優於西說者。如西說祇知血液循環。不知氣液循環。雖近年發明明汁循環。其圖式層網密布。與血細毛管一致。然言汁而不言氣。終差一黍。而中說則發明在四五千年以前。經曰。營行脈中。衛行脈外。周營不休。五十度而復大會。又曰。衛氣行陽二十五度。行陰亦二十五度。分爲晝夜。此中說之優於西說者一也。西說肺氣吸去血中炭氣。固已。然不惟血賴氣排去穢濁。水亦賴氣妙其運化。西說則未辨及。經曰。飲入於胃。游溢精氣。上輸於脾。脾氣散精。上歸於肺。通調水道。下輸膀胱。水精四布。五經并行。將氣化水。水化氣。氣化水行。水行氣化。一身上下內外。活潑潑。完全繪出。此中說之優於西說者二也。西說言氣之多寡。氣之成分則詳。而氣之根源則不知。根源何在。兩腎中間動氣是也。經曰。逆其根。伐其本。則害其眞矣。氣之精華凝結者。亦不知。凝結者何。老子云。道無可名。强名之曰道。此物亦無可名。强名之曰魄。故經云。肺藏魄。實而指之。魄卽肺氣之朗潤清華者也。肺主呼吸。孰爲爲之。孰令致之。蓋有紀綱是主宰是之大魄力在也。不然。人死肺藏組織亦猶是也。何以不能呼吸也。又人死氣斷。陽氣出上竅。陰氣出下竅。下出者爲魄。故肛門又名魄門。言人死魄從此去也。上出陽氣易散。下出陰氣善凝。故人死非道者不能化神。而常人則普道化鬼。不達魂魄之理。安足以窮生死之說。此中說之優於西說者三也。合觀以上中西學說。一究形質。一究氣化。各有所長。各各登峯造極。會而通之。肺之全體大用愈明矣。

（三）脾臟

按人身一塊然血肉之質。全賴液汁營養。而液汁屬陰。無陽不生。無陰不凝。凡物皆然。人體一部分無陰。則一部分枯死。全體無陰。則十五種原質分散。蜕然化異物矣。而陰中之最大者曰太陰。陽無所不貫。故曰太陽。陰無所不濡。故曰太陰。手太陰屬肺。足太陰屬脾。經云。脾統血。又云。中焦取汁。奉心神化變而爲赤。是爲血。此脾爲周身營布血液之大略也。經云。脾氣散精。上歸於肺。通調水道。下輸膀胱。水精四布。五經並行。此脾爲周身運化精液之大略也。脾與胃以膜相連。胃之消化水穀。全賴脾陽運化。是人之氣血。在飲食。飲食之消化。在脾。功用能飲食。則氣血有所資生。飲食強。則氣血充。身體壯。飲食少。則氣血弱。身體衰。不飲食。則化源絕而死矣。可知脾爲後天之本。所以奉生周命之緊要關頭也。故脾於中說占一最重要地位。而西說於脾。視爲無足重輕。不惟消化器系統內無脾。各項系統內亦無脾。另謂有膵。居胃下方。膵中有管。與膽管會合。入十二指腸。膵液帶鹹味。具四種醱酵作用。一變小粉爲糖質。二變蛋質爲百布頓。三乳化脂液。四分解脂肪爲脂酸及甘油。大抵西說之所謂膵。卽中說之所謂脾也。西說既以脾爲膵。而又以中說爲脾故指胃左上方形如馬蹄者爲脾。大抵西說所指形如馬蹄之脾。卽中說之所謂胰也。胰爲脾所生物故中說不另列名目。胰之液甜。亦有管通十二指腸。大抵胰管通十二指腸。此輸甜液者也。膵管通十二指腸。此輸鹹液者也。鹹液甜液西說化驗精確。特以脾爲膵。以胰爲脾。或又以膵卽胰。以胰名膵。輾轉混淆。豈譯者學識不逮。因以致誤耶。然此猶論有形之液也。尙有無形之氣。蓋飲料入胃。其精汁由津門輸出。或由通體微絲管輸出。以入三焦油網。倘中無摭攔。則直趨而下。尙復成何生理。惟脾著連網之上。化機斡運。氣化水行。水行氣化。其濁者下趨膀胱。其精者由脾化氣上蒸。如地氣之上騰。然得肺氣清肅下降。灑陳五臟。如天氣之下降。然此卽經所謂飲入於胃。遊溢精氣。上輸於脾。脾氣散精。上歸於肺。通調水道。下輸膀胱。水精四布。五經並行是也。西說僅詳食道。不詳飲道。僅詳有形之液。不詳無形之氣。不知脾之功用。純在無形氣化。脾之陽氣不化。則中樞停頓。小之爲腹滿。小便不利。大之爲腫滿喘逆。脾之陰氣不化。則膏澤滯而不行。小之爲脾約。大之不能涵濡周身。肌肉消灼。致成脾癉。凡此非化之太過。卽化之不及。脾爲濕土。正賴濕之功用也。而經云脾惡濕。厥旨微矣。至肝左脾右之說。西說多攻詆之。不知脾體雖偏於左。而功用實歸於右。故脈亦應於右關。若以形論。淮南子已早有肝右脾左之說。固不自令日西說始也。

（四）肝臟

按肝臟中西學說。大約可以相通。不甚相逕庭。西說肝有多數導管。如進肝迴管。肝脈管。出肝迴管。均係輸導血液。腸胃膵脾四器官之混濁血液。均須由肝通過。故肝中常充滿多數血液。此卽中醫肝藏血之說也。（醫林改錯謂肝堅實不能藏血非是。）西說肝右縱溝之前部。卽膽囊所在之地。肝由血中取出一種原質。製造膽汁。存儲膽中。以爲入腸消化之用。此卽中醫肝與膽合。膽爲肝府之說也。西說肝在橫膈膜之直下。充塡於右季脇部。（唐氏謂肝體半在膈上。半在膈下。非也。）上以提肝翻帶。連結於橫膈膜。『卽醫林改錯所謂總提。』下由左右縱橫溝區分四葉。右縱溝之前部。受納圓翻帶（卽胎兒臍靜脈遺物之翻帶。）此卽中醫肝膈上連包絡。下通胞宮之說也。西說血中炭氣。由肺經過。被肺吹去。血中毒質。由肝經過。被肝扣留。是血中之氣在肺清潔一次。血中之質。在肝清潔一次。此卽中醫肺主氣肝主血之說也。西說肝製造膽液。此種膽液。能使食料中之油類溶化。爲消化中最要之原素。又血液中糖質太多。肝能使變爲粒狀之物質。俟體中乏食時。復變爲糖質。以資補給。調劑其盈虛。此卽中醫肝主疏泄肝木疏脾土之說也。脾偏左。而液管均自右輸出。肝偏右。而迴管均自左輸入。向右輸出。是功能在右也。自左輸入。是功能在左也。此卽中醫肝左脾右之說也。而西說有優於中說者。中說祇云肝藏血。至血由何道入。何道出。則未甚分晰。而西說則分別進肝迴管。出肝迴管。及動脈管。並指出肝門。此西說之優於中說者一也。又中說統云肝藏血。至所藏之血。與他臟腑有無分別。亦未甚分晰。而西說則謂由大動脈分枝入腹部臟腑之血。受納炭氣或毒質。總匯於肝。出合大靜脈。還心。毒質則扣留之。腎爲濾尿器。肝並爲濾血器。是肝所藏之血。較他臟腑爲濁。此西說之優於中說者二也。中說肝主疏泄。亦祇就肝木尅脾土制則生化而言。而所以疏泄之實跡。則未明瞭。西說則謂血中糖質多時。（卽中說過甘作壅之意）肝能使變爲粒狀之百布頓糖質。少時。肝能使百布頓復變糖質。以資營養。（是木反生土矣）抉出疏泄之所以然。此西說之優於中說者三也。而中說有優於西說者。西說論筋。統瘦肉及筋混稱。不知瘦肉色赤。筋色白。蓋肝中有筋膜。謂之肝膈。上連橫膈膜。下連胞宮。內連油網。外達皮膜。凡有瘦肉。皆有筋膜包之。凡肉之包膜。其兩頭皆連於筋。肝之氣。卽從肝膈筋膜而達於如繩狀之筋。是爲肝合筋。肝主筋之實跡。此中說之優於西說者一也。西說謂肝無所事事。但製造膽汁。以供消食之用。若以肝爲膽役者。不知肝雖爲膽之製造場。而胆實肝之藏儲庫。肝有所需。則取於膽。膽所以爲肝之府也。『醃風肝者若截去其膽。肝質必變。』肝爲生生之臟。功用甚大。豈惟是無所事事者。而其功用均取材於胆。此中說之優於西說者二也。西說僅究形跡。不講氣化。中說則窮及五臟所藏之神。肝藏者魂。人寐則魂藏於肝。寤則神遊於目。故肝開竅於目。曰開曰藏曰遊。一氣相通。全神貫注。風氣通於肝。肝惡風。風邪傷肝。阻遏神機道路。不得遊於目。故風使人盲。肝藏血。目受血而能視。故久視則傷血。肝在志爲怒。怒髮衝冠。則目眥盡裂。凡此皆神氣作用。彰明較著。此中說之優於西說者三也。總之肝爲生生之臟。風輪主持。大地風氣通肝。肝卽人身之風輪也。形質不可不明。氣化尤不可不講。會通中西。放大光明。是在學者。

（五）腎臟

按男子血從氣化爲精。人始生。先生精。精成而後腦髓生。無形生有形。是先天以腎爲基也。人始生先生腎。受精七日分權中。卽生腎。有形亦先生腎。是後天亦以腎爲始也。故腎爲人之根本。腎在中說。占最要部分。中西學說論腎不甚相遠。但一究形迹。一究氣化。各有發明。各有特長。茲將不同之點。論列如下。西說腎爲濾尿器。中說腎位北方。屬水。義原可通。惟中說似嫌空洞。西說謂水由微尿管經瑪氏囊入腎腔。

總滙爲一。復分兩道。由左右兩輸尿管輸出。以入膀胱。其道路較爲明確。此西說優於中說者一也。中說言腎生精。腎主氣。未言腎直接與血分有何關係。西說謂腎中微血管與腎中微尿管。互相啣接。此項微血管。通入瑪氏囊。因之血液中之尿質。由薄膜而透入微尿管中。是血中之炭酸在肺濾。血中之毒質在肝濾。血中之尿質在腎濾也。此西說之優於中說者二也。中說言天水一源。水火既濟。腎與肺通。腎與心通之理甚詳。而所以通之道路。未能實指。雖唐氏容川謂往來之道路。均在油膜中。仍嫌糢糊。楊氏百城匯參中西。謂腎脈上行之路。卽腎靜脈出腎門。入大靜脈。直上穿肝右縱溝之後部。貫膈。過右心房。落右室。而入肺中者也。肺脈下行之路。卽由肺間動脈。復由靜脈歸左心房。自左心室之大動脈口出。走大動弓脈。沿左方下降。穿入橫膈膜之裂孔。至第一二腰椎間。由腎門入腎者也。金水相生之路在此。心腎相交之路亦在此。凡此皆就西說證明。此西說之優於中說者三也。而中說有優於西說者三。再論列如下。

西說腎爲泌尿器。祗有濾尿作用。祗言腎水泌入膀胱而爲溺。不知腎氣入膀胱。化水上行而爲氣。將腎解成一個呆物。夫膀胱之水下行。人所易知也。膀胱之氣上行。人所難知也。易言者不必言。故經言難知。經云。膀胱者。州都之官。津液藏焉。氣化則能出矣。其功用純在水化氣。氣化津。所謂水精四布。五經並行也。所謂化氣。衞外膀胱爲太陽之經也。是氣也。何氣也。皆腎中固有之元氣。所吸之天氣。磅礴鬱化也。設腎不化膀胱之水爲氣。則氣機或幾乎息矣。尚何生理之可言哉。此中說之優於西說者一也。西說腎僅司排泄。不主收藏。僅司行水。不主化精。不知腎爲封蟄之本。先天元眞。卽默默藏於其中。蓋所排者。有形之水質。所藏者。無形之元氣。任督交會。胞中化精。化經。均爲元眞之是賴。精生髓。髓生骨。腎系著脊骨第十四椎下。是爲命門。爲入脊最深之竅。卽輸髓入腦之路。人第知腦足則才智精力以生。而不知所以生之者在腎。經云。腎者作强之官。伎巧出焉。由此可知腎之生精。精之化髓。髓之注腦矣。此中說優於西說者二也。西說腎水由輸尿管入膀胱。僅言水道。未言精道。中說謂腎開竅於二陰。不惟水道。精道倂及穀道。蓋腎爲胃之關。腎氣充腴。大便乃得潤暢也。上氣化則下氣化。前氣化則後氣化。相關之密切如此。且前陰分二道。水道西說已詳不贅。精道則由腎系附脊。循督脈下注胞宮。胞宮者。男子以藏精。女子以繫胞。乃腎所司。此腎開竅於前陰精竅之路也。西說淋濁統謂之尿道炎。不知淋出溺竅。濁出精竅。其中尙有大分辨也。此中說之優於西說者三也。綜上中西各說。西說於形質道路上着力。中說於氣化功能上着力。然他藏如心如肺如脾如肝。西說有補於中說者甚多。大半中說借西說證明。方可踏實透徹。而腎臟西說有補於中說者少。惟中說者發明爲獨多。不惟氣化方面透闢無遺。而形質道路方面。亦研稽精詳。如上通腦海。下通胞宮。以及通肺通心。通五臟六腑。其道路均在膜油中。學者當細心尋繹也。以上所論五臟。學者苟滙通中西。得其所以然生理之道。思過半矣。

六腑生理之研究

冉雪峯

(一)膽腑

按西說膽掀於肝右葉偏左下方。膽汁系由肝製造。由肝葉間膽道輸入。由輸膽管輸出。與膵管會合。開口於十二指腸。其汁之作用有四。(一)乳化脂肪。(二)浸潤腸壁。使脂肪易於吸收。(三)刺激腸筋。促進蠕動。(四)防止腸內食物之腐敗。其消化力最大。爲消化中最要之原素。是西說詳其汁也。中說膽爲中精之府。所蓄皆精華。與他腑排泄多穢濁滓塵者大異。故爲奇恆之腑。膽屬少陽。少陽之上。火氣治之。命門爲火之根。肝爲麗木着火之物。三焦爲火之道路。膽爲火焰所凝聚。蒸化力大。消化食物。以供十一臟之取求。故十一臟皆取決於膽。是中說詳其氣也。合而論之。西說僅詳汁。中說兼詳氣。西說言僅通十二指腸。中說兼取決十一臟。是中說發明較西說發明爲尤多也。且精汁精氣聚於膽中。汁可蒸氣。氣亦化汁。汁也氣也。一而二。二而一者也。就形質言則曰汁。就神化言則曰氣。就去路跡象言曰入十二指腸。就功用推廣言曰取決十一臟。中外學理。夫固可以會通矣。

(二)胃腑

按胃爲後天之本。與腎爲先天之本。並重。人身營養。無一不資穀氣。卽無一不資胃氣。故中說對胃頗爲重視。靈素常與五臟同舉。與他五腑所無。其視胃也重。故發揮胃之功用也特詳。西說於胃之組織。分爲四重。於胃液成分。分爲七種。形質可謂詳矣。然僅言食料粗消化爲糜漿。以入小腸。其他之功用不詳。而中說內經則謂五穀之入胃也。其糟粕津液宗氣。分爲三隧。是食料由胃變化。其精華曰津液。曰宗氣。爲二隧。其糟粕卽西說糜漿。爲一隧。共爲三隧。是西說詳其一隧。而遺其二隧也。又經云。食入於胃。濁氣歸心。淫精於脉。又云。食入於胃。散精於肝。淫氣於筋。又云。飲入於胃。游溢精氣。上輸於脾。又云。穀入於胃。脈道乃行。水入於經。其血乃成。凡此皆從氣化精汁上着筆。而胃與心臟肺臟脾臟肝臟。有直接關係。亦可攷證。不僅粗化糜漿。傳化糟粕已也。且後天之穀氣充。斯先天之精氣足。後天賴先天以生成。先天賴後天以培養胃與腎亦有密切之關係是五臟皆資於胃而胃之功用廣矣大矣蓋脾陽胃陰二者並重故二者合爲一官李東垣升清燥脾知健脾陽矣而不知養胃陰葉天士始於對面悟出養陰法西說胃液化食知胃陰矣而略於氣化又不知脾陽會而通之脾胃功能氣化及治脾胃之法盡之矣

(三)小腸

按西說於小腸功用發揮甚詳曰腸液消化力大曰膵液膽液會合入十二指腸消化力大此卽中說小腸受盛化物出之義也其出之道路亦詳謂由小絨毛吸收渡入微血管渡入白吸管各各循環來路去路條分縷晰中說唐容川知渡入微血管矣而不知由小絨毛吸收不知尙有白吸管唐氏駐處處由氣化着筆不知小腸氣化卽由白吸管中行也王淸任以小腸外爲氣府知鷄冠膜油爲行氣矣而不知其有管爲近今西說發明之吸收系又名明汁循環（按此卽西說舊呼之淋巴管）惟楊氏百城詳考經言證以西說甚爲脗合楊氏引經脈篇云小腸之脈交肩上入缺盆絡心經別篇云別於肩解入腋走心是小腸通心之脈有二經脈篇所云絡心者是其一經別篇所云走心者又其一也故類經圖翼言小腸前後皆有通心之脈以西說參攷之小腸壁內叢生絨毛腸腺之口卽開于絨毛液以顯微鏡察之發現毛管及乳糜管此皆由小腸輸液入心之起始脈管毛管集合爲靜脈經門脈入肝以達於心乳糜管集合爲淋巴管上至胸前爲淋巴幹由是近心際通靜脈以達心亦正是兩路故心血資生於小腸之液此小腸所以爲心之府也得楊氏言中說經蘊以宣西說新發明愈確小腸化物出之義已盡然此祇言化血未言化氣營者水穀之精氣衞者水穀之悍氣營爲血衞爲氣是飲食精汁不能化血而且化氣化氣

是何道路。曰即唐氏所謂膜油中也。即王氏所謂鷄冠油氣府也。即楊氏所謂乳糜淋巴管也。亦即西說近發明之白吸管。明汁循環也。別於血之赤。故曰白。解剖而求其跡象。故曰汁。其實乃氣也。即衛者水穀之悍氣也。其循環即中說營衛相合。如環無端。衛氣日則行陽二十五度。夜則行陰二十五度也。西說發明在近十年。中說發明在數千年前。西說滯言汁。猶差一黍。而中說則深及氣。由是觀之。小腸不惟化糟粕。化精汁。且化氣化血。小腸之功用不綦弘哉。

（四）大腸

按中說唐宋後。繪大腸圖。摺疊一團。或云環反十六曲。或云環反十二曲。皆影響模糊。今得西人實施解剖之。斷大腸之上行。橫行。下行。三迴之形質部位以明。而西說對於大腸之組織。暨大腸器械作用。化學作用。闡明亦詳。足補中說所未及。但西說僅言大腸因蠕動催促。及粘液腴潤。送糟粕於下方脫出肛門。而無他項功用。不知腸之爲言暢也。不僅傳導糟粕。並傳導氣化。氣化不通。腸即不暢。蓋大腸與肺相表裏。肺氣下行。則大腸腴潤。滓穢易出。倘腸內阻塞。氣機不通。則腹痛脹滿。必賴於下。觀下劑如三承氣。不曰下結而曰承氣。可知腸中之氣。無一處無一時不息息相通。尤有進者。大腸不惟傳導氣化。並傳導氣化中之精氣。蓋肺藏魄。大腸之最下部曰魄門。魄門者何。即肺中陰精之氣也。魄門。魄從出之門也。人死魄從此去。是大腸不惟傳導糟粕。傳導氣化。並傳導精氣矣。孔子曰。精氣爲物。遊魂爲變。是故知鬼神之情狀。變化二字之義可想見。大腸之全體功用。亦可想見矣。

（五）三焦

按西說無三焦之名。而有胸膜腹膜。又分大腹膜小腹膜。與中說上中下三焦相合。故唐氏容川楊氏百城等。均以西說之胸腹諸膜。卽中說之所謂三焦也。臟腑皆有定形。固定一部分。惟三焦少陽爲游部。分佈上中下。與他臟腑之聚於一處者迥別。故王叔和有有名無形之言。非無形也。無一定之形耳。後世誤解無形二字。竟謂三焦無物。因之異說紛耘。互相攻辨。不知三焦明係六腑之一腑。府以盛物。焉得無物。又手少陽之經。起自手小指次指之間。貫肘下臑。其支者出耳上角。左右共四十六穴。明有經脈起止穴道。又焉得無物。其物維何。卽胸腹諸膜是也。其膜雖分佈上中下。仍是一氣相合。分之爲三。合之爲一。故名三焦。經云上焦如霧。中焦如漚。下焦如瀆。不惟三焦確有其物。且將其物功用氣化景象。一一繪出。經又云三焦發原腎系。內連臟腑。外通皮毛。是不惟三焦確有其物。且將其物發生起點。及連屬道路。外達終結。合盤托出。其所以示人者至深切矣。乃後人何猶昧昧。或云無象有名。說成空空洞洞。或硬分上中下三截。說成死三焦。不學荒經。無怪外人竊笑。其旁考焦字古作雧。從采有層折可辨也。從韋以其膜象韋皮也。從焦糸象形。卽中焦如編之編字。亦卽西說所謂皺襞。且卽西說近今發明之白吸管也。西說以連網靭帶皺襞等字形之。中說只一個焦字。已盡其形。而賅其義。又三焦爲決瀆。司水。三焦屬少陽。主火。水就下。火炎上。水往下行。火往上行。水火既濟。鼓盪氤氳。三焦氣化。人身內部氣化。學者均可想像得之也。

(六)膀胱

按西說論膀胱形質。及入口出口道路甚詳。中說唐宋後謂膀胱有下口而無上口。水由氣化飛渡。王清任著醫林改錯。斥爲千古笑談。另繪膀胱圖式。上口入管。與下口出管。至近膀胱體壁處。合而爲一。斜行而上。然後下出。不知經文明謂下焦者別迴腸。注於膀胱。又謂下焦當膀胱上口。何謂無上口。蓋中醫學理多側重氣化。形質道路。故未多所講述。後世則並形質道路之粗者而遺之。惟侈談氣化。空空洞洞。未能實指。致謂有下口而無上口。又或謂有上口而無下口。聚訟紛紜。莫衷一是。今得西醫解剖證實。乃知唐宋以後俗醫錯。漢秦以前之聖醫原不錯也。考西說論膀胱作用。謂尿既排泄。卽輸新尿。尿量未充滿前。尿道周圍之彈力纖維。與括約筋中之彈力纖維。各以其彈力抑留尿於膀胱之內。至十分充盈。神經受其刺激。膀胱亦漸膨大。尿道卽因之而開口。漏出於末端。要之尿得蓄洩自由者。實賴括約筋之作用。以此筋能隨意收縮也。凡此皆言膀胱溺尿之實跡也。然溺尿作用。僅歸之括約筋。而不歸之心腎相交。水火既濟之神功。試問括約筋之何以能括約。彼當啞然。蓋心火下交。腎水化而爲氣。護布周身。其大無外。膀胱所以爲太陽寒水之經也。氣化津。氣到水到。水到津到。涵濡臟腑百骸。膀胱所以爲州都藏津液也。且氣化能出。出由氣化。則入亦由氣化。曰輸尿管。曰括約筋。曰上口。曰下口。猶是粗指形跡。其實化機斡運。通體活潑。唐宋後謂膀胱無上口。固非。西說謂必由上口。亦太拘形跡。時賢張氏錫純。參以丹經。對此頗有發明。並錄於下。以供學者研究。張氏云。中說溺道膈膀胱滲入。西說謂膀胱原有入水之口。在出水之口下。因有脂膜繞護。故不易見。而丹家則謂人之元氣。藏於丹田。外有膜子包裹。卽氣海也。氣海之狀。下有三足。居膀胱之上。三足之中間有紅點。大如黃豆。而膀胱之上亦有此點。二點相對。溺道必然通利。若有參差。卽不利。會以物類驗之。初解剖之時。此點猶彷彿可見。作淡紅色。移時卽不見矣。蓋元氣之功用。由上點透發。以運行下焦之水飲。即由下點滲入。雖膀胱之全體。他處均可滲入。而此處又爲滲入之正路也。至西人所謂入水之口者。原在若有若無之間。不過爲滲入之別派耳。嘗見推拏家治小便不利。謂系膀胱稍偏。用手法推而正之。小便即利。實暗合丹家所論之理也。若篤信西說。不信水飲滲入之理。可以實驗徵之。試取解猪脬。滿貯以水。繩紮其口。置於新解剖之猪肉上。其水仍可徐徐滲出。能滲出即可徵其能滲入也。

(完)

十二經生理之研究

冉雪峯

按西說論神經以腦爲主。所繪神經圖式。由腦循脊披離而下。其藏於脊柱中者爲腦脊神經系。其在脊柱兩旁者爲交感神經系。證以中說。此督行身之背。亦即手之三陽從手走頭。足之三陽從頭走足之說也。特西說合言之爲一系。中說分言之各經耳。西說又云腦脊神經系分枝甚多。凡體中之隨意筋及五官器。均歸其管轄。證以中說。此臟腑爲根本。經脈爲道路。而開竅於外之九竅也。特西說以腦爲主。中說以臟腑爲主。立論各有不同耳。又云交感神經系亦分枝甚多。人體之心肺胃等。中凡全體之不隨意筋。均歸其管轄。證以中說。此五臟六腑之俞。咸附於背。合之互爲功用。分之各具機能也。特西說由背以入內臟。中說由內臟以附於背。取裁各有不同耳。至運動纖維。知覺纖維。由內傳外。一由外達內。縷晰條分。得之種種實驗。而中說則未研及。故無論知覺運動屬腦屬心。屬心腦相合機能。而其一爲知覺。一爲運動。則可爲定說也。又西說論血管。略分三大綱。一脉管。二迴管。三微血管。脉管即動脉管。迴管即靜脉管。

微血管則介乎脉管迴管之間。蓋脉管迴管之來枝。互相啣接。血液循環。由動而靜。關鍵咸在乎此。血液循環圖式。由大動脉幹循行在左爲動脉。直接大靜脉幹。在右爲靜脉。此因其理難明。其形難顯。特想像以明之顯之。觀人身動靜脉管全圖。動靜二大管均由胸并行直下。各布全體。有動脉處。卽有靜脉。有靜脉處。卽有動脉。并非動靜二大管直接。亦非左半身爲動。右半身爲靜也。動者陽也。靜者陰也。左右者。陰陽之道路也。左動右靜。卽中說左陽右陰之說也。惟西說動靜二管。均三重膜合組而成。而動脉管較爲堅厚。靜脈管中有多數半形狀膜。防血液之逆流。論形質頗爲詳明。又謂微血管極薄。血液中所含滋養料。由此滲出。浸淫於體之各處細胞空隙中。各細胞之廢料。亦可透入此項微血管中。論血液之營養。實爲透過一層。此則中說所不逮也。又西說論明汁。近年漸次詳明。初名淋巴管。附於血液循環器中。近則自爲一系。與血液旗鼓相當。其論明汁路分四項。一毛吸管。二微吸管。三總吸管。四吸收腺。毛吸管又分二類。一腸毛吸管。吸收腸中已消化之養料。由管通入血管。以資營養。一體中各細胞空隙間之毛管。吸收空隙間明汁之廢物。亦由總管通入血管。以資排泄。蓋如運動纖維之由內而外。知覺纖維之由外而內。及血液在肺中排出炭氣。收入養氣。在各組織輸出養氣。收入炭氣。其理正一例也。毛吸管與微吸管相通連。而他首則通入總吸管中。亦猶微血管介乎脈管迴管之間是也。總吸管則爲多數微吸管匯聚而成。共二管。曰胸總吸管。曰左總吸管。二管上端均與血液系之迴管相通。此卽中說營衛相合之最大顯著者也。吸收腺乃明汁通過都會。製造白血輪之製造廠。血液在肝濾。在腎濾。明汁在吸收腺濾。亦人身緊要之關鍵。此節中說尚未談及。以上乃西說論神經血管明汁管形質功能之略也。

按中說論十二經。始於手太陰肺經。終於足厥陰肝經。其次序道路長短時刻。及所過孔穴。無一不言之詳。明其論經脉循環大意。以手太陰肺經脈。起自中焦。從胸走手。循手之裏。出大指之端。交手陽明手陽明大腸經脉。接起大指次指之端。自手之表。還入絡肺。屬大腸。上走頭。交互人中。挾鼻孔。交足陽明足陽明胃經脉。接起鼻之交頞。梁骨中。從頭入內。屬胃絡脾。下走足。入大指間。交足太陰。足太陰脾經脉。接起足大指之間。循足之裏。走腹。屬脾絡胃。注心中。交手少陰。手少陰心經脉。起於心中。下膈。絡小腸。復上肺。從胸走手。循手之裏。出小指之端。交手太陽。手太陽小腸經脉。接起手小指之端。循手之表。還入絡心。屬小腸。上走頭。至目太角之內眥。斜絡於顴。交足太陽。足太陽膀胱經脉。接起目之內眥。循頭入內。屬膀胱。絡腎。循髀外。下至踝。終足小指外側。交足少陰。足少陰腎經脉。接起足小指之下。從足入腹。屬腎絡膀胱。別從肺出絡心。並注胸中。交手厥陰。手厥陰心包絡經脉。接起胸中。屬心包絡。絡三焦。走手。循手之裏。出小指次指之端。交手少陽。手少陽三焦經脉。接起小指次指之端。循手之表。入內絡心包。屬三焦。上走頭。至目銳眥。交足少陽。足少陽膽經脉。接起目銳眥。入內絡肝屬膽。下走足。循足之表。從跗入大指。出三毛。交足厥陰。足厥陰肝經脉。接起足大指叢毛之際。循足之裏。入腹。屬肝絡膽。貫膈注肺。復下行挾中脘之分。接肺經。以盡十二經之一周。終而復始。合觀以上十二經循行位次。手之三陽。從手行頭。循手之表。手之三陰。從胸走手。循手之裏。足之三陽。從頭走足。循足之表。足之三陰。從足上腹。循足之裏。一手一足。一陰一陽。一表一裏。訖起分明。秩然不紊。時賢楊氏百城。以西說名詞。推演十二經循行道路。雖未盡抉經心。亦煞費苦心。其結論有云。十二經脈之循行。卽人體週身血液之大循環也。從解剖上推演之。亦復脉

如皋医学报五周汇选

絡銜接。自然吻合。蓋人路諸脉。周行全體。自相蟬聯而成一系統。不過西人之解剖。始於局部。就其位置之所在。隨處命名。進爲系統之研究。聯屬其枝別。以大動靜脈幹歸本於心。我國則就脈道所屬之臟腑氣化所注之部位。以十二經爲系統。而歸本於肺。蓋以肺者呼吸之息。頭脈行之所自也。且穀味化汁由靜脉以入心。必經肺臟呼吸之功用。再入心始出而達大動脉。以循環全身。心主血。肺主氣。皆血液循環之主要器官。其注意之點不同。而所言循環之脈道則一也。由楊氏言觀之。是中說之十二經。即西說之血管無疑。但經猶路也。血管有路。氣管亦有路。故經云衛氣行陽二十五度。行陰亦二十五度。經統括氣血。故經又云營行脉中。衛行脉外。營衛相合。如環無端。是十二經兼氣管血管二者而言。更無疑義。且不惟兼氣管血管。並兼精管。(詳下督脈條)觀經文論十二經。均冠以六氣氣化名詞。如肺曰手太陰。脾曰足太陰之類。有形經脈。合無形氣化。顧名思義。夫亦可以恍然矣。

又按十二經不僅氣管血管。並兼精管。已如上述。是十二經者。質言之。即精氣血之所循行之道路是也。證以西說。即神經明汁血管三者。故中說有十二經。而無神經系明汁系血脈系。西說有精經系明汁系血脈系。而無十二經。血脉循環。營周不休。中西學說不甚相遠。神經系西說以腦爲主。由腦循背披離而下。不知腎生精。精生髓。腦者髓之海。腦乃腎所化生。由腎系通脊髓。藉命門眞陽鼓盪。逆滿而上。故其聚處雖在腦。其生處却在腎。其形跡雖披離而下。其氣化乃逆流而上也。明汁一系。西說近年始漸發明。謂毛吸管密布周身。如網。與血細管同。又謂明汁總管直接入血脈系迴管。明汁由血液經血細管滲出。浸潤各組織細胞空隙。由明汁細毛管吸入。復自總管輸入血脈系迴管中。此營衛相含。輸入滲出。行內達外。均指出實跡。但仍謂汁。不謂爲氣。且西說全體祗言化血。不言化氣。於此尙差一黍。蓋由形跡限制。不得不然也。西說就經脈自身之功能發揮。故分爲三類。中說就經脈隸屬之六臟六腑發揮。故分爲十二類。各各取義不同。故各各系統不同。不相合而實相通也。或謂十二經跡類相像。其實並非劃然十二條經脈。十二條經脈。亦並非由內之六臟六腑發生。曰非是之謂也。謂隸屬臟腑。非自臟腑生出也。觀經文敘十二經。均順行逆數。如敘肺云。肺脈起於中焦。下絡大腸。還循胃口。上膈屬肺之類。可知之矣。經脈萬端。莫可窮詰。古人以六臟六腑隸屬領之。煞費苦心。如謂想像西說所繪白吸管圖式。血細毛管圖式。明汁細毛管圖式。大小血液循環圖式。何一而非想像。故卽想像。亦學理亦應爾爾。况各經確各屬臟腑。又臟腑各互相連絡。自然而然。不假勉强牽就。移置一經不得。雜錯一經不可。上合天時。下合地理。中合人事。其行有時刻。其部有部位。其度有尺寸。其究有孔穴。其相連有次序。此豈想像而爲之哉。且中說窮及十二經之原。經曰十二經者。皆繫於生氣之原。所謂生氣者。謂十二經之根本也。謂腎間動氣也。又曰十二經皆以兪爲原者何也。然五藏兪者。三焦之所行。氣之所留止也。三焦之兪爲原者何也。然臍下腎間動氣。人之生命也。十二經之根本。故曰原。三焦者。原氣之別使也。主通行諸氣。經歷五臟六府。原者。三焦之尊號也。故所止輒爲原。(以上難經文)由是觀之。經文論十二經。兼及十二經之原。既詳形跡。又詳氣化。此眞抉生之理矣。不然。神經系也。血脈系也。明汁系也。倘無元眞之氣以宰乎其間。則爲死神經。死血脈。死明汁。尙何機能功用之可言哉。學者所當細繹而深究也。

論人身君火相火皆有先後天之分

鹽山張錫純

道家以丹田之火爲君火。命門之火爲相火。醫家以心中之火爲君火。亦以命門之火爲相火。二說各執一是。其將何以適從乎。不知君相二火。原有先天後天之分。所謂先天者未生以前也。所謂後天者旣生以後也。因先天以臍呼吸。全身之生機皆在於下。故先天之君相二火在下。後天由肺呼吸。全身之功用多在於上。故後天之君相二火在上。蓋當未生之前。陽施陰受。胚胎初結。先成一點水珠。（是以天一生水）繼則其中漸有動氣。此乃臍下氣海。（後天之氣海在膈上先天之氣海在臍下）而丹田之元陽卽發生於其中。（元陽是火是以地二生火）迨此元陽充足。先由此生督任二脈。命門者。卽督脈入脊之門也。是以其中所生之火。與丹田之元陽一氣貫通。而爲之輔佐。此道家以丹田之元陽爲君火。以命門之火爲相火之說。論先天也。至於後天。以心火爲君火。自當以胆中寄生之火爲相火。是以內經論六氣。止有少陽相火。而未嘗言命門相火。少陽雖有手足之別。而實以足少陽胆經爲主。胆與心雖一在膈上。一在膈下。而上下一系相連。其氣化卽可相助爲理。此內經以心中之火爲君火。以胆中所寄生之火爲相火之理。論後天也。夫火之功用。最要在熟腐水穀。消化飮食。方書但謂命門之相火能化食。而不知臍下氣海。居於大小腸環繞之中。其熱力實與大小腸息息相通。故丹田之元陽。尤能化食。然此元陽之火。與命門之火。所化者腸中之食也。至胃中之食。則又賴上焦之心火。中焦之胆火化之。蓋心爲太陽之火。如日麗中天。照臨下土。而胃中之水穀。遂可藉其熱力以熟腐。至於胆居中焦。上則近胃。下則近腸。其汁甚苦。純爲火味。其氣入胃。旣能助其宣通下行。胃氣以息息下行爲順。木能疏土。故善宣通之。其汁入腸。更能助其化生精液。（卽西人之所謂乳糜）是以愚治胃中熱力不足。其飮食消化不良。多生寒痰者。

則用藥補助其上焦之陽。方用金匱苓桂朮甘湯加乾薑厚朴。甚者加黃芪。臺灣嚴坤榮代友函問。二十六年寒痰結胸。喘嗽甚劇。爲寄此方治愈。曾登杭州三三醫報第一期致謝。蓋桂枝乾薑並用。善生少陰君火。而桂枝黃芪並用。又善補益胆中寄生之相火也。其腸中熱力不足。傳送失職。致生泄瀉者。則用藥補助其下焦之陽。方用金匱腎氣丸加補骨脂小茴香。蓋方中桂附之熱力。原直趨下焦。而小茴香善溫奇經脈絡。奇經原與氣海相繞護也。補骨脂之熱力。原能補助下焦眞陽。而又能補益骨中之脂。俾骨髓充足。督脉强盛。命門之火自旺也。

釋左肝右肺

江雋侯

內經刺禁篇云。肝生於左。肺藏於右。後世相沿。遂有左肝右肺之說。大都不求甚解。隨聲附和而已。自歐化東漸。習西醫者。注重解剖。略氣化而譚體象。此說遂大受詬病。謂中醫沿襲數千年舊說。乃并臟腑之部位而未明。不亦大可恥哉。不知凡物有其體。（卽體象與形質之謂）必有其用。（卽作用與氣化之謂）譬之發電機。機其體。發電其用也。譬之飛行艇。艇其體。飛行其用也。人體亦然。目之於視焉。目其體。視卽其用也。耳之於聽焉。耳其體。聽卽其用也。知此然後可與語左肝右肺之義矣。夫肝與肺爲兩臟之體。而左與右乃兩藏之用。固不難分言以明之也。請先言其體。按肝之組織。左三葉。右四葉。凡七葉。（見難經與千金方及王叔和脈訣肝藏歌註均同）其重量爲二斤四兩。（按古量與今制不同）（見同前）其部位居心下。（見章潢圖書編）與膈膜相連。（見李梴醫學入門）在背則肝俞在九顀下。（銅人）其色赤褐。

其形前緣略銳。後緣純圓。右端厚大。左端薄小。此肝體之大略也。肺之組織。爲六葉兩耳。凡八葉。下無竅。葉中有二十四空。行列其道。量爲三斤三兩（見難經千金方及章潢圖書編）其部位懸於五臟之上。四垂如蓋。在乳管上三肋間。在背則肺俞在第三顀下（見醫學入門及銅人）其色如縞映紅。其形如懸磬（見王圻三才圖會）此肺體之大略也。

惟金鑑刺灸心法篇。獨引難經云。肝之爲藏。其治在左。其藏在右脅右腎之前。並胃著脊之第九椎。二十五字。爲今本所無。所引必爲古本難經。深可寶貴。蓋云其治在左者。所以明氣化（卽僕之所謂用）其藏在右脅右腎之前者。所以明體象也（僕之所謂體）亦既昭然若發朦矣。請更言其用。經曰。肝爲牡藏。其時春。肺爲牝藏。其時秋（順氣一日分爲四時篇）又曰。東方青氣。入通於肝。西方白氣。入通於肺（金匱眞言）又曰。肝爲陽中之少陽。通於春氣。肺爲陽中之太陰。通於秋氣（六節象藏論）凡此皆肝主東方應春氣。肺主西方應秋氣之明證也。夫萬物莫不生於春而成於秋。生於東而成於西。故書曰。平秩東作。以殷仲春。平秩西成。以殷仲秋。卽此義也。惟肝主東方。故曰左。肺主西方。故曰右（推之山東之稱山左。山西之稱山右。江東之稱江左。江西之稱江右。以及左輔右弼。左昭右穆。男左女右。文東武西之類。莫不以東爲左而西爲右）卽本文王註亦曰。肝象木。王於春。春陽發生。故生於左。肺象金。王於秋。秋陰收殺。故藏於右。亦主氣化立論。其義甚明。況本文肝生於左。肺藏於右句下。尙有心部於表。腎治於裏之文。安得以心在外。而腎在內解之耶。蓋中醫重氣化。西醫重形質。乃其根本不同點（當別著一論）若臟腑之部。古人論之詳矣。何待今人之斷斷致辨耶。

腎主瀌尿說

沈仲圭

今之西醫。輒云中土不明生理。以心主運血而誤爲思所從出。腎司泌溺而指爲藏精之府。二語爲口實。此種不加攷據。信口雌黃之談。非徵無損乎中醫。抑且貽笑於大方耳。心主運血之義。僕曾草文辨之矣。茲將腎司泌溺之古訓彙詮如左。亦以中西生理本無大異。而發明之遲早。則不可以道里計矣。

靈樞本輸篇曰。腎合膀胱。膀胱者。津液之府也。

津液卽濁液也。膀胱爲津液之府。猶言膀胱乃貯尿之器也。腎合膀胱。必有輸尿管爲之運輸。不然。腎藏瀌出之水。何由而入膀胱耶。此經文簡賅處。學者當自悟也。

素問靈蘭祕典論曰。膀胱者。州都之官。津液藏焉。氣化則能出矣。

州都。人物薈萃之所也。用以形容膀胱貯水之象。下接津液藏焉四字。乃確定其功用矣。然尿之貯蓄雖在膀胱。而排洩之權則操諸腦。故曰氣化則能出矣。氣化二字。殆指腦神經而言也。

素問水熱穴論曰。腎者胃之關也。關門不利。故聚水而從其類也。上下溢於皮膚。故爲胕腫。胕腫者。聚水而生病也。

水飲入胃。卽爲胃中無數毛細管吸收於血。循行全身。待至腎時。由腎中馬爾匹爾囊及細尿管瀌於腎盂。經輸尿管而達膀胱。倘腎臟發炎。失其瀌水之作用。則水分內蓄。浸成腫脹。細玩經文。非特腎主瀌尿之義。燭然大白。卽水腫之病理。亦洞然抉出矣。

綜觀上列各條。可知腎之功用。確爲濾水。與西說相同。顧內經又言「腎者主蟄。封藏之本。精之處也」及「腎藏精。精舍志」此所謂腎乃指精囊而言。與以上所舉各則係指眞腎者迥異。讀靈素者宜分別觀之

腦主知覺之攷證

沈仲圭

腦主知覺。心主運血。此解剖實驗之談。無可議也。然內經一書。對於生理衞生病理診斷諸端。言之綦詳。詎於心腦之功用。反不明瞭耶。蓋亦心粗氣浮者讀書未得其間耳。心主運血之義。余旣艸經脈卽血管一文（見山西醫學雜誌第廿九册）質諸博雅矣。茲將先聖後賢腦主知覺之學說。條列於次。內經曰頭爲精明之府。　按精明。卽神明也。頭爲精明之府。猶言腦爲神明之府。蓋頭蓋腔內。除腦外無他物也。

靈樞海論篇曰。腦爲髓海。髓海有餘。則輕動多力。自過其度。髓海不足。則腦轉耳鳴。脛痠眩冒。目無所見。懈怠安臥。　按腦分大腦小腦延髓三部。大腦司運動言語視聽智能。小腦司調節運動。延髓司呼吸運血。故腦强則輕動多力。腦弱則諸恙蜂起。（海論所敘各症。皆神經衰弱之象）細玩經文。軒歧非唯明腦主知覺。卽腦司運動。何嘗不了然於胸耶。

李時珍曰。腦爲元神之府。　按此與內經頭爲精明之府。意義從同。

金正希曰。人之記性。皆在腦中。

汪昂曰。今人每記憶往事。必閉目上瞪而思索之。

王清任曰。小兒無記性者。腦髓未滿。高年無記性者。腦髓兩空。　按以上三條皆云記性在腦。洵屬實驗之談。王氏推究記性之强弱。由於腦髓之盈虛。其說尤精。

王氏又曰。兩耳通腦。所聽之聲歸於腦。兩目系如線。長於腦。所見之物歸於腦。鼻通於腦。所聞香臭歸於腦。　按由腦出發之神經。凡十二對。第一對入於鼻者。爲嗅神經。第二對入於目者。爲視神經。第三四五對亦入於目。而司目之運動者。爲動眼神經。滑車神經。外旋經神。第八對入於耳者。爲聽神經。王氏此言殊與西說一般無二。

靈樞經脈篇曰。人始生。先成精。精成而腦髓生。　按男性之精蟲。與女性之卵。種結成胎後。最先生成者。爲腦及脊髓。中西印證。不差縷黍

綜觀各說。對於腦主知覺之義。推闡盡致。則腦之功用。先醫早已瞭然。奈何務新者。恆嗤中醫不知神經。守舊者。强謂靈性在心哉。顧難者曰。知覺既在於腦。人受驚恐。何以躍然心跳歟。答曰。猝遇驚恐。血行頓滯。心恐其滯。而努力噴出。此其所以感覺心跳也。

心血必關知覺之原理

俞鑑泉

周代穆王時。巧人有偃師者。爲木人能歌舞。此卽所謂傀儡也。近有爲木偶戲者。以綫提木偶。使偶舞動。猶偃師氏之遺風歟。抑偃師之製。尙有精於此耶。夫人爲萬物之至靈者。自以爲勝於傀儡矣。自西醫剖解之學興。窺見腦筋種種之功用。始知人亦完全一傀儡。藉神經而始有知覺。亦猶綫之提擶木偶也。於

是神經之功。大著於世。以心神爲莫須有。然予以視之。必以心爲主。以神經爲賓。惟腦中之神經。爲佐輔心藏最重要之物而已。夫天賦靈性。寄於有形之中。卽所謂心陰。故人之孕育。必先生心。始世以先生稱人。其義本此。俗謂胎孕先生鼻始。故曰鼻祖。此讏言也。惟眞知道之士。方能了解鼻祖二字之精義。茲始以心之所以有靈之理。取西說以證之。合信氏全體新論中有陽精論曰。（精者血脈所生液之精奇者也。以顯微鏡照驗。見精內之活物甚多。狀如蝌蚪。而長尾游行甚疾。一日尙生。男子未成丁之前。血不生精。丁年以後。赤血運行至外腎。卽由微絲管攝入衆精管。由精管漸運而出。至卵蔕。匯入總管。循行至膀胱之底。藏聚於精囊之內）又陰精論中曰。（女子子核之精。入月之年。精珠始生。暮年信止。精球化爲烏有）。觀合信氏之說。知男之精子。女之精珠。均爲血所製造。且必須在發越之期。精始能生。而精子精珠完全爲人生之根本。如血中不含有靈氣。何以人生有如此聰穎乎。故惟心體中具有天然之靈性。乃能運用腦筋。如傷其腦中之神經。心無所依附。而知覺以失。人見其傷腦筋而失知覺。遂歸知覺之功於腦。是果知心之所以爲心者耶。經言心主血。又曰血神氣也。酒之爲物。能亂血。故修養家戒之。以能亂性也。若高才善飲者。酒能補助心房之思想力。酒後作文。使心花怒放。筆陣橫生。李謫仙之斗酒百篇。倚馬萬言。皆酒之功也。鄙人默自體認。知心藏之關係。較重神經數倍。凡多作文多思索。影響每出於心房。惟心之衰旺。與血之多少。以飲食起居境遇爲消長。與神經之有一定之形者不同。至外感內傷各症。如熱入營分。心力過勞等。皆足礙血管之運行。是心藏種種之病。亦理所必有者也。全體新論有曰。（腦之所以能靈者。何蓋人性之靈存乎腦也。人靈如君。腦漿如殿。頭顱爲鞏固之城。五官爲出入之戶。視聽言動。如巡狩之師。嗜欲讒姦。爲侵伐之寇云云。）是合信氏對於腦之外。尚有一性靈也。維皇降衷。其性實寄於血肉之心。人爲萬物之靈。賴此性靈耳。紅血輪由心藏發出。均含靈氣。故製精子者惟血。長胎孕者惟血。安得視心藏爲無靈耶。又合信氏全書中有曰。（西有借血之法。以壯人之血。注入病者迴血管內。移時復蘇。以是活者數矣。先是用禽獸之血試之。其人雖生復死。始知血非同類。不合身體用也）嗚呼。彼解剖家。實見腦神經之功用。尚有此等之論說。醉心歐學者。竟以數千年之心神之說。一例抹殺。七尺之軀。全爲神經所主持。神經果何有此絕大之能力耶。鄙人讀中醫書之未遑。本無暇涉獵西國醫書。頻年以來。一般閱西醫書者。往往取形跡之談。攻擊靈素。爰不惜垂暮之精神。於診餘之暇。瀏覽其學說。恍知彼西醫者。亦以知覺非一腦神經之專功。與唐容川心能用腦之言。堪互相印證。即對於血之作用。覺血中之靈。大有不可思議。惟腦筋傷其一部分。有一部分之證驗。而心之與血。必心房受戕。或大失其血。方有證驗。故西說又有腦死肺死心死種種不同之說。讀西醫書者。與吾國之書。必對觀合觀。平心細想。更加以多年之經驗。自恍然吾國之重心神。其智斷不在顯微鏡之下也。

靈魂與腦筋說

俞鑑泉

自腦神經發明以來。皆謂數千年所尊重之心神。有盛名而無實功。知素餐尸位。已不足掛人齒牙矣。惟鄙人以謂神經如絲如縷。同爲肉體中之一物。何其神通廣大。具不可思慮之萬能。於是懷疑莫釋。屢有辨論。然辨者自辨。聞者必且厭聞。而鄙人終覺難以自已。再謀之方寸。考之載藉。竟得腦神經之結果焉。

不有所謂靈魂者乎吾姑不言吾國種種靈魂上之記載知靈魂之說不惟吾國所共認蓋亦全球所共認焉合信氏內科新說有曰（凡縊死溺死者全體之血皆變紫黑腦中毒血不出而死其人神識昏迷蓋腦爲靈魂所宅腦病則靈魂先累也）又靈魂妙用論者全體新論所載者也中有言曰（凡人之靈魂居於頭腦之中靈妙無質借週身腦氣筋以運其用不論老少彼此皆同）又全體新論有腦爲全體之主論中有曰（或問腦爲人之靈魂否答曰腦非人之靈魂乃靈魂所用之機以顯其思慮行爲者耳）予讀其書覺其言頗中肯綮與鄙人所疑者竟不謀而合蓋合信氏對於神經曾作肉體觀不作靈性觀亦以神經之外尚有一主人翁以靈魂爲一身知覺之主宰也然靈魂者實神之統稱也爲心腎二者中之眞陰眞陽卽兩精相搏爲之神視之不見聽之不聞寄於肉體之中神經者爲心腎之質所構造以爲神所出入之機關如電之有線物之有機故腦傷如電線中斷機器不全神失其依附之處致朦昧不明矣惟當今之世競尚科學對於陰陽之說理想之談皆不足入醉心西學者之耳鼓吾姑以西國盧扁所發明腦與靈魂之言作一研究無論靈魂之爲心神與非爲心神信其言知神經之外有一靈魂聊爲心神解嘲而心神或爲世人所諒解知覺非全在肉體之腦筋亦增一問題矣

（餘義）知覺全在於腦之說鄙人絕對不承認者也試觀合信氏所著全體新論有外腎經一篇其言精囊之精果從何來精囊中之精子爲何物所造成精子之作用何以有如是之大諸公讀其書試作三日之細想知血之爲血無論其無形之血中之神卽論其血之質已有如是之能力經曰血神氣也惟血有神氣則血所造之精子方能有用心之能力不從可知乎總之心腎共濟合用則奇如持折機械之手段

欲探造化之微其可得乎知覺果全在於腦乎

腦髓說

時逸人

西人極贊腦之功用謂其主宰一身而司知覺運動以腦爲諸臟之首焉若問其腦因何而生因何而司知覺運動因何而受病如何而治之則彼將啞然莫對矣余今以內經之意而揮發之內經以腦爲髓海髓藏骨內骨本腎生是以腦屬於腎決無惑矣故腎系循脊上入於腦而胞中之精血每日當腎氣主時之際上輸於腦督脈爲之運行腦因之而日得養益不致竭乏其運行於諸骨節間者則爲骨髓西醫云髓與腦非爲一類蓋彼見髓中雜有血絲油膜耳不知由腦而入諸骨內皆穿膜附筋以行所以有血絲油膜相連者卽此故耳豈能謂腦髓不同耶故內經以腦爲髓海也至於謂其專司知覺運動則誤會矣夫髓入骨內而後身能立腳能步手能持是得髓而後方能運動乃四肢身體能用腦髓非腦髓自用能運動以用四肢身體也此理猶如人能用錢而錢不能用人者也又內經謂腎藏志志者誌也記也藏於何處乃藏在腦中凡事之理物之形經目入腦經心亦入腦腦中之髓卽將事物印記不脫久後要思其事則心神一注而腦中之事物立現（凡人思事之時必閉目上瞪此卽心神注腦之驗可證）是心神用腦而司知覺非腦髓自能知覺而用心也由此觀之則西醫之說誠誤矣且西醫論腦最精而治腦無法不知腦生於腎欲補腦者卽從腎治肝脈入腦凡癲癇風眩皆從肝治胆脉絡腦凡腦熱者則從胆治又鼻竅連腦可從肺治腦筋入心可從心治腦絡聚於胃可從胃治此卽治腦之大法彼西人曾夢見此

理否。甚哉。內經當醫宗必讀也。　按腦中記事之妙用。與西法留聲留影之戲相倣。何以言之。曰腦中陰汁。將事物記住。歷時雖久。而心一思之。則腦中事物之形立現。蓋心火陽光。如照相之鏡。腦髓陰汁。如留影之藥也。光照於陽。而形附於陰。與心神一照。而事記腦中同義。西法留影妙矣。而不知人身自有留影留聲記事之妙質。豈非舍近求遠矣。

呼吸論

時逸人

甚哉。日行之道。而人不自知。其爲惑也。亦已甚矣。呼吸之用。刻不能離。而所以然之妙用。雖醫士不知也。吾今特詳言之。曰吸入陽也。引天之陽氣。下交於水。呼出陰也。氣可復返爲水也。攷西醫吸管之圖。上通於鼻。其下爲喉。過喉入肺。下有白膜一條。絡肺而連喉管。察白膜之路。歷心系。過肝膈。循脊骨。而下入腎系。又從腎系下。穿油網。而至於臍下。按西醫此說。吸入之路甚詳。未言出氣之路。其意以爲仍由原路而出。不知非也。蓋氣之出路。乃循衝脈。上達於膈。而出於肺。西醫云。胸膈乃助肺扇動呼吸之物。不知膈爲出氣之路。非入氣之路。不得混言扇動呼吸也。夫吸脊入。督脈主之。呼從膈出。衝脈主之。吸爲陽。吸天之陽氣。歷心系。引心火下行。過腎而入於胞宮。以蒸動膀胱之水質。其法與以火煎水取氣無異。既化之氣。循衝脈上行。過膈入肺。而出於口鼻。出外之氣。中含水津。故著於漆石。則成露珠。在口舌臟腑之中。則爲津液。上注胸中。是爲宗氣。外循皮毛。則爲衛氣。氣中含水。故氣泄於皮膚。而汗出也。知此。則知氣出於水中矣。老人溺多。化氣少也。壯者溺少。化氣多也。陰陽應象大論曰。少火生氣。非汎言也。故靈蘭祕典論曰。

膀胱者。州都之官。津液藏焉。氣化則能出矣。非卽斯論之意乎。噫。呼吸之道。可不研究者哉。

腦說

季少三

聞嘗閱西醫書觀解剖圖。見其繪腦之形象。論腦之功用。謂腦有大腦小腦之分。腦根遞連脊髓。直貫至兩腎中間白筋固結處而止。上下共有腦氣筋四十對。分布周身。以司知覺運動。言之鑿鑿。似補中醫之不逮。發前人所未發。然予細攷之。彼皆舍本逐末之論。而非窮源竟委之言也。設問其腦汁係何質所生。則彼不知矣。詢其腦部由何處發源。則彼亦茫然矣。我黃帝內經不言乎。人始生先成精。精成而腦髓生。又曰腦爲髓之海。髓不足則腦不能滿。又謂腎爲藏精之處。而生骨髓。可知內腎爲腦之源。脊髓實腦之本也。竊更以理喩之。如樹木然。兩腎象樹之根。脊髓似樹之株。大腦小腦聚精於上。如樹之開花結實也。腦氣筋分布周身。若樹之枝葉根鬚。敷布上下也。謂腦由內腎所生則可。謂脊髓係腦之餘則不可。且經謂腎藏志。爲作强之官。伎巧出焉。又云液脫者。骨屬屈伸不利。色夭。腦髓消。脛痠。耳數鳴。是人身之知覺運動。全恃乎腎臟之精液充足耳。而非腦氣筋所得自主也明矣。或者謂西醫非特論腦甚詳。卽於腦部所發生之症。如(腦充血。腦貧血。腦出血。腦膜炎等)及補腦平腦之藥。如（士的年。精安母泥亞。溴鋏溴。錪溴等）亦皆研究有素。待用無遺。非若中醫棄腦而不講也。曰。惡是何言歟。中醫亦何嘗不論及腦哉。第散見各書。淺學之士。或未之知也。如犯大寒。內至骨髓。腦逆而爲眞頭痛。胆移熱於腦。則辛頞鼻淵。上氣不足。則腦爲之不滿。頭爲之苦傾。耳爲之苦鳴。目爲之眩焉。腦之爲病。內經亦曾發明矣。至於治腦之法有直接治者。有間接治者。如金匱謂病在頭中寒濕故鼻塞。納藥鼻中則愈。後人宗其旨而製搐鼻散等方。豈非直接治腦者耶。寓意草中以酒浸大黃。爲鳥巢高巔射而取之之法。種福堂良方以酒送絲瓜藤末而治控腦砂。亦莫非直接治腦之藥耶。他如間接治法。羌活藁本等。解太陽風寒。太陽之脉絡於腦間。治太陽卽所以治腦也。羚羊决明等平厥陰風木。厥陰之脈上循巔頂。平厥陰卽所以平腦也。推而至於熟地玄參等之治頭目虛眩。收攝腎陰。亦所以補腦也。附片桂心之治寒厥頭痛。溫通腎陽。亦所以助腦也。此皆從根本圖治。較之西醫惟知對症療法。其精粗優劣爲何如耶。質諸 高明。自當辨別。

補白

康健法律

丁福保

第一條　每日宜酣睡八點鐘。晚十點鐘宜睡。早六點鐘宜起。睡時宜側向右。惟小孩宜睡十二點鐘。牀不宜接近牆壁。房中不許住猫狗之類。以防傳染病毒。

第二條　宜在日光下潔淨之空氣中。挺身直立。緊閉其口。將肺內之濁氣從鼻孔盡力呼出。呼至不能再呼。於是將外面之新空氣從鼻孔用力吸入。吸至不能再吸。第一次行完後。休息片刻。再行第二次。每日朝暮可作兩囘。每囘可作十餘次。預防肺病之法。莫妙於此。室中門窗亦宜常開。

第三條　凡過度之嗜慾。能使腦力衰弱。消化不良。筋肉無方。臟腑薄弱。有病而難於復原。無病者速其

第四條　每日宜走路二三里。又宜時常習勤操勞。否則身體軟弱。意志昏惰。惟每日作事宜有一定時刻。每作事一點鐘。宜休息十五分鐘。每逢食時。又宜運動

衰老。故永宜節慾。

第五條　宜節食忌飽。餐宜細嚼忌速嚥。宜滋養之品忌難消之物。

第六條　皮膚宜時常洗浴。衣服宜時時替換。大便必每日一次。若便閉則糞毒入血。

第七條　房屋宜乾燥。宜通風。宜多得日光。夜間亦宜將窗扉開放。

第八條　烟酒有毒。不嗜最佳。雅片烟及紙煙尤宜禁絕。

第九條　心常知足。勿存奢望。觀世間萬事。如蚊蚋閒散。未嘗一事橫於胸中。凡人之常情。苦則悲。樂則笑。悲哀最足傷人。人人所共知。而歡笑最能益人。人人所未知。今有格知士考得人之歡笑能補腦髓。活筋絡。舒營衞。消食滯。遠勝於服食藥物。人之欲免疾病者。無論勞心勞力。應有片刻閒暇。逢場作戲。以資笑樂可也。若終歲抱憂。毫無樂趣。吾知其壽命尚不能永。安能保其無病痛乎。

第十條　當以愛字爲最有益。常人心不平安。即因愛字欠缺。如見人或事。不覺其愛。而反厭之。以爲人皆惡我。必防其害。萬物與我爲敵。怨風罵雨。此等人不但自棄其樂。即人見之亦覺少興。因其不相愛也。病者宜勉爲慈善博愛之人。無論遇何人何事。皆發愛念。而此念一發。則四周之人俱以愛心應之。雖有疑我害我之人。至此亦賴易其初心。彼此和洽。無猜忌之念。俯仰無愧。身心泰然。可得長壽之效果。

學說

論火不歸原治法

張錫純

方書謂下焦之火生於命門。名爲陰分之火。又謂之龍雷之火。實膚淺之論也。下焦之火爲先天之元陽。生於氣海之元氣。蓋就其能撐持全身論。則爲元氣。就其能溫暖全身論。則爲元陽。此氣海之元陽爲人生命之本源。無論陰分陽分之火皆於此肇基。氣海之形如倒懸鷄冠花。純係脂膜繞護摶結而成。其脂膜旁出一條與脊骨自下數七節相連處。夾其七節兩旁各有一穴。（內經謂七節之旁中有小心實驗之兩旁各有一穴）氣海之元陽由此透脊中。因元陽爲生命之本。故於元陽透脊之處謂之命門。由斯觀之。命門之實用不過爲氣海司管籥之職。下焦之火仍當屬於氣海之元陽。即下焦之火上竄不歸原。亦氣海元陽之浮越也。然其病渾名火不歸原。其病因原有數端。治法各有所宜。爰詳細臚列於左。以質諸醫界同人。

有氣海元氣虛損不能固攝下焦氣化。致元陽因之浮越者。其脉尺弱寸强。浮大無根。其爲證或頭目眩暈。或面紅耳熱。或心熱怔忡。或氣粗息賁。宜治以淨萸肉生懷山藥各一兩。人參元參赭石生龍骨生牡蠣各五錢。熱甚者酌加天冬生地各數錢。補而斂之。鎮而安之。陽自歸其宅也。方中用赭石者。因人參雖饒有溫補之性。而力多上行。與赭石并用。則力專下注。且赭石重墜之性。又善佐龍骨牡蠣以潛陽也。

有下焦眞陰虛損。元陽無所繫戀而浮越者。其脈象多弦細而數。重按無力。其證時作灼熱。或口苦舌乾。

或喘嗽連連。宜用懷山藥。熟地黃各一兩。玄參生龍骨生龜板甘枸杞各五錢。生杭芍三錢。生鷄內金甘草各錢半。此所謂壯水之源。以制陽光也。

若其下焦陰分既虛。而陽分亦微有不足者。其人上焦常熱。下焦間有覺涼之時。宜治以金匱崔氏八味丸。以生地易熟地。(原方乾地黃即是藥房中生地)更宜將苓澤減去三分之二。作湯丸。(丸劑一料分作湯藥八劑)服之

有氣海元陽大虛。其下焦又積有沉寒錮冷。逼迫元陽。如火之將滅。而其燄轉上竄者。其脉絃遲細弱。或兩寸浮分似有力。其爲症心中煩燥不安。上焦時作灼熱。或頭疼目眩。耳鳴。而其下焦轉覺涼甚。或常作泄瀉。宜治以烏附子。生山藥。人參各五錢。淨萸肉。胡桃肉各四錢。生杭芍。懷牛膝各三錢。茯苓片甘草各錢半。若瀉者去牛膝。加炒白朮三錢。此方書所謂引火歸原之法也。方中用芍藥者。非以解上焦之熱。以其與參附同用。大能收斂元陽。下歸其宅也。然引火歸元之法。非可概用於火不歸原之證。必遇此等症與脈。然後可用引火歸原之法。又必須將藥晾至微溫。然後服之。(熱藥令宜涼服)方與上焦之燥熱無礙也。

有因衝氣上衝。胃氣上逆。致氣海元陽隨之浮越者。其脈多弦長有力。右部尤甚。李士材脈訣歌括所謂直上直下也。其爲病覺胸中煩熱滿悶。時作呃逆。多吐痰涎。其劇者或覺痰火與上衝之氣相併。杜塞咽喉。宜治以生芡實。生山藥。生龍骨。生牡蠣。赭石各六錢。淸半夏。生杭芍。元參各三錢。川厚朴。茯苓片各二錢。此乃降胃斂衝。使衝安胃順。而元陽自歸其根也。

有因用心過度。心中生熱。牽動少陽相火。（卽肝胆中所寄之相火）上越。且外越者。其脉寸關皆有力。多兼滑象。或脈搏略數。其爲病心中煩躁不安。多生疑惑。或多忿怒。或覺熱起脇下。散於周身。其周身肌肉卽現紅色。宜用生懷山藥細末煑粥。（每次七八錢）晨間送服芒硝三錢。晚間送服西藥臭剝瓦半。（每瓦合中量二分六厘四毫）蓋芒硝鹹寒。爲心經對宮之藥。善解心經之熱。以開心下熱痰。（此證心下多有熱痰）臭剝性鹹寒。與芒硝同用。又善伏相火也。至送以山藥粥者。因鹹寒之藥。與人脾胃不相宜。且能耗人津液。而山藥粥則善於養脾胃。滋津液。用之送服硝剝。取其相濟以成功。猶金匱之硝石礬石散。而送以大麥粥也。

有因心肺脾胃之陽甚虛。致寒飲停於中焦。且溢於膈上。逼迫心肺脾胃之陽上越。且外越者。其脈多弦遲細弱。六部皆然。又間有浮大而軟。按之指下豁然。無根柢者。其現症或目眩耳聾。或周身發熱。或覺短氣。或作欬喘。或心中發熱。思食鮮果。而食後轉覺心中脹滿。病加劇者。宜治以乾薑五錢。於朮四錢。桂枝尖茯苓片炙甘草生杭芍各二錢。廣陳皮川厚朴各錢半。服數劑後。諸熱皆退。或心中轉覺涼者。當去芍藥。再服至心中覺發熱停止。　按此方卽拙擬理飲湯。載於衷中參西錄第三卷。方後附載治癒之案若干。可參觀。又按此證如此治法。卽方書所謂溫燥健補脾胃之藥。可以制伏相火。不知其所伏者。非相火。實係溫燥之藥。掃除寒飲。而心肺脾胃之陽。自安其宅也。

右所列諸證。有氣海元陽不歸原者。有少陽相火不歸原者。有心肺脾胃之陽不歸原者。約皆爲內傷之證。至外感中。亦有火不歸原者。則傷寒溫病中之戴陽症是也。（溫病中本無戴陽證因誤治則間有此

病候）

戴陽症之現狀。面赤氣粗。煩躁不安。或兼泄瀉。其脈象多沈細。間或浮大。亦必尺弱寸强。重按無根。此乃下焦虛寒。孤陽上越之危候。頗類傷寒中陰極似陽證。然陰極似陽。乃內外異致。戴陽症乃上下異致。喻嘉言於此證治法。獨推陶節庵。謂其用人參附子等藥。收拾元陽。歸於下元。而加葱白透表。以散外邪。如法用之。無不愈者。然其法實本仲景。特仲景未明言治戴陽證耳。喻氏何不祖述仲景。而但知推重節菴也。

所謂傷寒論中。有治戴陽症之方者。通脈四逆湯是也。其方載少陰篇。主少陰病下利清穀。裏寒外熱。手足厥熱。脈微欲絕。身反不惡寒。其人面赤色。或腹痛。或乾嘔。或咽痛。或利止脈不出者。方用炙甘草二兩。生附子。（經藥製過而未炮熟者。卽爲生附子。非野間剖取之生附子也）大者一枚。去皮破八片。乾薑三兩。强人可四兩。右三味。以水三升。煑取一升二合。分兩次溫服。面赤者加葱九莖。腹中痛者。去葱加芍藥二兩。嘔者加半夏二兩。咽痛者。去芍藥加桔梗。（須用苦桔梗。取其能淸肺利咽。今藥房中多甜桔梗。似與此證不宜）一兩。利止脈不出者。去桔梗加人參二兩。

按面赤卽戴陽證。（惟此方所主之證。若兼面赤。卽係戴陽症。至有實熱而面赤者非是）於通脈四逆湯中加葱九莖。卽治太陽症之專方也。蓋上竄之元陽。原以下焦爲宅窟。故用乾薑附子之大辛大溫。直達下焦。據其故壘。張赤幟而招之。然恐元陽當渙散之際。不堪薑附之健悍。故又重用甘草之溫和甘緩也。以安養元氣。燮理陰陽。且俾薑附得甘草之甘。而熱力愈長。得甘草之緩。而猛力悉化。洵乎節制之師。掃蕩羣寇。卽以招集流亡。則元陽自樂返其宅也。特是元陽欲還。道途不無間隔。故又用葱白之溫道。且取老陽之數。多至九莖。以導引介紹之。則上至九天。下至九淵。一氣貫通。毫無隔礙。而元陽之歸還自速也。至利止而脈不出者。其下焦之元氣必虛。故又加人參三兩。以助元氣。後日陶氏之方。不過於此湯中遵原定加法。而並加葱白人參。何出仲景之範圍哉。

特是戴陽之症不一。使果若少陰脈之沉細。或其脈非沉細。而按之指下豁然。似無根柢。且其至數遲而不數也。卽可用仲景之方。若其脈沉細而數。或浮大而數者。薑附斷不宜用。愚從前治有驗案。曾載於拙著衷中參西錄。今錄其原案於左。以補傷寒所未備。卽以質諸醫界同人。

表兄王瑞亭。年四十餘。素有鴉片嗜好。身形稍虛。於仲冬得傷寒症。兩三日間。煩躁無汗。原是大青龍湯證。因誤服桂枝湯。煩躁益甚。迎余診視。其脈關前洪滑。而兩尺無力。爲開仙露湯。（方載衷中參西錄第六卷。）因其尺弱。囑其徐徐飲下。一次止飲一口。防其寒涼侵下焦也。病家忽愚所囑。竟頓飲之。遂致滑瀉數次。多帶冷沫。上焦益覺煩躁。鼻如烟薰。面如火炙。其關前脈大於從前一倍。又數至七至。知其已成戴陽之症。急用野臺參一兩。煎湯八分茶鍾。兌童便（須用五歲以上童子便。）半茶鍾。將藥碗置涼水盆中。候冷頓飲之。又急用玄參生地知母各一兩。煎湯一大碗。候用。自服參湯後。屢診其脈。過半點鐘。脈象漸漸收斂。脈搏似又加數。遂急將候用之藥。燉極熱。徐徐飲下。一次止飲藥一口。閱兩點鐘。盡劑。周身微汗而愈。

按此證上焦原有燥熱。因將藥頓服。藥力透過病所。直達下焦。其上焦燥熱仍留。迨至下焦滑瀉。元陽上浮。益助上焦燥熱。故現種種熱象。脈數七至。此時不但薑附分毫不敢用。卽單用人參。上焦之燥熱。亦必格拒不受。而不用人參。又不能收回其元陽。故以童便之鹹寒性下趨者佐之。又復將藥候至極涼頓服下。如有兵家掩旗息鼓。裹甲銜枚。暗度敵境。一般迨遲之有頃。脈象漸漸收斂。是下焦得參溫補之力。而元陽收回。其脈雖收斂。而至數加增。是上焦受參反激之力。而燥愈甚。故又急用大潤之品。乘熱徐徐飲以清上焦之燥熱。而不使其寒涼之性。復侵下焦。此於萬難用藥之際。仍欲用藥息息脗合。實亦費盡躊躇矣。右所列火不歸原之法。共有八則。不過略舉其梗概。至於病情之變化。原難盡爲擬議。惟賴臨證者能精心鑑別。隨病情之變化。而能因時制宜耳。

或問連於命門處之脂膜一條。唐容川謂是腎系。今先生謂是氣海元陽入脊之道路。豈唐氏之說非歟。答曰唐氏之說原不謬。然唐氏知其一不知其二也。人之始生也。先由氣海生督任二脈。任脈由前入胸。督脈由後入脊。督脈在腹中爲脂膜。在脊中爲脊髓袋。（其形如細袋。緣脊上入於腦中。有黏液卽髓。西人名爲髓柱。大抵動物之有脊骨者。皆有此物。）其由腹入脊之處。卽在命門。蓋氣海爲通其元陽於脊中。斯生督脈。而督脈之脂膜。又與膍腎之脂膜相連。由是知督脈也。腎系也。氣海元陽入脊之道路也。原是一物。而督脈與腎皆所以爲氣海宣布其氣化也。

論肺病治法

張錫純

肺病西人名爲都比迦力。謂肺體生有堅粒如沙。久則潰爛相連。卽東人所謂肺結核也。亦卽方書所謂肺癰也。肺癰之症。卽至欬吐膿血。(西法謂肺病至三期)在中法仍然可治。而西人諉爲不治者。因西人治病。但知治標。不知治本。本源未清。是以標終不治也。愚臨證四十餘年。遇西人諉爲不治者。亦恆隨手奏效。此無他。亦惟詳審病因。而務爲探本窮源之治法耳。故今者論治肺病。不以西人之三期立論。而以病因立論。爰細列其條目於左。

肺病之因。有內傷外感之殊。然無論內傷外感。大抵皆有發熱之證。而後寖成肺病。誠以肺爲嬌臟。且屬金最畏火刑故也。有如肺主皮毛。外感風邪。有時自皮毛襲入肺臟。阻塞其氣化。暗生內熱。而皮毛爲風邪所束。不能由毛孔排出炭氣。則肺中不但生熱。而且釀毒。肺病卽由此起點。其初起之時。或時時欬嗽。吐痰多有水泡。或週身多有疼處。或舌有白苔。或時覺心中發熱。其脈象恆浮而有力。可先用西藥阿斯必靈瓦許。白糖沖水送下。俾周身得汗。繼用玄參花粉各五錢。金銀花浙貝各三錢。煎湯送服粉甘草細末一錢半。至煎渣時。再送服甘草細末一錢。再每日用阿斯必林一瓦。分三次服。勿令出汗。此三次中。或一次微似有汗者亦佳。如此服數日。熱不退者。可於湯藥中加生石膏七八錢。

若此時不治。病寖加劇。吐痰色白而黏。或帶腥臭。此時亦可先用阿斯必林汗之。然恐其身體虛弱。不可發大汗。宜用生懷山藥細末一兩或七八錢。煮作茶湯。送服阿斯必林半瓦。俾服後微似有汗。卽可仍用前湯藥送服粉甘草細末。旱三七細末各八分。煎渣時送服二藥如前。仍用阿斯必靈三分瓦之一。(合中量八厘八毫)白糖沖送下。或用生懷山藥細末四五錢。煎茶湯送下。日兩次。其嗽不止者。可用山藥煮茶湯送服川貝細末三錢。或欲茶湯適口。亦可調以白蔗湯。或用西藥幾阿蘇一瓦。薄荷冰一瓦。以等量之綠豆粉。(用乾者與二藥等量)爲丸桐子大。每服一丸。日再服。或用西人成藥康素服法詳其發票上。若當此不治。以後病寖加劇。時時欬吐膿血。此肺病已至三期。非尋常藥餌所能療矣。必兼用中藥極貴重之品。若徐靈胎所謂用清涼之藥以清其火。滋肺之藥以養其血。滑降之藥以祛其痰。芳香之藥以通其氣。更以珠黃之藥解其毒。金石之藥塡其空。兼數法而行之。屢試必效。又愚在籍時。有孝廉曾鈞堂先生。精醫術。嘗告愚曰。治肺癰。惟林屋山人犀黃丸最效。余用之屢次。皆隨手奏功。後至奉天。遇肺病欬吐膿血者。俾於服湯藥之外。兼服犀黃丸。果如曾君所言。效驗非常。衷中參西錄第二卷清涼華蓋飲下。有案可參觀。至於所服湯藥。宜仍用前方。加牛蒡子數錢以瀉其膿。鮮小薊根數錢以止其血。

有外感伏邪。伏於膈膜之下。久而入胃。又久而化熱。上薰肺臟。以致成肺病者。其欬嗽吐痰。始則稠黏。繼則腥臭。其舌苔或白而微黃。其心中燥熱。頭目昏眩。其脈象滑實。多右勝於左。宜用生石膏一兩。玄參花粉懷山藥各六錢。知母牛蒡各三錢。煎湯送服甘草三七細末如前。再用阿斯必林爲分五之一。白糖水送服。日兩次。苟其熱不退者。石膏可以加重。曾治奉天大西邊門南徐姓叟肺病。其脈弦長有力。迥異尋常。每劑藥中。用生石膏四兩。連服數劑。脈始柔和。由是觀之。藥以勝病爲主。其分量之輕重。不可預爲限量也。若已欬吐膿血者。亦宜於服湯藥之外。兼服犀黃丸。

至於肺病由於內傷。亦非一致。有因脾胃傷損。飲食減少。土虛不能生金。而致成肺病者。蓋脾胃虛損之人。多因肝木橫恣。侮剋脾土。致胃中飲食不化精液。轉多化痰涎。溢於膈上。黏滯肺葉作欬嗽。欬嗽久則傷肺。此定理也。且飲食少則虛熱易生。肝中所寄之相火。因肝木橫恣。更挾虛熱而刑肺。於是上焦時覺煩熱。吐痰始則黏滯。續且腥臭。脇下時或作疼。其脈弦而有力。或弦而且數。重按不實。方用生懷山藥一兩。龍眼肉玄參各六錢。生杭菊柏子仁沙參各四錢。金眼花甘草各三錢。煎湯送服旱三七細末西藥百布聖各一錢。湯藥煎渣時。亦如此送服。若至欬吐膿血。亦宜服此藥。外兼服犀黃丸。或因服犀黃丸減去三七。亦可至百布聖則不可減去。以其與補脾之藥相助為理也。

有因腎陰虧損。而致成肺病者。蓋腎與肺。為子母之臟。子虛必吸母之氣化。以自救。肺之氣化。即暗耗。且腎為水臟。水虛不能鎮火。火必妄動而刑金。其人日晚潮熱。欬嗽懶食。或乾欬無痰。或吐痰腥臭。或兼喘促。其脈細數無力。方用生懷山藥一兩。甘枸杞龍眼肉各六錢。玄參沙參各四錢。金銀花川貝各三錢。煎湯送服甘草三七細末。如前。若欬吐膿血者。亦宜兼服犀黃丸。至於犀黃丸製法服法。詳王洪緒證治全生集中。衷中參西錄亦載之。若服藥後脈之數者。不能漸緩。亦可兼服阿斯必林。日兩次。每次三分瓦之一。蓋阿斯必林之性。善解肺結核之毒。又善退熱。無論實熱虛熱。用之皆有效。然實熱服之。汗出則熱退。故可服之至一瓦。若虛熱。不宜出汗。但可解飢。服後或無汗。或微似有汗。方能退熱。使脈之數者漸緩。故一瓦必須作三次服。若其人多汗者。無論實熱虛熱。皆分毫不宜服。若其人每日出汗者。無論其病因為內傷外感。所服湯藥中。皆宜加生龍骨生牡蠣淨萸肉各數錢。或研服好硃砂六七分許。亦可止汗。至於西人治肺病。無論其內傷外感。虛熱實熱。皆喜用阿斯必林以發其汗。即其人每日自汗。亦有仍用阿斯必林者。此誠令人不解也。肺病有其人素患吐血衄血。陰血傷損。多生內熱。或醫者用藥失宜。強止其血。俾血瘀經絡。亦久而生熱。以致成肺病者。其人必心中發悶。發熱。或有疼時。廉於飲食。咳嗽短氣。吐痰腥臭。其脉弦硬。或至數兼數。方用生懷山藥一兩。玄參龍眼肉各五錢。當歸丹參乳香沒藥柏子仁生桃仁（桃仁無毒宜帶皮生用杏仁斷不可帶皮生用取藥時宜審辨）各三錢。煎湯送服旱三七細末樗鷄細末（俗名紅娘子）各一錢。煎渣時亦如此送服。若咳吐膿血者。亦宜於服湯藥之外。兼服犀黃丸。肺病之治法。其大略如此。至於通變化裁。息息與病機相赴。尤在臨證者之隨時制宜也。

或問西人謂肺病係桿形之毒菌傳染。故治肺病以消除毒菌爲要務。又謂呼吸之空氣不新鮮亦可成肺病。故患此病者宜先移居新鮮空氣之中。則其病易愈。今皆未言及其說。豈盡無稽乎。答曰西人之說。原有可取。然數十人同居一處。獨有一人病肺。其餘數十皆不病。且日與病肺者居。當傳染矣。乃偶有一二人傳染。其餘數十人皆不傳染。此又作何解也。古人云木必先腐也。而後蟲生之。推之於人。何莫不然。爲其人先有此病因。而後其病乃乘隙而入。愚惟嫌西人之說膚淺。故作深一層論法。更研究深一層治法。且以西人之說。皆印於人人腦中。無煩愚之代爲表白也。且右所用之藥。若西藥之幾阿蘇。薄荷冰。阿斯必林。原可消除毒菌。如中藥之硃砂及犀黃丸。亦皆善消毒菌之藥。愚非於西人之論。概無所取也。特是臨證疏方。醫者之職。而甄別藥材之眞僞。及其配製適宜。醫者亦當留心。如犀黃丸之中。麝香牛黃。皆極珍重之品。若委之坊間配製。或分量不足。或成色差池。服之即難奏效。又如粉甘草細末。非貴重之品也。然此藥最難爲細末。坊間軋之不細。恆用火炮焦軋之。即用之無效。誠以用甘草以治肺病。宜生用不宜熟用。即煑熟服之。效驗且減。況炮焦服之乎。凡我同人。用右載之方者。尙其細心檢點哉。

愚所撰肺病治法甫成。法庫門生萬澤東適至。閱之曰。此論善則善矣。然衷中參西錄中清金益氣湯與清金解毒湯。何以不載。答曰。余在奉數年。知奉人氣體多壯實。上焦多發熱。此水土之關係。服藥恆不宜用黃芪。二方中皆有黃芪。是以不載也。澤東曰。學生於肺病久不愈。經醫多用清熱降氣利痰之藥。致脈象虛弱者。投以清金益氣湯。其吐痰兼腥臭者。投以清金解毒湯。多可隨手奏效。此二方仍不可缺也。愚聞之。自知疏忽。爰錄二方於左。以備治肺病者之採用。

清金益氣湯　治尫羸少氣、勞熱欬嗽、肺痿失音、頻吐痰涎、一切肺金虛損之病。方用生地黃五錢。生黃芪。知母。粉甘草。玄參。沙參。牛蒡子各三錢。川貝母二錢。

清金解毒湯　治肺臟損爛、或肺結核、欬吐膿血、脈象虛弱無力者。方用生明乳香。生明沒藥。粉甘草。生黃芪。玄參。沙參。貝母。知母。牛蒡子各三錢。煎湯送服三七細末二錢。

論消渴治法

張錫純

消渴一證。古有上中下之分。謂皆起點於中。而極於上下。究之無論上消中消下消。約皆渴而多飲多尿。其尿多有甜味。是以聖濟總錄論消渴。謂渴而飲水多。小便數有脂似麩而甜（西人亦名其病爲糖尿證。）至謂其證起於下焦。是誠有理。因膵病而累及於脾也。蓋膵爲脾之副臟。在中醫書名爲散膏。即難經所謂脾有散膏半斤也。（膵尾銜結於脾門。其全體之動脈。又自脾脈分支而成。故與脾臟有密切之關係）有時膵病發酵。多釀甜味。由水道下陷。其人小便遂含有糖質。迨至膵病。累及於脾。致脾氣不能散精達肺。（內經謂脾氣散精上達於肺）則津液短少。不能通調水道。（內經謂脾通調水道）則小便無節是以溺而多飲多溲也嘗閱中報有胡適之者患消渴經西醫治不愈改延中醫方中重用生黃芪治愈爲其能助脾氣上升以散精也金匱有腎氣丸善治消渴其方以乾地黃爲主(卽生地黃)取其能助腎中眞陰上潮以潤肺又能協同方中萸肉以封固腎關也拙著衷中參西錄三期有玉液湯方中重用生懷山藥治消渴頗驗近閱醫報且有單服山藥以治消渴而愈者因其能補脾固腎以止小便頻數而所含之蛋白質又能滋補膵臟也又俗傳治消渴便方但服生猪胰子可愈蓋猪胰子卽猪之膵是人之膵病而可補以物之膵也此亦猶鷄內金諸家本草謂其能治消渴之理也愚因集諸藥合爲一方用之極有效驗爰列具方於左

生箭芪五錢　生懷地黃一兩　生懷山藥一兩　淨萸肉五錢　生猪胰子三錢　將前四味煎湯送服猪胰子一半至煎渣時再送服猪胰子餘一半

按此方擬成之後用之屢次皆效若遇中焦積有實熱者可先服白虎加人參湯數劑將實熱消去強半繼服此湯亦能奏效本擬將此方編入五期衷中參西錄醫論中竟因忙碌遺却今藉此報登出凡有拙著衷中參西錄五期者補錄於書中第七卷可也

吾師壽甫先生學參天人醫貫中西實當今醫界之革命家也是以生平治病方皆自擬卽偶用成方亦必有所加減前四期衷中參西錄中所擬諸方醫界用之以治極危險之證而能立建奇功登於各處醫學誌報相聲明者固屢見也卽僕從前臨證亦恆先用古方迨屢次用藥不效而改用衷中參西錄中之方則效驗非常因此知衷中參西錄所載諸方皆醫界中新出之金科玉律也至五

期衷中參西錄中新製諸方。精益求精。尤爲後來居上。藉曰不然。第觀此五期補遺之方。亦窺見一斑矣。

李慰農謹識

噎膈論治

張錫純

噎膈之證。方書有謂賁門枯乾者。有謂衝氣上衝者。有謂痰瘀者。有謂血瘀者。愚向謂此證係中氣衰弱不能撐懸賁門。以致賁門縮如藕孔。（賁門與大小腸一氣貫通。觀其糞若羊矢。其賁門大小腸皆縮小可知）痰涎遂易於壅滯。衝氣更易於上衝。且衝氣更挾痰涎上衝。所以不能受食。曾擬參赭培氣湯一方。仿仲景旋覆代赭石湯之義。重用赭石至八錢。以開胃鎮衝。卽以下通大便。（此證大便多艱）而卽用人參以駕馭之。俾氣化旺而流通。自能撐懸賁門。使之寬展。又佐以半夏當歸知母天冬諸藥。以降胃利痰。潤燥生津。此方用之屢見效驗。遂見將其方載於衷中參西錄中。並詳載用其方加減治愈之醫案數則。以爲一已之創獲也。迨用其方既久。效者固多。不效者亦恆有之。又有初用其方治愈。及病又反覆。再服其方不效者。再三躊躇。不得其解。亦以爲千古難治之證。原不能必其全愈也。後治一叟。年近七旬。住院月餘。已能飲食。而終覺不能脫然。迨其回家年餘。仍以舊證病故。瀕危時吐出膿血若干。乃恍悟從前之不能脫然者。係賁門有瘀血腫脹也。當時若於方中加破血之藥。當能全愈。蓋愚於瘀血致噎之證。素年未有經驗。遂至忽不留心。今既自咎從前之疏忽。遂於此證細加研究。而於瘀血致噎之理。尤精採前哲及時賢之說。以發明之。庶再遇此證。思拔除其根蒂。不使愈後再反覆也。

吳鞠通曰。噎食之爲病。陰衰於下。陽結於上。有陰衰而累其陽結者。治在陰衰。有陽結而累及陰衰者。治在陽結。其得病之由。多由怒鬱日久。致令肝氣橫逆。或酒客中虛。土衰木旺。木乘脾則下泄。或噯氣下泄久則陰衰。噯氣久則陽結。噯氣不除。久成噎食。木克胃則氣上阻胸。食不得下。以降逆鎮肝爲要。其夾痰飲而陽結者。則善嘔而反胃。當以通陽結補胃體爲要。亦有肝鬱致瘀血。亦有髮瘕致瘀血。再有誤食銅物而致瘀血者。雖皆以化瘀爲要。然肝鬱則以條暢木氣兼之活絡。肝逆則降氣鎮肝。髮瘕須用敗梳。銅物須用荸薺。病在上脘。絲毫食物不下者。非吐不可。亦有食膈。因食時受大驚大怒。在上脘者吐之。在下脘者下之。再如單方中鹽韮菜滷之治瘀血。牛乳之治胃燥。五汁飲之降胃滋陰。牛轉草之治胃槁。虎肚丸之治胃弱。獅子油之開錮結。活鷄血之治老僧趺坐。精氣不得上朝泥丸宮而成舍利。反化爲頑白骨。結於胃脘。蓋鷄血純陰。能化純陽之頑結也。狗屎粟。狗寶。以濁攻濁。而又能補上。不能勝紀。何今人非用枳樸之開破。則用六味之呆膩哉。

楊素園曰。噎膈一證。昔人皆以反胃混同立論。其實反胃乃納而復出。與噎膈之毫不能納者迥異。卽噎與膈亦自有辨。噎則原解納穀。而喉中梗塞。膈則全不納穀也。至其病源。昔人分爲憂。氣。恚。食。寒。又有陰膈。熱膈。蟲膈。其說甚紛。葉天士則以爲陰液下竭。陽氣上結。食管窄隘使然。其說原本內經。最爲有據。徐洄溪以爲瘀血頑痰逆氣。阻隔胃氣。其已成者。無法可治。其義亦精。然以爲陰竭而氣結。何以虛勞證陰竭致死。而陽不見其結。以爲陰竭而兼憂怒思慮。故陽氣結而爲噎。則世間患此者。大抵貪飲之流。尙氣之輩。乃絕不知憂者。而憂愁抑鬱之人。反不患此。此說之不可通者也。以爲瘀血頑痰逆氣阻傷胃氣似矣。然本草中行瘀化痰降氣之品。不一而足。何以竟無法可治。此又說之不可通者也。予鄉有治此證者。於赤日中縛病人於柱。以物撬其口。抑其舌。即見喉間有物。如贅瘤然。正阻食管。以利刃鋤而去之。出血甚多。病者困頓累日始愈。又有一無賴垂老患此。其人自恨極。以紫藤鞭柄探入喉。以求速死。嘔血數升。所患竟愈。此二者雖不足爲法。然食管中的係有形之物。阻扼其間。而非無故窄隘也明矣。予意度之。此證當由肝過於升。肺不能降。血之隨氣而升者。歷久遂成有形之瘀。此與失血異證同源。其來也暴。故脫然而爲吐血。其來也緩。故留連不出而爲噎膈。湯液入胃。已過病所。必不能去有形之物。其專治此證之藥。必其性專入咽喉。而力能化瘀解結者。昔金谿一書賈患此。向予乞方。予茫無以應。思韭菜上露善治噤口痢。或可旁通其意。其人亦知醫。聞之甚悅。遂煎千金葦莖湯。加入韭露一盅。時時小啜之。日竟愈所引二則。吳氏論噎膈之治法。可謂博矣。楊氏發明噎膈之病因。可謂精矣。而又皆注重瘀血之數說。似可爲從前所治之叟。亦有瘀血之確徵。而愚於此案。或從前原有瘀血。或以後變爲瘀血。心中仍有游移。何者。以其隔年餘而後反覆也。

辛酉孟夏。閱天津盧氏醫學報百零六期。謂胃癌（即噎膈）由於胃有瘀血。治此證者。兼用古人下瘀血之劑。屢屢治愈。又無再發之厄。覺心中疑團頓解。蓋此證無論何因。其賁門必兼有瘀血。瘀之重者。非當時兼用治瘀血之藥。不能治愈。其瘀之輕者。當時不兼用治瘀血之藥。亦能治愈。特瘀血之根蒂。些些未除。後日恆至有再發之厄耳。明乎此理。知盧君之言。可爲噎膈之定論矣。盧君名謙。號抑甫。兼通中西醫學。自命爲醫界革命家。嘗謂今之業醫者。當用西法斷病。用中藥治病。誠爲不刊之論。

論衝氣上衝之病因病狀病脈及治法

張錫純

衝氣上衝之病甚多而醫者識此病者甚少即或能識此病亦多不能洞悉其病因而施以相當之治法也衝者奇經八脈之一也其脈在胞室之兩旁與任脉相連其腎臟之輔弼氣化相通是以腎虛之人衝氣多不能斂藏而有上衝之弊况衝脈之上系原隸陽明胃府因衝氣上衝胃府之氣亦失其息息下行之常(胃氣以息息下行爲常) 或亦轉而上逆阻塞飲食不能下行因而腹中膨悶噦氣連連甚則兩肋疼脹頭目眩暈其脈則絃硬而長此乃肝脈之現象也蓋衝氣上衝之症固由於腎臟之虛亦多由於肝氣恣橫素性多怒之人其肝氣之暴發更助衝胃之氣上逆故脈之現象如此也治此證者宜以斂衝鎮衝爲主而以降胃平肝之藥佐之愚生平治愈之證已不勝紀近在滄州連治愈三人因將治愈之案詳列於左以備參觀

一滄州中學學生安琬奇年十八九胸膈滿悶飲食減少時作噦逆腹中漉漉有聲蓋氣衝痰涎作響也大便乾燥脈象絃長有力兼有滑象爲疏方用生龍骨生牡蠣代赭石各八錢生山藥生芡實各六錢半夏生杭芍各四錢芒硝蘇子各三錢厚朴甘草各錢半一劑後脈即柔和復方略有加減數劑全愈陳修園謂龍骨牡蠣爲治痰之神品然泛用之多不見效惟以治此證之痰則效驗非常因此痰涎原因衝氣上衝而生龍骨牡蠣能鎮斂衝氣自能導引痰涎下行若其人非衝氣上衝而生痰者即不宜治以龍骨牡蠣蓋修園原謂其能引逆上之火泛濫之水下歸其宅故能治痰夫火逆上水泛濫其人之所以有痰

也。此其原有衝氣上衝之病。治以龍骨牡蠣。原取其有鎮斂衝氣之能。修園此段議論深奧。確實毫無游移。惟語意渾含。不易索解。恆至令其誤會。愚今因用龍骨牡蠣。以治衝氣。故並論及之。

又天津南馬廠陸軍營長趙松如。因衝氣上衝病。來院求爲診治。自言患此病已三年矣。百方調治毫無效驗。其病脈情狀大略與前案同。惟無痰聲漉漉。而尺脈稍弱。遂於前方去芒硝。加柏子仁枸杞子各五錢。連服數劑而愈。

又滄州南關金叟。年七十四歲。性浮燥。因常常忿怒。致衝氣上衝。劇時覺有氣自下上升。塡塞咽喉不能呼吸。有危在頃刻之勢。其脈左右皆弦强硬異常。爲其年高。遂於前第二方中。又加野臺參三錢。一劑見輕。又服一劑。衝氣遂不上衝。而心中怔忡。俾用生懷山藥細末熬粥。調以白蔗糖。當點心用之。以善其後。

論胃氣不降治法

張錫純

陽明胃氣以息息下行爲順。爲其息息下行也。卽時時藉其下行之力。傳送所化飲食。達於小腸。以化乳糜。更得送所餘渣滓。達於大腸。出爲大便。此乃人身氣化之自然。自飛門以至魄門。一氣運行。而無所窒礙者也。乃有時由胃氣不下行而轉上逆。推其致病之由。或因性急多怒。肝胆氣逆上干。或因腎虛不攝衝中氣逆上衝。而胃受肝胆衝氣之排擠。其勢不能下行。轉隨其排擠之力而上逆。迨至上逆習爲故常。其下行之能力盡失。卽無他氣排擠之時。亦恆因蓄極而自上逆。於斯飲食入胃。不能轉送下行。上則爲脹滿。下則爲便結。此必然之勢也。而治之者不知其病因在胃氣上逆不下降。乃投以消脹之藥。藥力歇而脹滿依然。治以通便之劑。今日通而明日如故。久之兼症歧出。或爲嘔噦。或爲嘔逆。或爲吐衄。或胸膈煩熱。或頭目暈眩。或痰涎壅滯。或喘促咳嗽。或驚悸不寐。種種現症。頭緒紛繁。則治之愈難。卽間有知其爲胃氣逆而不降者。而其所用降胃之藥。若半夏蘇子蔞仁竹茹厚朴枳實諸品。亦用之等於不用也。而愚數十年經驗以來。遇此證者。不知凡幾。知欲治此證。非重用赭石不能奏效也。蓋赭石對於此證。其特長有六。其重墜之力。能引胃氣下行。一也。旣能引胃氣下行。更能引胃氣直達腸中以通大便。二也。因其饒有重墜之力。兼能鎭安衝氣使不上衝。三也。其原質係鐵養化合。含有金氣。能制肝木之橫恣。使其氣不上干。四也。爲其原質係鐵養化合。更能引浮越之相火下行。(相火含有電氣此卽鐵能引電之理)而胸膈煩熱。頭目眩暈自除。五也。其力能降胃通便。引火下行。而性非寒涼開破。分毫不傷氣分。因其爲鐵養化合。轉能有益於血分。(鐵養化合同於鐵鏽故能補益血中鐵鏽)六也。是以愚治胃氣逆而不降之證。恆但重用赭石。卽能屢次奏效也。

辨傷寒三陽傳入三陰之總訣

陸淸潔

人謂治傷寒難。余謂治傷寒分經最難。醫者操生殺之權。司愈病之職。於緊要關子處。更宜反復推詳。庶幾不致有誤。此余傷寒三陽傳入三陰之總訣所由作也。

仲聖云。傷寒三日。三陽爲盡。三陰當受邪。其人反能食而不嘔。此爲三陰不受邪也。又曰。傷寒三日。三陽受邪爲盡。其人身熱雖微而煩躁者。謂邪去陽入陰不解也。此二段實傷寒論中最宜注目之處。因傷寒三陰症。必有嘔吐。如太陰之腹滿而嘔。食不下自利益甚。少陰之欲吐不吐。心煩但欲眠。厥陰之心中疼熱。飢而不欲食。食則吐蚘。均有嘔吐之見症。則可斷之爲入陰經矣。更有進者。凡治病於病人新病未去舊病未愈之際。忽不知不覺中添有一症。則最宜留意。蓋病之進也深也。全在此處。故仲聖之傷寒三日。三陽受邪爲盡。其人身熱雖微。而忽煩躁者。則爲病之進也。當知其入陰經矣。因以前並無煩躁之見症也。或曰陽經亦有嘔症。余曰陽經嘔症必發熱。不發熱必惡寒。不惡寒必體痛。因有表故也。醫者能識此以治傷寒。則近矣。倘能神而明之。以此辨症法治百病。亦近矣。

傷寒溫熱概論

陸淸潔

傷寒與溫熱雖異實同

溫熱與傷寒雖同實異

打破歷來醫家之糾紛

發明中國醫學之原理

傷寒與溫熱。歷來醫家聚訟紛紛。或以爲南邊無眞傷寒。或以爲傷寒論但講傷寒不講溫病。或以爲傷寒論所講。實爲五種傷寒之傷寒。溫病亦在其內。或以爲傷寒與溫病之分別。在傷寒傳足而不能傳手。溫病傳手而不能傳足。各鳴一得。各誇已能。聚訟紛紛。致學者無所適從。甚可憾也。不知溫病與傷寒之分。均不在此。如太陽之表症。見煩躁一症。即於麻黃桂枝合方內加石膏。名大青龍。及喘而有熱者麻杏甘膏湯。溫病在陽明之裏。則用黃芩湯。白虎湯。溫病在少陽之表者。口苦。咽乾。胸滿脇痛。轉其樞機。小柴胡湯。若溫邪入太陰之處。咽乾。腹滿。大便實。大柴胡湯。若溫邪陷入少陰。煩躁。不眠。用黃連阿膠湯。若溫邪陷入厥陰。下痢便膿血者。白頭翁湯之類。縱觀上象。溫病豈不有傳足經者乎。而辨溫病與傷寒之緊要關子。均不在乎手經足經。在乎病之現象。試問仲景傷寒論之論六經。抑先有六經而後生此病乎。如云然。則病之生。如火車之行軌道。祇能在軌道中行。我恐無是理也。不知傷寒之分六經。因先有病然後分六經。故仲景之分六經。必先聚症然後稱病。如首條「太陽之爲病。脉浮頭項强痛而惡寒」則脉浮。頭項强痛而惡寒。是爲症。因此諸症而總名太陽病。是先有諸症而後有太陽病。非先有太陽病而後有諸症也。乃昧者不知此理。刻舟求劍。於是濕邪在身分三焦。溫邪在身分手經。自鳴一得。以誇耀人。何不自量耶。故余之治病。不先分六經。不先分三焦。總以見病治病。如病在何經何處。卽以何藥治之。胸中並無成見而成效亦著。諺云。意見殺人。旨哉斯言。

經云。「寒者熱之」「熱者寒之」「微者逆之」「甚者從之」「堅者削之」「客者除之」「勞者溫之」「結者散之」「留者攻之」「燥者濡之」「急者緩之」「散者收之」「損者益之」「逸者行之」「驚者平之」寥寥十五語。實爲千百世下治病之鍼繩。無所謂溫熱傷寒。無所謂六經三焦。無所謂熱病寒病。胸中毫無成見。臨證見病治病。投藥效如桴鼓。此誠得之矣。

而溫熱與傷寒治法徑庭處。卽是救陰問題。熱者陽邪也。火邪也。燥萬物者也。故溫病治法。第一是救陰液。而救陰尤以胃陽胃陰爲最重要。故仲景於陽明少陰溫病。有急下存陰法。鞠道氏有腹脈定風竹葉玉女煎。五汁飲等法。香岩氏有舌見短縮。此腎液竭也。用人參五味勉希萬一。舌黑而乾者。津枯火熾急急瀉南補北。若燥而中心厚瘖者。土燥水竭。急以鹹苦下之。又曰舌絳而光亮。胃陰亡也。急用甘涼濡潤之品。又曰其有雖絳而不鮮。乾枯而痿者。腎陰涸也。急以阿膠雞子黃地黃天冬等救之。緩則恐液涸而無救也。又曰若舌燥者宜甘寒益胃等等。無非存陰託邪。欲其正氣勝而邪氣却耳。傷寒寒邪也。陰邪也滯萬物者也。故治法以扶陽爲主。於太陽表邪則麻黃桂枝二方。於太少合病則柴胡桂枝。於太陰則師理中之法。於少陰內外風寒則麻黃附子細辛湯。於厥陰表感則師當歸四逆及當歸四逆吳萸生薑而惟於陽明少陰二經。最多清熱救陰之方。如(陽明)白虎承氣梔豉竹葉石膏等等。(少陰)黃連阿膠雞子黃湯。苦酒湯。猪膚湯。腹脉湯。急下存陰。用承氣等等。無非欲清熱存陰。故仲景爲醫中之聖。不偏不倚乃者謂傷寒論祇論傷寒。不論溫病。焉能望其項背耶。不特此也。仲景雖於攻邪極烈之際。尙慮其傷正氣。故於桂枝湯有芍藥大棗之扶佐。麻黃湯有杏仁甘草之監制。承氣之愼投。十棗之濃煎十棗。無非欲顧其正氣存其精液耳。

故溫病與傷寒豈有異哉。惟在寒者熱之。熱者寒之。處處顧慮其正。無虛虛。無實實。則亦醫之聖者歟。

雜病概論

陸清潔

仲景先師。既著傷寒論後。恐醫者治傷寒病。固能得其法。然治雜病。未能得其要。故更著金匱要略一書。詳載雜病治法。見症分門別類。致使醫者更得治雜病之訣竅。然古時未有印板之書。類皆抄寫傳錄。歷年既久。加之兵災荒蕪。不免錯誤脫簡。後人雖有更正之者。然頗多原文未有錯誤。因註家註時不加細索。因已之不解。誤認句之錯誤。而妄行更正之者。觸目皆是。此潔不得不引為悲觀者也。故潔所著各書。莫不淺明簡括。使學者一目了然。而望學者師古而不泥古。信書而不泥書。並不強改經旨。此所引以自慰者也。金匱要略卷一。臟腑經絡先後病脉證第一。所論皆治雜病之樞機。百病之總括。而與傷寒之首卷平脉辨脉篇相似。（傷寒論平脈辨脈篇所講。皆傷寒之總要。傷寒之脉法。）

而金匱立言。以三因為作書之提綱。（一）內因（經絡受邪入臟腑。）（二）外因。（四肢九竅。血脈相傳。壅塞不通。為皮膚所中也。）（三）不內外因。（房室金刃蟲獸所傷。）而以養慎為避百病之總綱。本論云。「病由都盡。若人能養慎。不令邪風干忤經絡。適中經絡。未流傳臟。即醫治之。四肢纔覺重滯。即導引吐納。鍼灸膏摩。勿令九竅閉塞。更能無犯王法。禽獸災傷。房室勿令竭乏。服食節其冷熱苦酸辛甘。不遺形體有衰。病則無由入其腠理。」

然治雜病外感錯亂之症。今人每每驚慌無措。因既屬新舊同病。症象均屬險惡。則以何種治法。使之新舊病全愈。乃粗工不加細索。見其新舊同病。不問治法先後。見外感風熱咳嗆。則桑葉川貝杏仁薄荷。見清陽下陷泄瀉。則用補中益氣。二病同在一方。服後風邪非特不得外泄。且有留滯之勢。泄瀉非特不得少減。且有亡津之憂。此治病不知其法之誤也。故治雜病而挾新邪。本論早已聲明。切實治法。顧人多不注意之耳。本論云「夫病痼疾。如以卒病。當先治其卒病。後乃治其痼疾也。」註。痼疾者舊病。卒病者新病。意若遇痼疾而挾新病。則先當治其新病。俟新病愈。乃治其痼疾。如此則兩不關礙。而病亦易已。

雖然。治雜病之法。有先治新病。後治痼疾。乃不知更有先治裏病。而後治外病之法。本論云。「問曰。病有急當救裏救表者。何謂也。師曰。病醫下之。續得下利清穀不止。身體疼痛。急當救裏。（四逆湯）後身疼痛。清便自調者。急當救表也。（桂枝湯）」此先治裏病。下利清穀不止者。恐有亡陽之變也。故不顧外有表症之身疼痛。而醫與（四逆湯）因病有輕重。治有緩急也。故仲聖恐人泥於痼疾卒病之說。而不顧緩急先後。致令病者不起。故復出此說。以表明其意。活潑其理。仲祖好生之德。奈何後人多不之明哉。本論云。「夫諸病在臟。欲攻之。當隨其所得而攻之。如渴者。與豬苓湯。餘皆倣此。」潔按此段仲景先師所以欲人明攻病之法也。夫攻病之法。乃治標之計也。然必集見其症。明其所在。識到藥到。從不損及無過。此上工也。即本論之「欲攻之。當隨其所得而攻之」之實行者。然病固實矣。而正亦虛。設但攻其實。而不顧其虛。則病去而命亦隨之。（此病之至危。醫者用藥。但顧病而不顧虛之弊）或病愈不去。而正反愈虛。（此病固重。而正傷未至過烈。醫者用藥。但顧病而不顧虛之弊）故本論揭其首法曰。「如渴者。與豬苓湯。餘皆倣此。」夫渴者。液亡之象。與豬苓湯者。小便不利也。今小便不利。當用利滲之品。然利滲之劑。去水有餘。治渴不足。故不用五苓桂枝之燥。而用豬苓阿膠之潤。（阿膠色黑。入腎。滋腎水。滋腎水所以補肺陰。補肺陰所以已消渴也。此治病求本之法）潤其渴。利其水。而病已矣。此仲景先師去病顧正之圖也。雖然。乃有庸工焉。不此思。泥邪說。治病但知補正。不知袪邪。致邪固着人身。如油入麵。百方求愈。莫能救逆。致殺人生命數百萬於冥冥。攫人之錢。殺人之命。此徐洄溪氏所以痛罵失聲也。嗚呼。此豈仲聖先師之咎耶。泥古書而不化使然也。觀乎仲師所治發汗過多。傷津因致痙之病。如見胸滿口噤。臥不着席。脚攣急。齘齒症。逕與大承氣而不疑。其用方之活潑。固任何人不能及其神妙。此所謂「欲攻之當隨其所得而攻之也」。不泥於正虛之治。但作目前抽薪之行。則僅存之津液得以留而死馬作活馬治矣。嗚乎噫嘻。潔有悟矣。仲景先師治病。獨祕之在卒病則攻邪爲烈。顧正較少。因邪未入裏。正未傷也。在雜病則顧正爲重。攻邪爲輕。因病已在裏。正已傷矣。故首卷則明發汗太過津液大傷之弊。因致痙。蓋有極大之深意在矣。

喉症治法概論

江雋俟

咽喉爲人身至要關鍵。病者安危。在於頃刻。而操此生死之大權者。厥惟醫生。其責任之重可知矣。按喉症名類甚多。有喉痺。喉風。喉蛾。喉斑。白喉。及爛喉痧等。其治法互有出入。（其中白喉與爛喉痧兩症一忌表而一宜急表。其治法適相背馳。所關尤鉅。當別著一論。茲不備述）而舉其大綱。不外王孟英溫症治法。要當於營衛氣血之間。三致意焉。夫衛之後言氣。氣之後言營。營之後方言血。蓋以衛氣爲肺胃所主。衛在表。卽肺胃之表。其邪尚淺。氣在裏。卽肺胃之裏。其邪漸深。肺開竅於口。外感風熱燥火。（北方煤鑪盛行。由口鼻呼吸而入。直達肺胃。尤爲喉症一大原因。）先從上受。由口鼻而入肺胃。承之初。尚在表。（在衛分）先兼形寒發熱。咳嗽。喉間白腐或紅腫。僅在外面。浮面舌苔白滑薄膩。或稍帶黃色。治宜辛涼解表。用牛蒡。桔根。薄荷。連翹。貝母。馬勃。蟬衣之屬。續漸傳裏。（在氣分）不惡寒而反惡熱。喉間白腐或帶黃明色。舌苔黃膩而厚。或無津液。或起焦黃而生芒刺。治法約分三步。初用苦寒。如子芩。黃連。射干。知母之屬。續用甘寒。如石膏鮮蘆根之屬。最後或宜攻下。則用大黃元明粉之屬。病至此而不得解。卽由氣分逆傳營分。病邪已深。蓋營血爲心肝所主。營在表。係心肝之表。血在裏。係心肝之裏。此表爲血之絡。道此裏爲血之府。藏病在營。必兼舌絳神昏。治宜透熱轉氣之品。冀其仍由營分轉於氣分。所謂從內轉外。由重轉輕也。宜用元參犀角羚羊角之屬。若再由營分傳入血分。則舌色深絳。煩燥不寐。神昏譫語。手足瘈瘲。當以鮮生地丹皮赤芍阿膠之屬。與元參金汁犀角羚羊角並進。此言其由淺入深。由外入內。表裏前後之次序也。其間消息甚微。變化極速。神而明之。存乎其人。尤不可固執成見。削足適履也。再者喉症往往多痰。甚則喉閉。故以清化痰熱。開豁痰火爲先。輕者宜用鬱金象貝鮮竹茹之屬。重則宜用鮮菖蒲鮮竹瀝生蘆菔等加入前方爲要。更有初起卽由營血二分而發者。名爲伏氣喉症。勢極凶猛。病者口猶未渴。惡煩惡熱。往往舌反潤而無苔垢。或初起卽舌色深絳。有肢冷脈伏之假象。卽宜急進清熱涼血之味。或兼用透熱轉氣之品。方可奏效於萬一。否則轉瞬卽危。束手無策矣。此外更有陰虛內傷之症。又當別論。不在此篇範圍之內。至於痧痲斑疹。尤宜分別表裏深淺之序。當表者竟表。當淸者竟淸。亦有表中兼用清裏。清中兼用透表者。要在醫家之臨機應變耳。（附預防喉症簡便方法。一水缸內用貫仲數錢浸之。二用青果荸薺泡水代茶。三冬末春初。以蘆菔雅兒梨爲消閒品。四每日飯鍋內以生蘆菔二個切斷同煑。

論微生物

江雋侯

自科學日進。顯微鏡之製亦日精。凡肉眼所不能見者。至此遂物無遁形。醫者利用之。以發見人體之微生物。（其大別有二。其動物性者謂之微生蟲。其植物性者謂之黴菌。）遂爲西醫界開一新紀元。例如瘧疾（胞子蟲之一種）痢疾（短桿菌之一種）白喉（亦爲桿狀菌與體操所用之啞鈴相似）瘡瘍（病蟲種類不一）以及西醫視爲棘手之猩紅熱（爲一種滴狀蟲運動的寄生物。或謂爲一種連鎖狀球形細菌）肺結核（即肺癆。其病菌爲結核桿菌）等症。無不有多量之細菌。或微生蟲。而一切傳染病及疫癘無論矣。

西醫自發見病蟲以來。突飛進步。凡對於消弭撲滅防範之法。可謂無微不至。而治效亦因之日著。（然亦有蟲雖盡而病未愈者。亦有旋愈而旋作。終至不治者。）其功不可謂不偉。其術亦不可謂不精矣。返觀我華醫界。對於微生物。素未研究。惟兢兢於陰陽邪正寒熱虛實五運六氣之間。如此藥不對症。宜其百無一效矣。然數千年來。其治瘧痢等常見之症。竟能藥到病除者。何也。豈柴胡桂枝黃連黃芩等品。亦有殺蟲之功用耶。即推之西醫所號爲難治之猩紅熱肺結核等症。經中醫治愈者。亦比比皆是。若是者何哉。夫亦曰氣化而已矣。（我國庸醫殺人。果亦不少。然此乃在醫士之不良。非中國醫學之不精也。）夫人之不能離氣。猶魚之不能離水。故內經曰九竅五臟十二節。皆通乎天氣。又曰天氣通於肺。地氣通於嗌。風氣通於肝。雷氣通於心。谷氣通於脾。雨氣通於腎。諸如此類。不勝枚舉。故就氣化之廣義言。則人類生活於氣交之中。息息與天地相通。從氣化之狹義言。則人身各具一小天地。試觀天地之間。一切昆蟲。無不生於春而殺於秋。長於夏而藏於冬者。何也。氣化爲之也。

蓋六淫之氣偏勝。皆能生蟲。其尤顯者。爲風微蟲。（細菌學家云。空氣爲微生物生活之所。微生物卽隨空氣而周流。夫空氣動卽爲風。故風字從蟲。言風中有蟲也。古聖格物之精。於此可見。）濕生蟲。熱生蟲。春風鼓盪生機。則蟄蟲始出。長夏暑濕交蒸。則化生尤蕃。迨夫秋霜肅殺。而靡有孑遺矣。可見天地之氣生之。天地之氣亦卽能殺之。人體亦然。因風而生蟲者。袪其風而蟲滅。因溼熱而生蟲者。清其熱。燥其濕。而蟲亦滅。猶之天時之肅以金令。（燥勝風）暴以秋陽。（燥勝溼）殺以嚴霜。（寒勝熱）而諸蟲悉滅。固不必問其性之爲植物爲動物。更不必辨其狀之爲球爲桿爲連鎖也。更有進者。人體由精蟲搆成。是蟲實爲人體之主要成分。又人爲倮蟲之長。是人卽蟲矣。從知人體原蟲。是否概應撲滅。實爲醫學上待決之問題。（譬之農田有害蟲。亦有益蟲。竊謂人體亦然。但尙待證明耳）至人體之有微生物。人皆謂泰西所發明。（一六七一年阿泰那奇烏斯氏始經發見。名之曰小蟲。一六八三年萊溫苦氏用强度之透鏡。發見細微之運動體。名之曰最小動物）而不知最先發明者。實爲東方。考諸內典。云人自生胎後。體中卽生極微細蟲。爲凡目所不能見者。共有八十種。其大而可見。惟胃中蟲耳。（按卽蛔蟲）禪經祕要云。男子周身四百四脉。皆從眼根布散。流注諸腸。（中略）至陰臟處分爲三支。如芭蕉葉紋。有一千二百脈。一一脉中。皆有風蟲。細於秋毫。風蟲之外。有筋色蟲。七萬八千。圍繞如環。眼觸於色。風動於心。心根一動。四百四脉皆動。八萬戶蟲。（按以上七萬八千。此云八萬者。舉其成數也）一時張口。眼出諸淚。其色靑白。化成爲精。從男根出等語。與西人精蟲之說。不謀而合。且於人身固有之蟲。知其一定數量。明光慧眼。燭照無遺。又曰。女子子臟有九十九重膜。上圓下尖。直至產門。中有二千九百細節。如芭蕉紋。八萬戶蟲。（

按此與男子同。）周匝圍繞。人飲水時。散布四百四脉。（按此亦與男子同）諸蟲食之。即出敗膿。其色如血。後有細蟲。游戲其中。稍之一月。無可容收。所以女人必有經水云云。是則女子經水之中。亦有細蟲。不僅男子有精蟲矣。此爲未有顯微鏡以前。早已發明微生物之明證。亦即人體莫不有蟲之明證。夫無病之人。既亦莫不有蟲。則病蟲之外。亦有益蟲可知矣。安見其概應消滅乎。此鄙意所謂尚待研究。未可以現時之治法爲止境者也。且莊子之所謂蝸角蠻觸。列子之所謂蚊睫焦螟。皆中國微生物之發明家。且尚在西歷紀元以前。彼讀書不成。棄而學醫。目未窺中國先哲之書。舍己芸人。以爲道在是矣。宜其爲社會所鄙薄耳。

說盲腸炎

劉蔚楚

內經曰。脾胃者。倉廩之官。五味出焉。大腸者。傳道之官。變化出焉。小腸者。受盛之官。化物出焉。是生化之重器也。西說則謂食物到胃。胃形似囊。居於橫膈膜下。先左而仰平向右下接小腸。小腸摺疊於胃下臍上偏右。下接大腸。大腸先起臍間。偏左共分三迴。中曰結腸。結腸將至直腸。先蟠上作一大環。然後直下故名曰直腸。上有盲腸。對於大腸始端。其連附處所。在當臍橫量向右脇三寸。再直下脇一寸。係盲腸部位。實西醫親手所指定者。謂盲腸雖無功用。而天產如樹有駢枝。最易積穢發炎。劇則可一日潰及大腸。致人之命。其外候必大發燒。痛注盲腸部位。非剖割不可云。漢口巨商唐瑞芝翁。在日與先兄悅巖交好。其子靜波。與大小兒伯材交好。靜波有子。去年在上海大學堂讀書。一日忽火燒腹痛。西醫皆斷是盲腸炎。請其友牛君惠霖。亦謂此症非速割不可。割開則盲腸甫潰近大腸。割洗縫好。仍留一口。每日插管出膿。固靜波伯材所親見。牛君謂必燒退。能延過四星期。方有把握。後兩月治痊。上海巨商陳輔臣翁之子。本年正月患此。割後兩星期治痊。誠非割不可矣。但上海檢察廳長車君滙清。去年胃滯腹痛。逾月時止時作。痛時不甚發燒。尙能談笑。能理案。奈西醫皆執謂是盲腸炎。車懼欲割。伯材力諫。不聽。竟入某大西醫院。一星期割死。割時禁人看視。死後週身糜爛。慘若淩遲。臂腿腫如大杉。緣開刀昏厥。欲打鹽水針。救其心臟停歇。打鹽水針者。必破皮找着血管。方可插針。迨打之無效。亂找亂割。故備受此慘刑。車君砥礪廉隅。持正守義。天胡至此。愚父子以交好而淚洒千行也。

內人吳氏。本年二月初三日。尙出外訪友。夜十時。忽惡風發燒。腹痛大吐。舌黃脈弦。痛注腹右臍旁。余用中西藥六七種。盡吐不納。夜半直呼吸垂危。速請西醫打一針。無效。僅隔十分種。余强西醫再打一針。因距時間太速。暈極轉因昏睡。痛吐稍疏。苟非得此第二針。是夜斷難暫救。奈繼服西藥。痛吐猶頻。燒不退。初四下午。余退用中國藥舊法夏二錢。軟柴胡知母鮮竹茹板藍根各三錢。蘇梗元胡索大小薊各錢半。白芷香附乳香各八分。煎服一劑。燒退慢。初五下午五時。痛吐復重。而不大燒。西醫又打一針。暫緩。初六換請一西醫。西藥總無大效。到初九夜半。危險如初三時。內人自覺腹脹難堪。連日又大便無多。適家藏有灌水洗腸器具。甘願灌水求瀉。余亦以水灌其下。不至傷其中上。遂灌三次。瀉下共十三次。先瘀血中間全是西藥。形色具存。後鮮血。幷有物結成如龍眼大者七枚。鐵鎚不破。漸痛緩吐稀。經余自用中藥通則不痛。迄今可無危險。病退將瘳。當初兩西醫均疑爲盲腸炎。幸初四有中藥退燒。西醫免了一疑。內人逃了一割。此症實因素有胃腸病。而畏服藥。愈積愈久。出外復受時邪。併發則劇。余與兩西醫均洞知應用瀉法。惟上吐太甚。慮攻其下而上下洞開。故不敢放手施瀉。甚矣治危重病。當機立斷之難也。夫醫者首貴辨症。症辨矣。而用法用方。仍須圖妙相參。減重扶危。全在醫者惻隱沉思。存心運用。用而獲愈。固非病機之可以自療。余學識無多。而實溯生平著爲治案。往往治病困於危重。有縐眉疾首之萬種爲難。何嘗一昂頭。一聳目。一張口。一提筆。便有奇能竊念。用法用方。貴在絲絲入扣。思之得用之效。責任當然。思不得用不效。祇求人己兩無憾焉而已。故不特療治所宜。中西各擅。即中醫亦祇各有所長。且有長處。仍須加以審愼裁制之工夫。否則動滋貽誤。余家。余親友家。所聘絕大有名之中西醫。習見大都如是。然後敢出此言。實非捉影捕風。知有己不知有人。亂作刻狹驕揚之語也。觀於此次內人療治費諸多曲折。今倖將愈。自必非定要剖割之盲腸炎。祇是大腸內膜發炎。

觀於現任交通部參事堂姪展超之胞妹。適陳姓。今年正月。頸左結一大痰泡。斜貫於胸。脹痛甚。西醫均謂不速割。毒貫至乳房必死。幸姪壻陳榮昌不肯。易中醫不十日。脹痛漸寬。現治效已收過半。如剖割。不將蹈車廳長之覆轍耶。若周小農先生屢問中西藥可否合用。則中西藥斷斷不可隨意合用。慮有相反。引起化學作用以生變。乃余歷受大西醫。當面叮囑告誡者。苟欲詳考。何妨再向諸大西醫化學師領教耶。更有劇烈藥服之。須有一定時間節度。余胞姪壻何鐸宣居澳門。患胃痛劇。則中醫罔效。後香港英醫治止。而時發作。英醫豫製藥水一玻璃瓶。瓶有格線。切囑其痛時祇服一格。過三小時。方可再服。民國三年。臘盡守歲夜十時。胃忽劇痛。囑其妾取服藥水一格。痛緩思睡。僅距一小時。囑妾再取一格服畢偕寢。

夜深妾醒。摸手腥濕。開床頭電鬬一照。則鐸宣五孔流血。沾及衾褥。大驚疾呼。人集則見其形同鬼怪。不知死在何時矣。此類不少。誠大可鑑戒也。至針有多種。但以止痛針論。苟藥力過重。或身體虛弱者。每受不起。以痲痺而大命隨傾。去年蘇州有富人。請德醫爲其子補缺唇。打一針。針既拔而體立僵。富人以德醫生生針死其子。控於官。伯材充當律師。曾爲理涉。可見症之合割與否。固要審詳。而打針亦自不宜孟淚。此上皆眼前實事。毫無風聞吮掇之談。西醫長日說盲腸炎。余因說盲腸炎而又類及其他事者。俾知人病皆應有擇醫求治之常識已耳。

霍亂論治

劉蔚楚

內經曰。淸濁相干。亂於腸胃。則爲霍亂。是霍亂爲腸胃病之確證。而命名甚古也。其病原。西醫謂細菌侵入。蠭殖腸胃。中醫謂由感受濕毒暑風。理由均足。何也。細菌西醫得諸解剖實驗。中醫則推原於夏令炎熱。人嗜冰瓜。露臥招涼。風邪易襲。及有事外出。日射加臨。濕伏於中。暑乘於外。故受病必發於腸胃。而多在夏秋之交。熱射則毛竅翕張。故暑又輒兼風也。第因生人之體質各殊。飲食起居之偏過。故同是暑濕也。而症有實熱者。有虛寒者。有兼寒熱。半虛實者。有始實熱而誤致虛寒者。有治之寒去陽回。再出其餘熱者。西醫分眞霍亂。類霍亂。先師楊公來儀教我。則注重辨寒熱。察虛實。分輕重。審前後。兼雜主客各因。定爲治法。言之一若無甚離奇也者。大抵初病。熱症吐瀉。脘痞腹痛。惡風煩渴。或至轉筋。目陷脈伏。多取裁於王士雄醫書五種內。霍亂論黃芩定亂然照各方。濕滯多。感風深者。取裁於霍香正氣散。去桔梗白朮薑棗。暑濕重而少汗者。取裁於香薷飲。扁豆用花。兼七情痰鬱者。取裁於金匱四七湯。隨宜加減。別有欲吐不瀉。脹悶轉筋。腹絞痛欲死之乾霍亂。自有燒鹽淬水探吐諸方。惟虛寒極者。近人重用玉桂末塡臍。蓋薑灸艾。換桂薑灸。多炷。總以知覺熱痛爲止。內服重劑四逆湯。繼進附桂理中湯。陽回熱出。須淡清其熱。津液涸則兼用清陰。而以上各治法。扶中逐穢藥之多要參加。則意在排除其濁滯。大略如此。活法仍在醫者圓參焉。夫輕症易辨。若危至目陷脈微。筋抽聲嘶。指癟諸狀。症似難辨。然能細察其人面唇之紫淡。舌苔之潤燥。(看病以舌最有憑次則二便。飲水亦要也。)聲音之粗細。身體手足之揚擲踡伏。湯水之甘飲與否。二便之清臭疾徐。逐一審詳。未嘗無據。若以注射殺菌。曾見親友病此危甚。經入西醫院針治而痊。足徵注射適宜之有效。進而求得一種能抵抗能殺菌必效良法。豈不更善。若現在則見祇用注射救急。服中藥治痊者亦多。全用中法治痊仍多。實余所確聞親驗。其謂危候之血液亡失多量水分。卽中醫所謂液竭津枯。且歷年每多寒症熱症錯雜。惟前二十餘年。有一年閩粵全是熱症。前十餘年。有一年。粵省全是寒症。薑附用至八兩十兩。又加丁香吳萸熱品。都無效。後一老中醫發起。先向背脊貼薑灸艾。再重用四逆湯。霹靂散。繼進附桂理中湯。乃搓灸背與灸臍同意。法載余證治叢錄再版。當時粵省中西醫林立。初何以不效。後則由老中醫救生無量數之人耶。瘦症如此。其偏酷。必謂與天時地氣無關。余暫未敢附和也。請問行旅在途。不幸罹此。既無西醫。請又要棄盡中醫治法之甘露消毒丹。附桂理中丸。霹靂散。貼臍之回陽膏。一切。令其束手路斃。環球甯有此人道耶。據新學家謂。人果心氣和平。則血液自清。精神充足。微生物雖偶然侵入。自被血球吞噬盡絕。是則中國藥淸血液充精神之特效。發明已達五千年。民族之繁昌。甲於五洲。當由於此。微生物既可由血球吞噬。彼微菌亦可以生活力之壯氣抵抗之排洩之。更有何疑義耶。神農本草經。具載某種藥殺某種蟲。其他尙未細說。殆古文高簡。學術初開。後人又注重氣化。尙未肯單獨向物質鑽研耳。如謂中醫可廢。請觀余少病虛損。先疊求外洋大醫。後遇楊公。始救於垂危。設施楊公亦無法。余從何得有受學中醫之導線耶。前約二十年。香港大疫。英醫謂中醫不識剖驗治療。呈請英政府禁絕。其後中英醫三次考試。設使中醫無優勝成績。則今日亦決不能保存在港矣。事俱載余證治叢錄初版。故謂中醫非參究西法不可。余敢斷言。如謂中醫萬無一能。苟爲仁道愛世之良醫。立言似尙應愼重也。醫乃仁術。危急總期救命。高世難定一尊。惟在平心氣。擴觀聽。求效驗。善匯參而已。擇善而從。豈止霍亂一病爲然也哉。

伏氣溫病與暴感溫病

沈仲圭

溫病一名春溫。雖見於春日。實伏於冬季。內經生氣通天論曰。「冬傷於寒。春必病溫。」論疾診尺篇曰。「冬傷於寒。春生癉熱。」金匱眞言論曰。「夫精者。身之本者。故藏於精者。春不病溫。」熱論篇曰。「凡病傷寒而成溫者。先夏至日爲病溫。後夏至日爲病暑。暑當與汗出勿止。」凡此皆論溫病之源也。蓋冬令受寒。隨時而發者。爲傷寒。鬱久而發者。爲溫病。至其所以能久鬱之故。良由當閉藏之令。性慾妄動。損其眞陰。外感之邪。遂得乘虛而入。伏於少陰。鬱久化熱。至春陽上升之際。由內出外。卽成溫病。其症形寒內熱。不惡風。骨節煩疼。熱渴少汗。治宜助陰氣。以託邪外達。如黃芩湯（黃芩芍藥甘草大棗）如元參豆豉最爲的當如由時邪引動而發者應辨所挾何邪或風溫或暴寒於前法中加疏解新邪之品上所論者僅就伏氣而言然春日氣暖多風起居不愼亦易致病其症或惡風或不惡風必身熱咳嗽煩渴緣風爲陽邪必傷衛氣人身之中肺主衛又胃爲衛之本是以風溫外搏肺胃內應風溫內襲肺胃受病其溫邪之內外有異形而肺胃之專司無二致故惡風爲或有之症而熱渴咳嗽爲必有之象也在表者症見身熱畏風頭痛咳嗽口渴脉浮數舌苔白宜辛涼解表在裏者身熱咳嗽自汗口渴煩悶脉數胎微黃宜涼泄裏熱此暴感風溫症治之大較也

癲狂癇淺說

沈仲圭

癲者顚倒錯亂之謂語言不分次序處境不辨穢潔時如醉人常作嘆息或歌或笑或悲或哭或不語或不食此因志願不遂或因驚恐所致積年難愈雖有痰有火乃心家不足之症宜清火（如犀角麥冬鉤籐）安神（如丹參遠志）豁痰（如貝母竹瀝）因鬱者開之（前藥加鬱金）因驚者平之（前藥加眞珠琥珀辰砂）

狂者狂妄不禁之謂妄言罵詈不避親疏甚則棄衣而走登高而呼逾垣上屋此屬陽明痰熱內實之症宜吐盡胸中之熱痰下盡腸胃之積垢遂心丸（甘遂焙研末二錢豬心血爲丸白湯送下分作四日服或吐或下而愈）鬱金丸（鬱金四兩白礬一兩研末泛丸硃砂作衣）橄欖膏（橄欖五斤敲碎明礬四錢收膏）皆可選用

更有癎症。忽然發作。眩仆倒地。不省高下。甚則瘛瘲抽掣。目斜口喎。痰涎直流。叫喊作畜聲。（醫家聽其五聲。分爲五藏。如犬吠者肺也。羊嘶者肝也。馬鳴者心也。牛吼者脾也。猪叫者腎也。）此係痰涎上湧堵塞心竅。發久正虛。漸成癎疾。故初病祇須豁痰安神。（方同癲症）延久宜兼滋腎壯水。六味加車前牛膝。

血證零話

沈仲圭

繆仲淳曰。治吐血有三訣。宜行血不宜止血。行血則血循經絡。不止自止。止之則血凝。宜養肝不宜伐肝。養肝則肝氣平。而血有所歸。伐肝則肝虛不能藏血。血愈不止矣。宜降氣不宜降火。氣有餘便是火。氣降則火降。而氣不上升。血隨氣行。無溢出之患矣。

吐血咯血。以葛可久十灰散爲最佳。蓋方中以梔子。側柏。荷葉。茅根。大黃。清血之熱。大薊。小薊。茜根。丹皮。破血之瘀。棕櫚止血之溢。故雖燒灰。而無兜濇留瘀之弊。

先便後血爲遠血。由脾氣虛弱。血失統攝。陰絡之血。離經下溢。宜黃土湯。（灶心土。甘艸。白朮。熟地。黃芩。附子。阿膠。）健脾補血。先血後便爲近血。由濕熱蘊結大腸。榮血受傷所致。宜以黃連。黃柏。生地。芍藥。丹皮。側柏。槐花。地榆。清熱存陰。

大便下血清而色鮮。腹不痛者。爲腸風。以槐角丸（槐角。地榆。黃芩。黃連。黃柏。生地。當歸。川芎。防風。荊芥。側柏。枳殼。烏梅。生姜。）爲主方。大便下血濁而色暗。腹作痛者。爲藏毒。以赤豆當歸散爲主方。

暴吐血以祛瘀爲主。而兼降火。久吐血以養陰爲主。而兼理脾。蓋失血火症居多。延久則血虧也。

血症身熱口渴脈大者火邪勝也。其治難。身涼不渴脈靜者。正氣復也。其治易。

吐血症。血色鮮紅屬火。紫黑火極。晦淡無光陽虛不能攝陰。

先欬痰後見血者。爲積痰生熱。其病輕。先見紅後欬痰者。爲陰虛火動。其病重。

古人謂血症多以胃藥善後。蓋營出於中焦。使胃强脾健。則飲食之精微。皆化生氣血之原料。故培養中宮。卽所以補血也。

吐血之時。脉多洪大。吐血之后。乃見芤脉。若吐血后脈仍洪大者。往往不起。

鱉甲乃養陰良藥。鱉肉亦補血聖品。凡面色㿠白。神疲肢軟者。可常食之。

咳嗽咯血盜汗胃呆及治法論

楊燧熙

咳爲氣逆。嗽爲有痰。咳嗽之症。原因不一。有內傷外感之分。或因酒色。或因勞碌。不外虛實寒熱之別也。時發咯血者。陰虛火性炎上也。久延未已。眞陰未復。虛陽不肯歸窟也。倘非外感風寒。或非實症。如杏、蘇、款、冬、旋覆、柴前、麻桂、三子養親、礞石滾痰等。皆禁忌也。因係苦溫、苦寒、辛散。與陰虛陽旺之體。頗爲不合。與咯血亦不合。暗中做熱。耗氣傷陰。陰傷則熱熾。血熱則妄行。血不自行。隨氣而至。氣爲血之帥也。故上焦之血。降氣則止也。推原其故。可見陰傷而陽露。露則爲火。火逼於血之所致也。經以陽絡傷則血外溢者是也。究其原因。有形陰傷。無形陽旺。每有夜分或淸晨盜汗。汗爲心液。虛陽不能配陰。是孤陽獨旺。陰精外奪而爲汗也。雖胸痞(虛痞甚多)禁投辛散淡滲及破氣之品。是肝胆濁陽上騰。肺胃之氣被痰熱阻擾有礙降令防內閉外脫之虞良由水不涵木之所致也治之之法當益水之源緩肝之急潤肺之燥以解其鬱而化痰熱勿礙中焦越人云痰即有形之火火即無形之痰見痰治痰非上工也必當治本本者陰氣也古云留得一分陰氣即有一分生機然養陰無速功多用自有益倘能肺燥得潤則胃津必和津者即胃汁也人之飲食全賴胃汁拌勻消納與肺相爲表裏胃熱降則諸經之熱皆降熱降則津充津充何胃呆咳血盜汗等證之有哉

產後虛實論

楊燧熙

產後之症氣血恆虛故丹溪曰當大補氣血因氣血隨胎傷耗醫者必使恢復則諸症自退產科每宗此法然病情有虛必有實地土年齡體質習慣各有不同未可以一概作虛症而論也每有脘腹脹痛結而成塊甚則拒按或喜笑昏狂譫語者乃惡露不行每有上沖之害或感外邪或停食滯與氣互結而不運行經曰客者除之倘投補益之品禍不旋踵乎吾儕切脈探源審症處方勿執產後宜溫逐瘀爲先亦勿拘於大補氣血必須如盤走珠活潑潑地大凡寒者宜溫熱者宜涼虛實兩兼者攻補並進溫寒合病者涼熱並投每見壯年耐勞婦人體質強健不易受邪即有感冒治之得法亦易霍然何虛之有哉更有富貴之家產後嬌養過度補品爲常服慣性久久不斷加之懶於行動則氣分壅滯血脈失於和暢反生他症乃過補之弊也當以和運爲宜每日必以規定運動按諸虛百損全賴脾胃得振誠哉斯言更有實症變虛始而脈滑苔垢繼而脈濡苔少甚則脈濇舌光良由攻伐太過氣元受傷故經以去其半則止深恐

世人過劑也。然產婦易虛易實。實者攻。虛者補。人皆知之。然先實後虛。先虛後實。用藥權衡。差之毫厘。卽有千里。舉反一三。神而明之。存乎其人也。

鼻淵瘰核合併病之原因及治法

楊燧熙

五首之中央者土星也。鼻也。經曰。肺和則鼻知香臭矣。鼻曰肺竅。上應乎天。天氣通於肺。夫呼出吸入。排濁生清。通調水道。而司汗腺。與陽明降令。且主一身之氣化。及三焦之功用。手太陰肺也。爲清虛之府。一物不容。毫毛卽病。如廟中之鐘。空虛則鳴。阻塞則啞。然必究內因外因之別。內因者腦之寒熱。及木火刑金。痰熱上升。微生蟲等。外因者不離六淫是也。邪干於表。熱者太陰受之。寒者太陽受之。凝而不散。聚而不走。會萃於上。成爲鼻淵。倘因循失治。或治未合法。釀成慢性肺病發炎也。經以肺熱移腦則辛。療治之法。必以氣展邪行。不受其侮。肺得肅清。腦得健運。則鼻利涕除。知覺恢復。否則成茸成瘜肉。成腦漏。時流穢涕。腥臭異常。甚則腫大。界址雖在太陰。實由厥陰陽明升降失於常度也。至痰核卽瘰癧也。大者爲瘰。小者爲癧。一大一小者。爲子母癧。長形爲馬刀癧。每生於耳下兩項者多。單腫不紅。經以諸痛瘡癢皆屬心火。營氣不從。逆於肉裏。乃生癰腫。氣與血阻。血與痰凝。借心火肝陽與胃熱。則血瘀凝結。外雖不紅。而脈必弦數。倘施溫品。則火散諸經。萬物見火則尅。由陰不內守。水不上承。則火勝水負。虛陽不肯歸窟。易於沖侮。侮其所勝也。其治法大旨。宜益水之源。以鎮陽光。此係陽毒之症。當宗陽毒處方。且與腦熱鼻淵穢涕。甚爲合拍者。肝爲涕也。肝熱則腦卽熱。火性炎上。熱甚則腫。斯合併病之原因也。

外治療法。用「安腦祛痰聖藥」發行所鎮江城内楊醫室。每天嗅入鼻内三四次。每次黃豆許。既可清腦平肝又能宣肺利胃立見臭除涕少。

内治療法。鹹寒平肝。苦寒清胃。（能殺菌）佐甘寒養陰。芳香利肺。辛涼清腦。等此治腦熱必效方也。倘腦寒者。當以辛溫芳香苦溫等治上焦。如羽。貫在空鬆也。

外治療法第二方安母尼亞水每日嗅入鼻内二三次甚效。

外治療法第三方「瘡瘍外敷藥」將痰核塗敷。一日敷二次。外以皮紙罨之。三四時後。恐藥乾燥。以溫和茶潮之。此藥調法用青茶汁白蜜和之。此藥發行處。杭州四牌樓。三三醫院。

内治療法第一方　羚羊角片一錢（先煎一支香時）石決明二兩　蓮子心八分　瓦楞子四錢（先煎）淨蓮翹二錢　大貝知母各二錢　元參四錢　大生地四錢　杭赤白芍各二錢　川丹皮二錢半　川石斛四錢（先煎）枇杷葉去毛三錢　黑山梔錢半　燈心一分　藕片二兩先煎如嫌羚羊價昂。卽以三甲（見溫病條辨）各兩許。珍珠二分乳碎先和服。陳海蜇洗淡八錢。荸薺三枚去芽生甘草一錢。青菓三枚。鷄子白（卽鷄蛋清）一枚用開水囫圇先和服。開水約七八十分溫度。此等藥以代羚羊之用也。

帶下症約說

俞鑑泉

昔者扁鵲嘗爲帶下醫。惟無所著述。藉資考證。後之醫界若張子和劉宗厚。以及近代諸賢。頗多發明。謂帶之爲病。有五藏虛實之不同。載籍甚多。不遑贅述。茲姑以合信氏帶病之說。與舊學說互相研究焉。合信氏之說帶症曰。（大抵子宮病則流白帶。與肺傷風則流涕。大腸病則流白痢。其理相同。）又曰。（婦女白帶。因子宮陰道內皮不安。略似炎症之狀。稠者如膠。清者如水。色或黃或白。或綠或淺絳云云。）由上之說。似帶之爲病。無非一局部之現症耳。清初傅青主先生。以辨帶之五色。出各種之治法。以白帶爲脾土受傷。濕土之氣下陷也。帶之青綠色者。謂其肝氣之逆。乘肝木之氣化也。帶之黃色者。謂下焦任脈有熱也。帶之黑色者。由胃火太旺。與命門膀胱三焦之火。合而煎熬。變爲炭色。火極如水之色也。帶之赤色者。以腎經有火。加以肝經鬱火內熾也。於是各立方藥以治之。惟此等學說。至當今之世。吾知一般醉心西學者。必譏爲此翁之憑空杜譔。甚無價值之談而已。然鄙人深思其故。其中頗有理由之所在。夫帶自子宮而下。子宮一也。血又同一流也。何至有五者之分。要知女子經月必一行。乃其常也。凡帶下多者。月事必少。甚者經爲之停。是帶者經之反常者也。其綿綿而下之濁質。無非一血之所化。所下之地點。雖在子宮。而所以成此濁質者。以血之源頭不清故也。五藏之組織。各一其狀態。各一其功用。亦各一其氣化。至大小動靜與微絲各脈管。貫經絡達藏府。一氣流行。有顯深之殊。實未分道楊鑣也。祇以一藏有病。氣化不潔。致天然清潔之血源。經過有病之藏。其病氣遂渾合於血管之中。同流合污。涇渭之清濁不分矣。於是以五藏氣化形色之理。再參之以色脈。而推測何色之帶。知帶之發於何藏。此傅氏五帶方論所由來也。然血之不潔。固理之所必有。而女子之必釀爲帶病者。實爲任帶兩脈。兼與子藏有密切之關係。（按子藏卽子宮。見金匱要略。）有以致之也。在男子必爲淋濁與精濁之症矣。可知任帶於子宮氣化不肅。爲帶症之導線。而血之不潔。復爲帶之資料。以一藏血質之不淸。幷入於血管之中。輸入子宮。爲發現帶之形色。探本窮源。詳細參考。五帶之說。確有所本。雖五帶之方治。尚未盡治帶之能事。舉一反三。更考各家之說。帶病可無遁形矣。曾憶先慈當年患赤帶之症。延醫五六人。服藥一百六十餘劑。毫無效果。後經先嚴忽而憶及。藏有傅氏女科一書。檢得赤帶淸肝止淋湯。兩劑進後。病竟若失。至今追思。知傅氏學說。實能紹先聖之心源。爲民命之主宰也。惟其難產正產各方論。對於子宮之功用。幷肉線肝痿等論。於形跡上頗有誤會。此由解剖失傳。不足爲先生咎。而其立方亦自多有可採之處。足見吾國之醫道。全在理氣之勝。能使形迹包含其中。國醫之能久而信用者。固有之學說。有極大之價値也。願諸君子羣起而研究之。

再按血自靜脈管經過肺藏。已爲肺藏吹去炭氣。血已潔矣。要知血管之運行。五藏與有力焉。多帶之體。或由原虛。或爲邪實。久矣氣滯血瘀。在在足以礙血脈之運行。澀滯而爲祟。彼動靜脈管血色之所以留異形者。實爲血有陰陽之理。與足厥陰肝經。有一密切之氣化。非吐炭納養四字可盡其究竟也。非然者。肺旣能吸養吐炭。血已純潔。更何必用血淸針之治療。服淸血之藥石也。吾醫須知形跡之學。實爲軒岐之功臣。若拘執其說。不知會通。其喧賓奪主。爲患猶微。淪亡絕學。患則不堪設想矣。總之炎黃之生理學。如布帛菽粟。平淡之中。寓乎精深。必十年讀書。十年臨症。方得此中之眞味。鄙人年衰才盡。望諸君子於新舊兩說。加意體認之。

脚氣說

淩嘉六

脚氣之疾。內經名爲厥病。至漢名爲緩風。宋齊之後。始謂之脚氣。名雖不同。其實一也。所得之由。皆因脾腎兩經虛弱。坐臥行動之間。而爲風寒暑濕之氣所干。流注而成此疾。得病之始。多不令人便覺。會因他病乃始發動。或奄然大悶。經兩三日方覺之。先從脚起。或緩弱疼痺。行起忽倒。或脛腫滿。或足膝枯細。或心中忪悸。小腹不仁。大小便祕澀。或舉體轉筋。骨節痠疼。或惡聞食氣。見食吐逆。或胸滿氣急。壯熱憎寒。傳足六經外證。與傷寒類焉。但卒然脚氣痛爲異耳。其爲候也不一。治法當究其所自來。若寒中三陽。所患必冷。暑中三陰。所患必熱。脈浮而弦者。起於風。濡而弱者。起於濕。洪而數者。起於熱。遲而濇者。起於寒也。風者汗之。濕者燥之。熱者清之。寒者溫之。又當隨四時表裏虛實而治之。切切不可用補劑。及湯淋洗。此醫家之大戒也。蓋補則氣實。多致不救。淋洗則邪毒入內。亦難治矣。治之不早。使毒氣入腹。衝心射肺。攻築作痛。喘滿上氣。嘔吐異常。此則漸致傾危。其可忽耶。脚氣之證。治疾者誠心辨別。則庶乎其不差矣。

記顧君喉症之死

葉勁秋

友人顧雅懷。業西醫。長嘉善醫院。僅期年。去冬十一月十三夜。正風雪交下時。診同邑友曹君喉症後。十六日晨亦發現白喉。立即注射敵毒血清。恐其在善傳染他人。遂由其夫人陪赴嘉興福音醫院就醫經醫生診視。結果謂病勢雖劇。脉搏尚非過急。當可無虞。遂又注射敵毒血清十六針後。病勢輕減。十七日轉機頗安。不意是晚十一時許。忽又轉劇。診之謂復起肺炎。及心藏病。至十八晨。呼吸喘急。神志昏瞶。十時半歿。同時其長子僅三齡。亦傳是症歿。先時曹君患發熱喉疼。自滬歸。先經二中醫治。中醫固不善預防更不知黴菌爲何物然而該兩中醫至今皆安然無恙也再曹君家屬之接觸於曹君也當千百倍於顧君之頻密然曹君家屬於曹君之死後亦未聞有若何之影響與傳染致顧君死命之肺炎及心藏病何以不發於未針之先而竟發現於已針之後顧君死於毒菌之傳染乎抑死於十六針之敵毒血清乎此中奧理尚待中西兩醫深究之可也

陸君士諤曰「白喉一症中醫忌用表藥西醫則謂毒菌傳染危症予審症察脈知非麻杏甘羔湯不效投之應如桴鼓」一名言至論證之事實應驗昭然

黴菌之說予對之懷疑最甚茲再介紹陸君士諤一段名論如下

「病之所起謂之因病之所成謂之果五運六氣陰陽五行病之因也發熱惡寒頭痛項强嘔吐下利胸悶腹滿病之果也内難兩經是論因之書傷寒論是卽果尋因之書如見頭痛項强無汗惡寒體痛嘔逆諸果卽知其因是傷寒見頭痛項强自汗惡風諸果卽知其因是中風西醫論症祇知求果不知尋因非特不知尋因且每每倒果爲因而自以謂是如所云黴菌桿菌熱若干度等均是病之果而云病由黴菌繁殖以致危殆則倒果爲因矣如西醫所謂肺病者口渴顴紅咳嗽時寒時熱足冷熱時百〇二度以外中西醫皆投涼藥愈治愈劇余以足冷一症知其因係虛熱投附挂而痊……因知倒果爲因武斷病情者誤人不淺矣

霍亂寒熱辨正

曹炳章

▲溼症熱症不可用十滴水等熱藥

嘗考霍亂一症。原有屬寒屬熱屬濕之分。自民國八年至今年（卽十年）每見夏秋發現之際。其間屬熱者多。屬寒者少。蓋近年以來天氣春寒夏涼。淫雨連天。至長夏初秋。亦多忽寒忽熱。以致濕遏於外。熱伏於內。伏之淺。鬱之微。則出從熱化而爲暑濕。伏暑若伏之深。鬱之甚。又感新涼。則內伏之熱欲出不得。若再客寒外束。內外交訌。其病乃發。輕則發爲暑溫。如心胸發熱。手足木冷。泛泛欲吐。脈沉數。舌邊尖紅。中白滑。重則卒然淸濁混淆。腸胃乃亂而爲霍亂。氣道立時閉塞。血絡因而凝滯。甚則肢冷脈伏。目陷音嘶。汗淋皖。白立現陽微欲脫之險象。此非氣血枯槁。實氣不流行。血肉凝阻而死。故初起亟宜開閉通竅。俾氣通血活。邪得外泄。則正自復。昧者不知邪閉血凝。熱深厥深之理。一見肢冷脈伏。卽指爲寒。又疑爲脫。不辨寒熱眞假。動手桂附回陽。薑萸止吐。任意亂投。又有好行其德者。復以十滴水。哥囉顚之類。博施濟衆。以熱治熱。因此傷生者。比比皆然。苟將此藥治眞寒之霍亂。未始無效。不知近時之霍亂熱症十居七八。寒症十僅一二。故誤投皆能致死。若醫家認症的確。用藥精當。治不失時。病家冷煖適宜。食守禁忌。本無死症。炳章目覩誤於熱藥而死者多。不忍坐視夭枉。爰將歷年經驗所得。將霍亂現狀之屬寒屬熱。鑑別如下。俾醫者審症用藥。皆有標準。病家看護服食。知所從違。庶幾藥不亂投。命不夭枉耳。

（甲）病狀鑑別

（一）舌苔　凡初起白苔帶青。繼則白燥黃燥。或挾食舌苔多白膩黃膩而厚。挾伏熱舌邊尖紅赤。甚則乾黑而糙。皆爲熱症。若苔白滑而潤。或灰黑而滑。或灰黃兼白滑。皆爲寒爲濕。

（二）唇口　凡唇紅及唇乾燥者爲熱。唇白及唇潤澤者爲寒。若口黏燥渴喜涼飲。甚則急求冷水。或口氣呼出熱者。或隨飲茶水卽吐瀉者。皆爲熱。口雖燥而不喜多飲。卽或飲茶一二口卽止。或口氣呼出冷者皆爲寒。

（三）眼目　雖目眶陷而眼白有紅絲及目眥反赤者爲熱。若初起眼白青白。甚則目眶黑陷。而目眥不赤者爲寒。

（四）肢體　凡肢體雖冷。摸著有黏潮之汗。且有酸穢氣。欲揭去衣被。此裏熱外寒。甚則煩躁起臥不安。欲迎涼風。喜臥陰地。皆爲熱。若肢體冷汗並不云熱。自引衣被蓋覆。沉靜倦臥不動者爲寒。

（五）手指　若手指螺紋有數條陷縫。螺頂亦有凹者。或全手指如冷水浸透之狀。皆爲熱。寒症手指螺紋間有癟者。螺頂亦有凹者。然指上色白。甚則帶青藍色紋者爲寒。

（六）胸脘　凡心煩脘悶者爲熱。心煩脘不悶者爲寒。

（七）聲音　凡初起大聲叫噪不已。俟大瀉一二次後。喉音就低。如沙聲塞聲者爲熱。不爲沙聲。但昏迷不言者爲寒。

（八）自汗　凡汗出而黏。有腥臊氣者爲熱。若汗不臭而不大出者爲寒。若吐瀉不止。至亡陽將死之際。亦有如珠如油之絕汗發出。此熱症均有。

（九）嘔吐　凡嘔吐穢濁食物。味兼酸苦氣。亦酸穢。茶水下咽亦吐。皆爲濕爲食爲熱。若吐酸味之物。而無酸穢氣。惟飲茶水則不卽吐。甚則嘔清白如水者皆爲寒。

(十)腹痛　凡腹痛實熱者多。虛寒者少。如腹痛乍緊乍緩者爲熱。腹痛綿綿不輟者爲寒。

(十一)下利　凡肛熱如火。瀉下臭穢濁物。或兼腥氣。或如黃水。其瀉甚速。如水箭之直射者爲熱。肛門不熱。下利並無臭穢氣。瀉完略有腥臊氣。甚則瀉下澄澈如水者皆爲寒。

(十二)小便　凡小便短赤而熱。甚則涓滴不通爲熱。小便不熱不赤。清淡而長。甚則自遺者爲寒。

(十三)轉筋　凡轉筋攣瘛而痛。若脚吊伸縮不定。亦有屈而不伸。翻覆不定者爲熱。若轉筋止收引及下身屈曲安靜不動者爲寒。

(十四)辨脈　凡霍亂脈多沉。沉緊爲寒。沉數爲熱。至於寒極時細濇。熱伏亦細澀。寒症細澀。多因吐下而致脫。熱症細澀。得瀉汗吐下而稍通。須參前症互考。鮮有誤也。

試觀近時之霍亂。舌色多紅。苔多黃燥。皆口渴引飲。吐利臭穢。小便短赤。肛熱如火。總核病狀。多是內眞熱而外假寒。雖有肢冷脈伏似寒象。卽所謂熱深厥深是也。見證既是熱症。治宜苦辛開降。豈可妄用十滴水。呣囉顚等熱藥。以火上加油也。

(乙)急救治法

霍亂病狀既有寒熱之分。治法亦當分別。治寒症當以溫暖回陽。治熱症當以苦降堅陰。此內服之大法也。若熱霍亂初起。心中不暢。欲吐不吐。欲瀉不瀉。必須引吐引瀉。使熱毒一出。中脘卽鬆。中脘鬆則四肢必溫。如外治以飛龍奪命丹取嚏降濁。且可內服以開其肺氣。引吐則開其胃氣。瀉下則通其脾氣。挑刮開其毛孔經絡之氣。痧藥開其臟腑凝瘀之氣。總取其通。以瀉其熱氣。惟熨揚摩擦之外治各法。無論寒熱。尙可通用。凡霍亂已轉筋。無分寒熱。可先用燒酒四兩加樟腦五錢。令人用力摩擦其轉戾堅硬之處。擦一時許。導引其伏熱達四肢。而筋結舒軟。再以鹽滷浸之。以杜熱邪復熾。使不致轉戾矣。又法凡熱霍亂四肢厥冷者。用吳茱萸一兩研細末。和鹽滷調塗兩手足心。以導引內熱達四肢。或以吳萸食鹽各數兩。炒熱布包熨揚臍下亦妙　或用生薑二兩生葱頭二兩生蘿蔔四兩同搗爛如泥炒熱。用布包紮熨運肚腹。如冷再炒再運。俟手足轉溫爲度。以上外治各法。寒症熱症皆可通用。專治寒霍亂。內服以霍亂定中酒十滴水最妙。外擦四肢灣亦效。如肢冷轉筋。以樟腦精酒摩擦至手足溫爲度。如厥冷已久。胃氣漸敗。再用急救雷公散一二分納入肚臍內。用生薑一片蓋藥上。再用艾火灸之。一面接服溫經通陽之劑。以助中宮元氣。(樟腦精酒定中酒雷公散飛龍奪命丹紹城大街和濟藥局有購)

（丙）湯劑要方

霍亂通治方　治霍亂舌白。胸中泛泛。周身不暢。欲吐不吐。欲瀉不瀉。乘其尙未吐瀉。卽服此方。使重者轉輕。輕者卽愈。

鮮藿香錢半　新會皮錢半　赤茯苓二錢　竹瀝半夏錢半　白蔻仁七分　淡竹茹二錢　廣鬱金二錢　鮮荷葉包滑石三錢　陰陽水煎微冷服

濕霍亂初起方　治濕霍亂初起。舌白上吐下瀉。脘悶腹痛。寒熱口不渴者。卽服此方。

鮮藿香錢半　製川朴一錢　製半夏二錢　鮮荷葉包滑石三錢　白蔻仁八分(冲)　薑炒川連六分　炒黃芩二錢　淡豆豉錢半　紫金片五分(研冲)陰陽水煎微冷服

熱霍亂初起方　治熱霍亂。舌灰膩成黃燥。或邊尖紅中薄白。嘔吐酸腐食物。心胸燠熱。小便短赤。肛門熱。下利黃臭糞水。口渴引飲。脈沉數或弦數者。此方主之

淡豆豉二錢　焦山梔三錢　炒黃芩二錢　薑炒竹茹二錢　杜藿香錢半。荷葉包滑石三錢　扁豆衣錢半　左金丸錢半（包煎）飛龍奪命丹一分（沖入）陰陽水煎冷服如轉筋者加鮮勒人籐一兩。

寒霍亂初起方。　治寒霍亂嘔吐清水。瀉下亦清水。自汗肢冷。喜飲熱湯。脈沉細而微。舌白帶青者。此方服之。

吳萸六分拌炒川連八分　川桂枝錢半　淡乾薑八分　浙茯苓三錢　焦白朮二錢　炒白芍三錢　新會皮一錢　霍亂定中酒三分（沖）水煎冷服

痢論

蔡陸仙

痢疾。古名滯下。滯下者。欲便不爽也。傷寒雜病論。謂之下重便膿血。下重者。裏苦急也。便膿血者。下赤白也。或謂腸熱胃寒。或謂胃熱。或謂暑濕。聚訟紛紜。莫衷一是。余謂此證。發夏秋之際。當然有暑濕蘊釀。既欲便不爽而噤口不食。當病在腸胃。設西醫剖視。必見腸中脂膜發炎。故西醫名赤痢為腸炎症。但腸何故發炎。何故便膿血。何故欲便不爽。匪特西醫所不知。竊恐中醫亦未必盡知。吾特為之解曰。凡人大便之所以能暢快者。肝氣之疏泄也。又肺與大腸相表裏。大腸又藉肺為傳導也。設肺氣鬱。則肝木不舒。則令欲便不爽。此其一因也。胃與大腸皆屬燥金。七八月間。燥金主氣。金性善收。腸胃之氣應之。故大便收

止而不行。肝木欲疏泄而金氣阻止。故欲便而不爽。此又其一因也。腸胃之氣壅阻。則噤口而不食焉。然乎人則無之。即有亦未必便膿血。然則果何爲而便膿血哉。曰暑濕之邪內伏。一因也。寒冷逗留。一因也。食積瘀阻。則又一因也。於是腸胃之氣壅滯。逢秋金收止而病發矣。故痢疾初起。有消導而愈者。非即所以去其積滯乎。有清利而愈者。非即所以祛其暑濕乎。有溫中而愈者。非即所以散其寒乎。治法雖不同。而取效則一。總在審病辨治。初無成見於其間也。然病因易明。致膿血之理。尚未易悉也。吾再爲之解曰。便膿血者。腸中及脂膜血瘀腐化成膿也。腸中及脂膜何故有血瘀。蓋脂膜中本有血液。腸中亦有血液以資腴潤。氣滯則血瘀。血瘀則成膿。此與腸癰症同一例看。余非創論。蓋其義實相通也。夫癰瘍家有言曰。氣滯則血瘀。血瘀則化膿。又曰。正氣旺者。自易託毒化膿。今觀痢之白輕赤重。其理不更瞭然耶。白痢者。正氣尚旺。瘀血易於化膿。赤痢者。正氣衰。無力以釀膿。治癰瘍之法。無非調氣以行血。使未成膿者消。已成膿者潰。治痢之法。亦無非調氣以行血。使未成膿者消。已成膿者潰也。古語云。調氣後重自除。行血便膿自愈。旨哉言乎。治赤白痢雖皆主通。而其通之之法。又各不同。白者排水清氣以通之。赤者調血溫氣以通之。因白者正氣旺。膿從氣化水。即氣分也。排水即所以排膿。赤者。瘀血由氣弱而不能成膿。氣弱便是寒。溫寒即所以補氣。此大略也。白痢溫之則非。赤痢寒之則亦非。赤白兼見。又當氣血兩調。寒熱互佐也。其外如五色痢。如休息痢。如久痢欲脫。通之固之。或通補並用。此如癰瘍之潰而不收。或生肌。或化腐。或化腐生肌之並用也。爲醫者貴臨時權衡焉。

中暑中熱辨

盧逸軒

嘗見治夏令熱症者。每每進用大順散。誤人匪淺。考大順散。乃乾薑肉桂杏仁甘草散寒燥濕之藥。殊不知在天為暑。在地為熱。潔古曰。中熱為陽症。為有餘。中暑為陰症。為不足。經曰。脈虛身熱。得之傷暑。方書又云。靜而得之謂之中暑。動而得謂之中熱。可見中暑者少。中熱者多。中暑者乃納涼於靜室大扇風車。嗜食瓜果。致生寒症。或頭疼身疼。惡寒發熱。嘔吐腹痛。四肢厥冷。中熱者。自汗口渴煩心。溺赤身熱脈虛。故吳鶴臯曰。大順散非治暑。乃夏月飲冷受傷於脾胃耳。今人一概以治中熱。豈不僨事歟。中熱輕者。益元散。重者白虎湯。其有閉暑者。內伏暑氣。而外為風寒所閉。頭疼發熱惡寒者。風寒也。口渴煩心者。暑氣也。四味香薷飲加荊芥等主之。又有暑天受濕。嘔吐瀉利。發為霍亂。此停食所致。宜分寒熱。熱者必渴。黃連香薷飲。寒者口不渴。藿香正氣散。更有乾霍亂。欲吐不吐。欲瀉不瀉。攪腸大亂。危在頃刻。急以燒鹽和陰陽水吐之。或以陳香圓煎湯更佳。俗名攪腸痧。又名烏痧脹。此係閉塞經隧。氣滯血凝。脾土壅滿。不能轉輸。失天地運行之常。則脹閉而危矣。曾於夏秋間。治絞腸痧。先用陰陽水探吐。或用玉樞丹至寶丹冷水磨服。續進二香散。并薑葱香油食鹽同搗炒熱。以布包熨其兩足。從下而上。不可間斷。免致轉筋入腹。每每獲效。況南方風氣柔弱。加以地氣濕蒸。若正氣或稍不足。則邪從口鼻而入。驟者當時即發、緩者於秋後為患。其候也脈滯舌膩。或微寒。或單熱。脘痞氣窒。口渴煩冤。午後更甚。天明得汗稍緩。必至兩三候外方得全解。如元氣不支。或調理非法。不治者多。較之傷寒。其熱覺緩。比之瘧疾。寒熱又不分明。其變幻與傷寒無二。其愈期反覺纏綿。若表之汗不易澈。攻之便易溏泄。過清則肢冷嘔噁。過燥則唇齒燥裂。總之。當以感症治之。要之伏暑為病。非比風寒之邪。一汗而解。溫熱之氣。投涼即安。以暑與濕為薰蒸粘膩之邪也。最難驟愈。若治不中竅。暑熱從陽上薰而傷陰化燥。濕邪從陰下沉而傷陽變濁。以致神昏耳聾。舌乾齦白脘痞嘔噁洞泄肢冷。每多束手。竟至莫救。當宗劉河間三焦立法。認明暑濕二氣何者爲先。其陰虛火旺者。邪歸營分爲多。陽虛濕勝者。邪傷氣分爲多。在氣如葉天士甘露消毒丹。在營如神犀丹之類。開閉逐穢如牛黄丸至寳丹之類。至病重症危。凡屬熱邪橫逆。不但人參不可輕用。而桂附乾薑尤不可沾脣也。

熱霍亂症針治法

王肖舫

霍亂熱症。多由飲食不調。熱邪擾亂。胃氣不能抵抗。或上吐。或下泄。手足亂舞。肚腹難受。甚至氣滯脉伏。此時用湯藥緩不濟急。挑打刮各法。亦須多時候其自行恢復。惟有針刺一法。立刻見效。如心腹難受。刺間使天樞中脘下脘各穴。以疏胃氣之滯。如吐瀉轉筋。宜刺足三里穴。（兩腿皆刺）以瀉其盛。如牙關緊閉。宜刺頰車。病重則兼刺客主人（卽耳門）此穴宜淺刺。愼之。無論其如何緊閉立開。或兼刺合谷（卽虎口）亦可。刺後再服湯藥數劑。惟陰霍亂禁針。宜灸神闕及期門。轉筋者兼灸太衝。宜內服四逆湯加減。

尋穴祕訣

（間使）掌後去橫紋三寸。兩筋間陷中。宜用瀉針。以瀉心包絡之滯。針入三分。心胸之難受。態度立愈。

（天樞）臍兩旁各開二寸陷中。宜用瀉針。以瀉胃實。疏其滯氣。針入五分。左右同。

（中脘）臍上四寸。宜用補針以助胃陽而調和任脈。

（下脘）臍上二寸。宜用瀉針以和胃陰。恢復其下降之常度。而調和任脈。以上兩針。一補一瀉。所以調和陰陽。以疏任脈。腹中之滯氣立化。則絞痛立愈。

（足三里）膝蓋下三寸、胻骨外廉大筋陷中、分肉間。舉足取之。極重按之。則跗上動脈止。或以手掌心照準按定膝蓋。中指尖盡處。卽是穴。宜用瀉針。以瀉陽明胃上逆下迫之盛。凡吐瀉轉筋腹疼立愈。宜針入五分。或七分。或一寸。

（頰車）耳下八分。曲頰端近前陷中。側臥閉口取之。宜用瀉針。刺入半分或一分。以瀉胃家冲逆之滯。左右同。牙閉卽開。惟病重。兼針客主人。

（客主人）耳前骨上宛宛中。開口有空。張口取之。宜用瀉針。刺入一分之三。以瀉少陽胆經冲逆之滯。無論爲何緊閉。保證立開。

（合谷）大指次指歧骨間陷中。按之痠重者是。宜用瀉針。入三分。以瀉大腸之實。肺與大腸相表裏。大腸通則肺家和。而頭目清爽。千金要方云。面口合谷收。而牙關緊者。亦能開之。

（神闕）正當臍中。（卽臍眼）宜塡鹽或隔蒜灸之。三壯。艾炷爲鼠矢。以溫任脈。卽所謂寒谷回春也。

（期門）乳下第二肋骨端縫中。卽乳旁一寸五分。又直下一寸五分是穴。（灸法宜貼皮）灸五壯。以溫肝。緩其疏泄之勢。調其橫逆之氣。吐瀉立止。

（太衝）足大指本節後二寸內間動脈應手陷中。大指次指虎叉骨陷中。（灸法宜貼皮）灸二壯。肝經調和。嘔逆立止。

刺時手術

瀉法。令病人咳嗽一聲。撚針刺入。再令吸氣一口。以手轉針頭。向病所。循其經絡捫自病所。如針男女左邊。醫用右手大指向前。食指向後。如針男女右邊。醫用左手大指向前。食指向後。氣至病所。即出針。勿閉其穴。以瀉之。

補法。令病人咳嗽一聲。撚鍼刺入。再令呼氣一口。以手轉針頭向病所。依前循捫其病所。如鍼男女左邊。醫用右手食指向前。大指向後。如鍼男女右邊。醫以左手食指向前。大指向後。氣至病所。即出鍼。速按其穴。勿令走氣。以補之。

周身量寸之法。各地同志皆知。勿事再贅。

鍼時先認定其穴。以大指甲掐該處（重掐則該處麻木不知疼）。迅即將鍼鋒以口氣呵之。徐徐刺入。仰手搖鍼。候其氣至。（鍼孔附近有凹形爲氣至。其鍼爲氣吸入也。無凹形。非爲氣至病所。多半係穴未認眞。刺未適中。氣不至。不能見效也。）徐徐出針。收效極速。

暈厥者。以大指甲橫掐病人鼻下人中肉上。即醒。或針三里穴。亦可醒。造針宜用寶銀。造毫針鍍金者。因銀質軟。永無斷針之理。萬勿用鋼針。折斷則難取出。且毫針刺穴不見血。禁用三稜針。因其刺孔大。難免出血也。近來各處刺霍亂者。恆用三稜針刺尺澤血管。放大血。利於取效一時。殊不知壯者放血。須昏憊數日。倘虛人老人放血後。久不復元。殊屬誤人。故吾曰針尺澤放大血者。粗工也。

收效時間

無論何穴針後三十分鐘。定見效果。

病後調養

宜食用易於消化之品。凡煎炒生冷肉魚水果等均當忌用。

論小兒風熱證治

胡天宗

風熱一證。要辨來因。未可概言疎散也。須知內外標本之別。有因風生熱者。爲外入之風。風勝則熱。遏散其風而熱自解。經以火鬱發之。此風爲本熱爲標也。有因熱生風者。爲內出之風。熱勝則風旋。清其熱而風自熄。經謂熱者寒之。此熱爲本風爲標也。小兒萌芽時代。體屬純陽。每屆上九時期。六陽皆現。易感風熱。多發春末夏初。故見頭痛發熱。或惡風或惡寒。或有汗或無汗。或嗽或嘔。煩躁口渴。脈來浮數者。此風熱之候也。當辨風熱孰內孰外。輕重斷之。始定辛溫辛涼之用法。在醫人明理風熱二字。庶無摸稜施治近時兒科專家。不究五運六氣。不按時序推求。見其發熱。輒以荊、防、蟬衣、鉤籐、羌活、柴、桂、查、麯、枳殼、生薑嗽加化痰丸。甚則礞石滾痰丸。保赤散。兒科拈來俗套一派溫散消導。亂投丸藥。損胃戕脾。食減人困。累成慢驚。禍害不勝屈指。甚至風熱上攻。延及三陽合病。頭面赤腫。類象大頭。兒殤夭折。目睹心傷。醫者茫然不辨。不論司天年年春令。遇症熟寫通套之方。噫。醫之殺人者。不用刀刃也。若病起用藥一錯。如領人路道錯走。追趕回來。豈不擔誤。凡病已得汗。肌表已開。而熱未退。法宜清陰。二便皆利。裏無阻滯。倘再認爲表邪未盡。徒知疎解。殊不明汗多傷液。消導傷氣。必伐眞陰。每多壞事。變生不測。余倣錢氏救陰煎擬以生地丹皮麥冬野苓石斛陳皮甘艸七味爲主。歸重救陰。若外風症具在。略加薄荷防風。驚跳加雙鈎。嗽加桔梗杏仁。有痰兼嘔加半夏蘇子。（每見時醫不知肺爲貯痰之器。只有開痰一法。爲解化之用。肆中之化痰丸。徒傷胃氣。王隱君之礞石滾痰丸。用治頑痰怪症。施於小兒何干。）吐乳加麥芽。泄加神麯澤瀉。便祕加地栗茅根梨汁（三味因時選用）溺少加山梔木通。唇紅舌瘡加連翹銀花貝母。午後夜間發熱加靑蒿地骨皮。依法出入。從時令上用藥。必先歲氣。毋伐天和。幷治秋燥。通用至穩。至當保赤諸方。當以錢氏爲主。五臟見症。各有準繩。如肝臟之瀉靑丸。心臟之導赤散。瀉心湯。生犀散。肺臟之瀉白散。補肺阿膠散。脾臟之瀉黃散。益黃散。腎臟之地黃丸。分門立方。法至良善。醫家不讀錢氏書。未有能知保赤者。亦在臨證變通。各從其類也可。

論燥症

虞哲夫

燥症何自而起哉。有外因。六淫之一也。有內因。血液之枯也。若不辨脉之虛實。症之新久。體之强弱。概以燥症爲外邪。而藥投淸涼剝削。無怪乎操刃殺人者矣。夫外因之燥。非雨露愆期。卽秋日暴烈。非南方不毛。卽北方風勁。氣偏陽亢而燥生。大約從皮毛而入者。則肺受之。肺受燥氣。咳嗽咽痛之症見矣。從口而入者。則胃受之。胃受燥氣。結胸便祕之症見矣。內經曰。秋傷於燥。冬生咳嗽。而喻嘉言立淸燥救肺一方。發前人之未發。至受燥而成結胸便祕者。世俗多以傷寒混治。不知燥症陽明裏實而堅滿。大小陷胸之法。利於體實而不利於體虛者耳。第內傷之燥本於腎水之虧。精血之弱。眞陰之涸。在肺則淸肅之令不行。咳逆口渴。皮聚毛落矣。在肝則將軍之性不斂。脇痛暴怒。筋急拘攣矣。在脾則生血之源不運。蓄瘀使粘。皮膚不澤矣。欲治其燥。先貴乎潤。欲求其脾。先貴乎腎。誠以腎主水。而藏五臟六腑之精。養百骸而爲性命之本。若腎陰足而及於肺。水道可以通調。腎陰足而及於肝。木氣可以向榮。腎陰足而及於脾。四臟可以灌溉。燥無由而生也。然水日虧而火日熾。決非淸涼之味所可療。必須重用六味歸芍湯合生脈散爲主。治肺燥則加沙參天冬。梨汁之屬。肝燥則加丹參棗仁。乳汁之屬。脾燥則加柏子仁松子仁甘蔗汁之屬。此燥病之正治也。倘久病而氣因精虛。參耆河車及八味等湯。亦宜急投。蓋陽生則陰長。氣化則血潤。此燥病之反治也。雖然草木之槁。賴雨滋榮。人身之燥。非血不澤。參乳湯救陰血消亡。有不捷於影響乎。每見俗醫不識病情。而反以燥藥治燥病。無異於火上添油者矣。

風字解

徐伯英

每覽西人論病原素。多主細菌。如霍亂之虎列拉。瘧疾之麻拉利亞。凡百千疾病。皆不外微生物之爲患。若以數百倍之愛克斯光鏡窺之。空際中彌綸無限之微生物。此卽致病之原素也。若吾中國醫學。則以六淫爲戕人之賊。而風居其首。是以內經有風病專論。金匱有中風專門。攷古文凬字從日。正字通云。日中出气成凬。莊子齊物論曰。大塊噫氣。其名爲凬。元命包曰。陰陽怒而爲凬。然則凬爲天地之氣明矣。而又从虫何也。說文云。風動虫生。趙古則曰。凡物露風則生蟲。內經陰陽應象大論曰。東方生風。其蟲毛。毛者狀其微也夫蟲爲濕氣所生風氣之所化其細微而難見者如莊子則陽篇所謂觸氏蠻氏國於蝸之左右角者列子殷湯篇所謂焦螟羣飛而集於蚊睫者則隨風氣鼓蕩於空氣之中旁礡於太虛之內若人身白血球乏抵抗之能力即襲而爲病內經所謂邪之所湊其氣必虛是也然則西曰菌爲諸病之原中曰風爲百病之長豈非若合一轍乎

舌胎論略

如皋醫學研究社員 朱瑞堂

心爲一身之主宰人之司命也故不可有所中傷然舌乃心之苗一有干犯則各種之顏色見焉寒則舌白熱則舌紅但寒之極則白亦可變爲灰(濕遏熱伏往往見此舌)水極似火之狀與停食之舌幾幾乎相同矣熱之極則赤可變紫即非瘟疫之毒鬱蒸所致亦或過傷酒毒(烟客亦多見此舌)否則水臟太虛不能節制君相之炎威蓋其始必由紅色而變深赤或舌口生瘡此將欲鬱發癍疹之象也至若舌胎變黑黑乃北方之色此蓋陽氣不能上行而腎經之寒水乃上越而覆蓋焉火光將以銷滅而人命難延矣(所言乃水來尅火之證若火極似水之黑較此尤多)他如黴醬之色乃胃府之濕熱鬱盦而脾經之寒滯不散也見此舌胎飢不思食渴不欲飲亦百死一生之一候也(亦有可生者)至若胎變藍色藍乃合青紅而成(藍青乃合青紫二色而成)此色必其心肝交瘁命在頃刻他若有津無津當分燥濕不滑而滑須審風寒氣絕或縮而短血盛或伸而長風則斜而出口燥則裂而成紋內治外砭責在良工

社長沙健菴評

舌爲心之苗固矣足少陰腎脈挾舌本腎主液賴腎水濟心火以爲轉舌之用又足太陰之脉連舌本散舌下賴太陰之潤以濟陽明之燥凡此皆指舌本也若胎之有無全憑胃氣單言心於義不備察舌辨表裏寒熱易辨虛實難此理不可不知古人於表證初起多不措意舌胎以邪氣在表舌皆如常也傷寒論於柴胡證始言舌胎其故可思也杜清碧驗舌有三十六法已繁矣張誕先本申斗垣傷寒舌辨至廣爲百二十圖爲傷寒舌鑑一書愈瑣碎矣讀時須有抉擇之功

論爛喉痧與白喉之分別

戴橘圃

爛喉者時疫之邪也白喉者陰虛之症也一表一裏相隔天淵設或誤治遺害非輕爰爲分別以供研究夫爛喉之初起也惡寒發熱面赤頭痛咽喉腫爛痧疹見露此由時疫流行感觸而發當用清涼敗毒散以治之則毒解熱清痧疹退而咽腫消病自愈矣白喉之初起也微寒發熱骨節疼痛咽喉白點或痛或否由於肺胃陰虛虛火上炎當用養陰清肺湯以治之則陰生陽潛白點退而咽痛消病自愈矣要之爛喉由於外感白喉由於內傷爛喉由於風熱白喉由於陰虧爛喉屬於實症白喉屬於虛因爛喉紅腫而腐白喉白點微痛爛喉腫而不硬白喉硬而不腫爛喉口有臭味白喉口無臭味爛喉身見丹痧白喉身無斑點爛喉宜以逐邪爲主白喉宜以扶正爲本爛喉宜以解毒爲先白喉宜以養陰爲要爛喉治宜清其胃熱白喉治宜養其肺陰爛喉用藥切忌辛溫白喉用藥切忌辛散爛喉症有三忌一忌鼻塞二忌音

啞。三忌泄瀉。白喉症有三禁。一禁刮破。二禁近火。三禁多臥。爛喉白喉。分別如斯。運用化裁。存乎其人。

論爛喉有喉痧喉風之別

戴橘圃

爛喉者。總名也。有爛喉痧爛喉風之別。痰熱內動。則成喉風。風熱外感。則發喉痧。喉痧宜清其肺。兼清其胃。以肺主皮毛。胃主肌肉也。喉風宜清其胃。兼清其肺。以胃主咽。而肺主喉也。胃結痰熱。上攻於咽。咽喉腫爛。舌絳苔黃。微寒壯熱。身無痧疹。爲爛喉風。治宜涼膈白虎湯以治之。肺受風熱。上攻外達。咽喉腫爛。舌苔白膩。寒熱頭痛。遍體丹痧。爲爛喉痧。治宜清涼敗毒散以治之。此喉痧喉風之別也。又有喉癬咽喉亦爛。此梅毒內發。或陰虛火旺。最爲難治。各宜詳辨。不可混也。

白喉血清與麻杏石甘湯論

繆民澤

白喉之爲病。惡寒戰慄。喉痛白腐。白喉血清。爲治喉證之特效藥。而病原爲細菌。已成鐵案。亦不容非議也。麻杏石甘湯治傷寒太陽證。以治白喉。亦驗之不爽。血清能制滅喉證細菌。而病愈。惡寒戰慄。太陽證也。麻杏石甘湯治之。以其解太陽之表。得汗出。喉不痛。白腐見滅而愈

驗之事實。白喉血清。雖能愈喉證。然往往誘發猩紅熱。遺留後患。究不若治以麻杏石甘湯。鮮有流弊。謂非當研究者耶。顧目下中醫。崇拜西藥。迷信萬能。曾不以己之固有學識。發揮而光大之。卽今研究麻杏石甘湯以治白喉。能不爲時醫之誚乎。可恨也夫。

白喉初起。施以血清。卽可痊好。見腐之初。服麻杏石甘湯。亦一劑而愈。然時間久延。毒潰。白喉血清無濟

於事。麻杏石甘亦不能再事解表。回憶往者。姑室之死於此者四人。僅存者一人而已。慘夫悲哉。乃世途日非。醫家不以愈病爲任。重虛譽不求有功。但求無過。圖射利注射血清。以冀厚利。西醫固如此。中醫亦如此。畏麻附如毒蝎。不敢輕試。麻杏石甘湯中用麻黃。相戒不敢用。白喉忌表之說出。更不敢以爲用。以致當用不用。深誤病機。誤人甚矣。

邇者里居應診吳姓女孩。惡寒無汗。白喉見腐。投以麻杏石甘湯一劑知。二劑已。見效神速。而論者非之。病見全愈。固無間然也。

乃憶曩者吾師惲鐵樵先生有云。麻杏石甘湯治白喉。得汗出十二小時卽愈。雖白喉血清注射。見效在廿四小時內。亦不如湯液見效之速也。

雖然用藥如將兵。麻黃猛將也。不以石膏駕馭之。安能取效穩捷。每用麻黃四分。則石膏用至三錢以上。分量因時加減。務使調和其藥性。不令過温。能得汗解最妙。（石膏亦能發汗）未知治白喉之諸同仁。其見及於此否。

余上承師說。下驗病症。對於白喉。一得而已。何敢云乎時醫之不足道哉。

按麻杏石甘湯所以能治白喉。正因其惡寒無汗。汗出毒散。則細菌無由潛跡矣。觀此則傷寒論中百一十三方。不止能治傷寒論中所列諸病也。在乎善於應用耳。

胃脘痛誤治卽成噎膈論

陳賓南

內經曰。六經爲川。腸胃爲海。又曰胃爲之市。乃十二經脉之長。其作痛之因有九。因於氣則攻刺而痛。游走不定。因於血。則痛有定處而不移。轉側若刀錐之刺。因於熱。則舌燥唇焦。溺赤。便閉。脈洪大有力。其痛或作或止。因於寒。則手足厥冷。喜熱畏寒。痛勢綿綿。脈象沉細。因於飲。則乾嘔吐涎。脈象弦滑。因於食。則心胸脹悶。噯腐吞酸。脈象緊滑。因於悸。則心悸怔忡。手按則痛止。因於虫。則面白唇紅。口吐白沫。飢時更甚。得食亦甚。因於疰。則卒爾心痛。面目青黯。或昏憒不知人。脈乍大乍小。九種現症。辨別精詳。投劑自能獲效。奈粗工每遇脘痛之症。不辨其因。每曰胃寒。用藥輒溫燥。或曰氣阻。用藥則攻破。不思胃爲陽土。喜柔惡剛。溫燥則能耗胃液。破氣則能傷胃汁。且脾胃之最畏者。木。木與土爲仇。厥陰風木。少陽相火。亦喜清柔。不耐剛藥。若胃液不足。匪徵本體固失和降之令。卽肝胆亦失條達之機。遂致木來侮土。不食。不飢。不便。木氣上逆則乾嘔。嘔出味酸。味苦。甚至食不能下咽。久之榮陰損。津液枯。噎膈成矣。矧今人大都腎水虧。有餘於陽。不足於陰。肝木多旺。易於生怒。怒又傷肝。肝氣上逆。胃脘當心而痛。上支兩脇。其脈必弦強。或弦細有力。粗工診之。知病由怒而起。用藥惟知舒肝理氣。不外香附。鬱金。沉香。枳實。烏藥等。服數帖而不愈。不責藥之未當。反加入伽南香以破之。不知今日之鬱金。係莪蒁之子。大破氣血。伽南香有氣無味。亦是木質。香附雖能理氣。究是偏溫。且通氣之藥。皆辛香。多服實足以耗津液。傷胃汁。其間有病輕者。服之卽愈。愈後再發。再投。久之亦足以成噎膈也。考之方書。葉案中治木逆犯胃之痛。多用川連。竹茹。白芍。山梔。川楝。牡蠣。決明等。苦寒酸斂。柔降化痰。實是不易良法。大抵肝爲風木之臟。又爲將軍之官。其性急而動。肝病必犯土。乃侮其所勝。考之仲景之烏梅丸。雖治蚘厥。亦治厥陰本臟之病。方中雖用薑。椒。辛。

附通陽泄肝。然有連柏之苦寒。且用參歸以調氣血。古聖用心何其精且密也。至於肝木犯胃之痛。脈必弦。脇或脹或痛。乾嘔脘痞。嘔出味酸味苦。其用藥不外左金丸。戊己丸。溫胆湯。金鈴子散。瀉心湯。加減損益。甚至肝火之實者。脉必弦強有力。可進當歸龍薈丸以瀉之。痛無不愈之理。若果肝陰胃汁已虧。胆陽內灼。消渴呃逆。舌赤無苔。脈細弦而數。或弦勁。則又當用阿膠。生地。白芍以養肝陰。人參。麥冬。知母。粳米。以養胃液。猶有木鬱於中。胃土亦困。中脘致痛。脈象細弦。胸脘痞悶。太息不暢。治法與木強侮土不同。宗內經木鬱達之。如逍遙散。越鞠丸以加減。夫所謂達者。條達之也。非用藥以破氣也。切不可純用理氣耗液之品。雖曰舒肝。反剋肝陰。而傷肝汁。又有痰食致痛。濕濁致痛。粗工診之。即曰胃寒。用藥則丁香。良薑。附片。豆蔻。種種溫燥之品。雖然胃痛稍瘥。而胃陰亦損。再發再投。上脘槁則成噎。中脘槁則成膈。噎膈既成。萬難起死。良可哀也。再考胃脘痛近上脘。即心頭痛。仲景之胸痺心痛徹背。即是此症。本論云。脉當取太過不及。陽微陰弦。即胸痺而痛。治以瓜蔞薤白苦酒湯。既曰關前之陽微。何不用辛溫之補陽。既曰關後之陰弦。何不進辛熱之驅陰。其故何哉。古聖人亦慮傷陰而耗液也。其第三條胸痺症云。人參湯亦主之。補陽之虛。逐陰之實。方中雖有薑桂之扶陽。而人參。甘草。亦補氣柔緩之品。豈僅用補陽之辛熱耶。至若胃之下脘痛。近於大腹。若按之不痛。爲虛寒。雷鳴切痛。胸脇逆滿。嘔吐。治以附子粳米湯。雖用附子之驅寒。半夏之降逆。且有甘草。粳米。大棗。緩中養胃。以保液。猶有眞寒之急者。痛嘔不能食。腹滿上衝皮起。出見有頭足。上下痛而不可觸近者。治以大建中湯。雖用椒薑之大辛熱。亦必用人參。膠飴之甘溫補氣。以建中。古聖之立法。精良。處處慮純剛傷津耗液。今人治肝痛。多用一派溫燥。何哉。雖曰溫胃。胃爲陽土。

喜柔惡剛。卽中脘痛之因痰飲。古人亦不過小半夏加茯苓湯。大半夏湯。苓桂朮甘等。因食積亦不過保和丸。卽因寒痛而用薑附。亦必手足厥逆。口鼻氣冷。確係眞寒。方可投之也。若果治胃痛而妄投辛熱耗液。香燥破氣。吾恐其不成噎膈幾希矣。然則治胃痛竟不用理氣藥乎。總之確係因氣而痛。方書之沉香降氣散可矣。如因痰阻氣化。其痰濕阻氣。宣其濕。寒閉氣。散其寒。因於七情鬱結者。暢其情懷。則氣自和暢。所以內經曰。治病必求其本。不知本。徒理氣。有何益哉。然則如上所說。胃痛竟不能用溫胃藥乎。設中陽虛。當用何法耶。要知人生之中陽者。卽溫中之元氣。補氣藥係甘溫。溫者平也。乃春令生生之氣。用熱藥以溫胃。非補氣。實傷氣耳。古人之理中湯。如甘草人參白朮。非甘溫之藥多乎。若丁香。良薑。燥熱之品。如胃之有寒飲食。用之以散寒則可。若曰溫胃陽。補中氣。萬不可也。非吾之有所偏。實理之不可易耳。今秋七月。余診病於趙府。適

沙健菴先生同診。彼語余曰。今人之胃痛。係本尅土。多若過用燥熱藥。破氣藥。卽成噎膈症也。余因有悟。述此用以自警。非敢益人。是否有當。尚祈海內　諸名賢有以匡我不逮焉。

傷寒傳足不傳手及傷寒重六經溫病重三焦論　陳賓南

仲聖之作傷寒書也。爲百病之準繩。立萬方之綱領。故有醫聖之稱。乃今日之讀溫病書者。言傷寒傳足不傳手。溫病重三焦。傷寒重六經。故今之業醫者。舍醫聖書而不讀。蓋不知仲聖雖分六經。亦不外三焦。言六經者。明邪所從入之門。經行之徑。病之所由起。所由傳也。不外三焦者。以有形之痰涎水飲渣滓爲

邪所搏結。病之所由成也。觀其論中。曰胸中。曰心中。曰心下。曰胸脇下。曰胃中。曰腹中。曰少腹。雖未明言三焦。較言三焦則更細也。若謂傷寒傳足不傳手。如麻黃湯症云。太陽病。頭痛發熱。身疼腰痛。骨節痛。惡風無汗而喘者。夫頭痛以下。皆足太陽見症。若喘則手太陰症矣。且又云。喘而胸滿者。劇者必衄。衄乃解。夫喘而胸滿。豈非邪阻肺氣不舒乎。況足太陽行人之背。背者胸中之府。胸中乃肺之外廓。肺主皮毛。足太陽雖主表。凡邪之從外入者。必自毛竅始也。所以仲聖太陽病。主以一清虛之麻黃湯者。由肺化汗外達皮毛。以出肺之空竅。即所以出太陽之門戶也。由此細參。仲聖當日豈僅言足而不言手。惟重六經。而不重三焦耶。且今人尤誤以讀傷寒。言不能治溫病。孰不知傷寒論中曰。太陽病。發熱而渴。不惡寒者。爲溫病。發汗已。身灼熱者。爲風溫。夫發熱不惡寒而口渴。即溫病條辨之銀翹散症。若曰太陽病三字。而非溫病之症則誤矣。夫所謂太陽症者。不過脈浮。頭項強痛而惡寒之症耳。即溫病之初起。肺主天氣。天氣鬱。頭亦痛。邪初在表。脈本浮。但不似傷寒之脈浮緊耳。至若惡寒。溫邪之初起。肺氣不達。亦現惡寒。但不似傷寒惡寒之嗇嗇凜凜耳。由此而論。則溫病之大綱。仲聖已言之精切矣。至若言傷寒論之方。而不適用於溫病。豈不知白虎症云。傷寒脈浮發熱無汗。其表不解者。不可與白虎湯。渴欲飲水。無表證。白虎加人參湯主之。又云服桂枝湯大汗出後。大煩渴不解。脈洪大者。白虎加人參湯主之。且又云陽明病若渴欲飲水。口乾舌燥者。白虎加人參湯主之。觀此三條。非即溫病條辨之白虎症乎。且傷寒之用承氣。原爲急下以存陰。溫病之用承氣。亦猶是耳。不過傷寒下之不嫌遲。溫病下之宜及早。傷寒多寒。水用大承氣不慮枳朴之辛溫。溫病易亡津。故有增液之壯水。且傷寒之胃實。詁語潮熱。不惡寒但惡熱。可用承氣。即溫病症。未至譫語晡熱胃實之候。承氣亦所難投。傷寒之口渴引飲。脈洪大。舌上乾燥而煩。裏熱劇甚。用白虎湯之甘寒。卽溫病未至脉浮洪。舌黃渴甚大汗之候。白虎湯亦所難進耳。由此細參傷寒之與溫病。理惟一貫。仲聖豈僅言傷寒乎哉。明乎此。今日之溫病家言傷寒重六經。溫病重三焦。亦可憬然而會其通矣。

問鬱病之治法

劉廉青

敝友陳君。年逾不惑。本有肝鬱之症。八月間出外。因就事不遂。返里後。卽生昏憒。牙關緊閉。時開。手足弛張。如閉時卽氣粗欲笑。其時進羚羊合三甲溫胆。佐以通絡滌痰。未服此藥之先。神識稍清。已服之後。反不如先。大便燥結成塊。便後欲食。(此時神識又轉淸)卽吃稀粥數碗。食覺不飽。(移時神識不淸)病情係肝鬱也。久鬱生火。火鉅痰生。兼動肝風。今呈情由。懇請　諸道長賜一回春之法。則感德無旣矣。

答劉廉青君問

楊燧熙

因就事不成。未遂青雲之志。而與心違。卽易生鬱。況素有鬱患乎。夫鬱則氣滯。氣滯則易於化熱。久久不解。五陰漸耗。又云鬱有五。其治法有泄折達發奪。不若病者移情易性。恬淡虛無。爲根治也。至昏憒牙關緊閉。手足弛張。如閉時而氣粗欲笑。乃痰熱引動肝陽。陽化內風。(諸風掉眩。皆屬於肝)旋擾淸靈。冲侮心營之所致也。速宜開懷解鬱。佐以淸心育神。平肝熄風。以化痰熱。否怕肝風顚狂等患。愼之愼之。然否候廉青先生教之裁之。

外治療法「安腦祛痰聖藥」一日嗅入鼻內三四次。每次少許。功效詳於仿單。內容及價目見紹報星刊。第九十五號。第六頁上一排。

內治療法　連心連翹　二錢　九孔石决明　八錢(先煎)　陳海蜇　八錢(泡洗淡)　乾竹葉　五分　淡竹茹　二錢　連心麥冬　二錢　陳胆星　八分　大荸薺二枚(去芽)　溏心瓜蔞　五錢　蓮子心　五分　風化硝(和服)　一錢　元參心　二錢

尊問未詳苔脈。如苔白脈遲忌服。如苔白有孔或有硃點苔黃中槽或舌尖邊赤脈弦數沉數小滑數均可服至昏憒時兩手握固者加川鬱金二錢。大貝母三錢兩手散而不握固者加西洋參一錢五分

答劉廉青君問

陳賓南

內經曰。心者君主之官。神明出焉。又曰所以任物者謂之心。陰符經曰。心生於物。而死於物。人之喜怒悲恐思內經雖分五臟。其實皆稟於心。故古人欲修其身。先正其心。佛家欲見其性。必明其心。高人達士之守分安命。順時聽天。聖學之喜怒哀樂未發之謂中。發而皆中節之謂和。及顏子心齋坐忘。皆所以養其心也。無如今人不喻此旨。不知持滿。不時御神。務快其心。逆於生樂。起居無節。故半百而衰也　貴友陳君年逾不惑。多曲運神機。勞傷乎心。心之營血早虧。兼素多悒鬱。木不條達。躁急傷肝。憂慮傷心。氣鬱生熱。熱鬱化火。君相不平。亢則害腎。水不足以濟之。心營不足以濡之。於是乎火灼津液而成痰。陽氣鬱勃

而生風。風陽痰火。翕翕不平。神志昏憒。氣粗欲笑。內經所謂神有餘則笑不休是也。手足弛動。牙關緊閉。宛同痙狀。內經所謂諸風掉眩。皆屬於肝是也。此等現象。皆是痰熱風陽之炎威。治當先降其痰火。平其風陽之太過。繼補其心營肝陰腎水之不足。如三甲之育陰潛陽。二陳之化濕痰。竹茹之化熱痰。均非對症之藥。宜其服後增劇也。　鄙問雖未詳苔脈。然照現象而論。如神昏喜笑。牙關緊閉。雖不能概斷曰火。曰實。然大便燥結。服粥數碗。不覺其飽。顯係痰熱風陽之煽灼。內經曰胃熱則消穀。金匱曰熱在中焦則爲堅。堅卽便鞕是也。觀乎此則屬火屬實。無餘蘊矣。鄙人才薄。不揣固陋。妄擬一方。尙祈多酌高明。

眞川連　四分(薑汁炒)　姜竹茹　二錢　瓜蔞皮　三錢　眞熊胆　三分(另煎和服)　生枳實　二錢　天竺黃　一錢　羚羊片　一錢　陳胆星　一錢　石菖蒲　八分　粉丹皮　二錢　霜桑葉　二錢　白蒺藜　二錢(去刺)

陳海蜇　一塊(泡洗淡)　大荸薺　十枚　二味煎湯代水煎藥

按方中最重者。川連之苦寒。入心降火化痰。合以蔞皮枳實。卽仲景陷胸之意也。再重者。羚羊之鹹寒。入肝熄風化痰。尤重者。熊胆之極苦。以入胆。胆藏相火。有上口無下口。其本府之火亢。非熊胆不足以瀉之。餘藥如竹茹天竺黃胆星菖蒲。皆清熱開竅化痰者也。丹皮桑葉蒺藜。清泄少陽者也。內經曰風淫於內。治以辛涼。又曰木鬱達之。古吳葉氏醫案。最得其旨。鄙人約略言之。精當與否。尙祈海內羣賢教政。如蒙指疵。幸莫大焉。再此方乃急則治標之法。服數帖後。稍見效機。卽當改易育陰養營潛陽之品。以治本可也。

問赤白帶治法

薛君

婦人年逾知命。天癸久絕。體健多痰。初患白帶。繼而赤白兼行。數月後神倦納減。延甲醫調治。進塡攝奇經法。反增腰腹痛墜。脇肋膨脹。得矢氣則快。然改延乙醫。用滋補之品。墜痛尤甚。藥則膠地。食則參燕。又增怔忡善恐。疊更丙丁二醫。或爲肝鬱。或爲濕熱。皆不中肯。後經某戊醫云。脉象弦數。右勝於左。腹脹噯酸。舌苔黃膩。乃痰濕內搏。誤補爲患。用舒氣化痰滲濕通絡等藥。神爽納增。白帶反多。連服十數帖。痛止脹未減。有時瘕塊橫腹。俄頃卽效。且易鼾睡。症情複雜。懇請高明賜以治法。俾痼疾早瘳。則感德不淺矣。

答薛君問

蘇鶴臣

細繹病源。伏痰熱飲之候也。痰濁下流。而爲帶下。頻仍。胞宮蘊熱。醞成赤白兼行。夫痰卽有形之火。火卽無形之痰。熱飲內擾。心陽亢奮。而濈然自汗。痰熱升騰。木火上淩。爲呃逆吞酸。熱飲滯於經隧。有時若塊橫腹。偶按顯然有形。須臾默化潛移。前醫診斷。僉謂氣陰不足。處方塡攝奇經。調補肝脾。服之帶下依然。腰痛滋起。更加腹中墜痛。脇肋撑脹。得後與氣則快然如衰。綜觀藥後之反應。病灶之情景已露。熟思瞬卽瞭然。某戊醫先得我心。判爲痰濕內搏。壅補非其所宜。進以化痰行氣利濕通絡之劑。服後精神略振。飲食稍增。惟帶流較多。斯卽伏熱得以下趨之確徵也。奈病者中途疑慮。信任不堅。朝秦暮楚。無所適從矣。鄙人區區管見。懸擬兩方。當否候　裁。

狹義方　控涎丹五分　清氣化痰丸　一錢五分　和匀開水送下

廣義方　張氏龍蠔理痰湯加烏鰂骨　四錢　茹蘆　二錢　鮑魚　八錢　煎湯代水

問兒科症治

陳生甫

鄙人小兒五歲。素多熱咳。並熱瘡。脊膂腫痛。調治消而復萌。筋現青色。移於腰部。苔黃脈數。謹請賜方以起沉疴。

答陳生甫問

楊燧熙

答。按小兒五齡。體弱氣虛。臟腑未實。營衛未充。故稱爲芽芽（如花之芽也）最爲嬌嫩。而況素多熱咳。咳乃有聲無痰。嗽乃有痰無聲。小兒純陽之體。肺熱爲咳較多於脾濕爲嗽之病也。瘡之原因複雜。旣云熱瘡。自當主乎淸化。或苦寒。甘寒。鹹寒。不爲禁忌也。脊膂者。肝腎之部也。腫痛者。肝腎之陰爲熱所壅滯也。血熱則腫。氣凝則痛。氣血失於展司。經絡骨部失於流通。故書云。營氣不從。逆於肉裏。致生癰腫。又云諸痛癢瘡。皆屬心火。若投散品攻品及補土之品。無益也。因土能尅水。治當益水濟火。火平則腫消痛止。大凡腫痛色紅者。十有九熱也。以致補陰。腫退痛止。尤爲明證。復痛者。復乃氣陰未復。肝失疎泄也。筋現色青者。肝主筋。青者肝色也。寒主收引。熱主外現也。移於腰部者。乃木火流行。凝結而成。良由稚年陰液薄弱。督脉不和。任脈不得相濟。腰爲腎之府。脊爲腎之路。路道之阻。營衛亦失其交通也。故經曰。左右者。陰陽之道路也。苔脉相參。引陰濟陽。培水制木。八脉之中。和其任督。調其營衛。佐平心陽。勿投攻散之品。卽可消其腫痛。候酌　明哲。

女貞子一錢五分　大生地一錢五分　旱蓮草一錢　川丹皮八分　絲瓜絡一錢五分「楊製神效除痛散一瓶用四分之一開水和服卽定痛」懷山藥二錢　忍冬籐一錢五分　杭赤白芍各一錢　鹽水炒山萸肉八分　蓮子肉三分　燈心半分　藕一兩先煎

溼家忌汗論

陳智明

濕之爲病。有風寒熱三氣之不同。其主之也。有肺脾腎三經之各異。醫者當其症之所得而施治。不可膠柱鼓瑟也。卽先聖之所羅列方論治法。亦不過設想懸擬之談。分經別證。隨證施方。臨證時自有一派活潑天機。執一言以概一切。誤矣。濕家不可汗。在古典並無明訓。秦漢以降。國之脉運日漸薄。人之氣體日漸弱。大都皆先後天不足者居多。加以高堂大廈。奉養有加。與上古動作避寒。陰居避暑者迥別。其病濕也。非脾虛不能勝濕。卽腎虛不能制水。皆內生之濕。非外來之濕也。縱有之。其惟清濕從下而上者。若夫霧露之濕。從上而下。肺受告者。求十一於千百焉。脾虛之溼。扶土則水自制。腎虛之濕。眞水足則邪水自不橫行。卽清濕從下上者。亦只須潔其淨府。而參以扶正之劑。則溼自除矣。固無須表及利也。況內傷之溼。其氣未有不虛。氣不虛則溼不能停。其平素多汗可知。故曰溼家忌汗也。然謂有忌汗之溼。則可。謂溼家一概忌汗則大謬矣。夫霧露之溼。從上而下。由表而裏。流注於經絡支節之間。湊合於皮膚肌肉之分。舍表之外。更有何法可以去病者。詎可執一溼家忌汗之說乎。金匱有麻黃加朮。麻杏苡甘湯諸方。皆爲溼家而外無汗者立法。溼家固未嘗云忌汗也。總之。有可汗之溼。有不可汗之溼。溼家忌汗之語。用得其當。不啻金針。用失其當。開門揖盜。概命曰滏家忌汗。其然豈其然乎。

痘症芻言

姜煥亭

夫人得天地之陰陽以有生。稟父母之精血以成形。自生以來。由少而壯。壯而老。難免於痘。痘原胎毒。取象形之義也。有謂以天瘄名者。係先天所種。非外感之毒也。是以有是身。即有是毒。其毒藏於右腎。謂之命門。有氣清。有氣濁。有氣黑。因有順險逆之三證。初發身熱悠悠。氣息和平。二便如常。面容不改。睡臥安甯。此其初熱之順症。治之而反多事。又有身熱沉悶。面色皖白。精神倦怠。搖頭搭眼。便溏哯乳。此屬初熱之險痘。賴治者之通變。更有身熱燔灼。氣粗神煩。狂言譫語。喘急腹脹。毛焦皮燥。此乃初熱之逆痘。治之而反招謗。

試問清與濁。濁與黑之現象何如。順症乃氣清所化。感觸其竅。一住氣領血載。徐徐出於包孕之地。由本藏漸升於脾絡。自脾而行於肝。其勢寬緩。漸達心肺。越三日而見標。顆粒分明。高聳圓潤。以及貫漿結痂次第收成。所以謂心肺之痘。此氣清從容緩布也。

險症由氣濁而來。一出本位。燔熱燥渴。經於脾絡。一及乎肝。不能制毒。非氣受其壅塞。即血任其燔灼。所以熱不三日而即見標。毋庸辨其形色。或淡紅紫暗。或蚊跡蚤斑。再加筋抽脉惕。症已重而險矣。所謂肝經之痘。由氣濁之毒邪湧盛也。

逆症由氣黑所成。毒邪倘在本位。腰痛如折。身如被杖。未及乎肝。而於脾即發者。熱未一日。勢若炮烈。點方出而苗已槁矣。一齊湧出。點色乾枯。榮血知其已死。白頭不振。氣血知其將亡。此等之痘。可見險而逆矣。所謂腎經之症。由氣黑而化者之不可救藥也。

起脹順險逆候

三日四日。痘出已齊。根透則爲起。囊綻則爲脹。起在先而脹在後也。痘初放點。其粒如菽。漸次鬆活。其狀如荳尖圓光潤。根窠紅活。飲食加餐。神清氣爽。二便調勻。睡臥安甯。及至五朝前後。表裏得以安靜。痘點不得偏陷。是起脹之順者也。不須服藥。起脹時有表邪未盡。毒邪不能盡行肌表。或鼻流淸涕。或面赤多熱。或發熱惡寒。或面色靑晦。或痰壅聲重。又有裏滯未消。毒邪尚阻於內。或胸膈痞悶。或眉頭皺蹙。或噯腐酸味。或轉矢氣臭。至此未必起脹。治者當以疏肌瀉中而兼升散。古人云。痘一見點。便忌升葛。不可拘也。必使表裏無邪。方可慶生。此起脹之險者也。起脹時氣血兩劇。不惟溫而且冷。不但靜而且倦。不惟白而且嫩。不惟不蒼老。且皺薄頂陷。腳塌。語聲重濁。肉腫瘡不腫。眼鼻不封。塞淹淹不振而不起脹者。即當以大劑保元加芎歸鹿茸以峻補氣血。至若毒火猛烈。更有伏火伏毒。鬱於皮毛。諸痘未漿。有數點先已黃熟者。半爲熱毒燔灼。半爲伏毒錮閉。有通身紫黯焮紅。或硃砂癍點。或血衕空竅。此等熱毒蘊於血分。即當以歸宗必勝等湯加減。此起脹之逆者也。治之無益

灌漿順險逆候

痘之起脹。前已言之矣。尚有灌漿之原。腎水以始之。肝血以榮之。肺氣以資之。心火以運之。脾土以收之。可見一物有五行之配也。凡痘之體。始終一點血。痘之用。始終一宗氣。血之體化水成漿。氣之用運漿爲膿。膿成結疕。自然之序也。假使血不得氣。則頑而不化。氣不得血。則鼓吹無地。氣血已虛餒。毒火又燔灼。是有順險逆之謂也。順痘至七日。頂白根紅。已具行漿之勢。不期行而行也。氣盈

血附。其毒易化。自頭面以及遍身也。若乃成實之令。肺金用事。然必藉母之助。以充實其膿漿。蓋脾土爲母。若充實則氣血自然健旺。而中陷者盡起。頂平者盡峻。飽滿光澤。先脹者先作漿。次作者次作漿。循循有序。及至九日漿老。則色如黃蠟。而顯結痂之形矣。險居可生可死之間。當灌漿之時。不按期而漿行遲者。氣血虛也。漿行收早者。熱毒盛也。根豔灰滯。板黃紫黯。地界色赤。痘形焦黑。此皆毒火鬱盛也。方宜消毒活血湯。或加味歸宗湯。根脚之暈紅色淺淡。乃血不足也。頂陷不綻。灰白塌闊。氣不足也。皮薄不堅。易損破也。水泡夾雜。脾虛多濕也。則氣血衰微。不與成漿也。方宜千金內託散。或參歸鹿茸湯。如斯不應。即轉而爲逆矣。

回靨順險逆候　痘至八九日。膿漿飽滿。氣充血收。此陽極化陰。時當收結矣。所以腎浚其源。肝澄其流。而發達榮養者脾也。脾足者則土能制水而乾。於是邪散於外。元氣歸於內。是知全賴脾胃強健。必然次第而靨也。順則始於人中。以及鼻準兩頤。繼而地角。以至遍身。末及巔頂足脛。循序而結痂。如鎔蠟初凝。厚而滋潤。是謂珠結毒解矣。其餘可知。不須調劑。進而言之。有等氣虛之痘。得補成漿。終成淡薄。至此雖云回靨。痂皮薄弱。神色枯淡者。防其精神不繼。鮮克有濟。必以保元八珍湯加減。以濟其匱乏。更有土虛不能制水。濕潤不斂。漿水腐白。頭溫足冷者。所以痘後無實證。總歸虛治者此也。有等血熱之痘。稠無隙地。得力於清解。成漿連成一片。腐爛作臭。煩燥猶在。燄赤猶存。實由從前失治。漿未成熟。血暈如霞。焦黑如煤。竟爲烈火燔灼。已成倒靨之形。平如螺靨。陷似煤坑。間有老痂。亦黑硬如鐵。如此等象。不得目之以膿成毒解。而作虛論也。鄙意如此等類。切不可僅以補計矣。此回靨中之險象也。更有破無漿汁。或淸水不成漿。或漿汁腥臭或無漿而結疕。此乃逆症之昭著。不待言矣。

落痂順險逆　　痘至結痂。生意已成。其八九。落痂依次序而脫落也。目之爲順症。瘢痕潤澤。痕色桃紅。若遍身之痂落盡。而額膝遲落者。不足慮也。蓋額爲孤陽。膝爲孤陰。必待陰陽相濟。而痂自落矣。結痂不盡脫也。目之爲險症。瘢痕乾燥者。痕色紫暗者。是餘毒之熱。留於血分也。若飲食强旺。二便調和。雖險倘不足慮也。結痂日久不脫也。目之爲逆症。痂已脫落。瘢色純白者。此血脫虛甚也。盤痕光紫者。此毒焰外熾也。乾枯黯黑者。此毒錮血死也。痂落之後。氣乏形羸者。是兒元氣虛乏。形羸難支。將何恃以生也。

溫病實始於肺說

叢言志

經曰。天氣通於肺。又曰。肺氣通於鼻。葉天士倡溫邪上受。首先犯肺之語。實本於此。蓋溫乃天之氣。由口鼻而入。未有不先犯肺者。陸晉笙君。謂肺如門戶。外感五氣。皆先犯肺。誠哉言乎。或曰。太陽主表。爲一身之外藩。總六經而統營衛。凡外因百病之襲人。必先於表。經不云。熱病皆傷寒之類乎。余曰。寒者水之氣也。太陽爲寒水之經。傷寒始足太陽。從其類也。溫者火之氣也。太陰爲淸金之臟。溫病始手太陰。侮其所勝也。且肺合皮毛。經曰。皮爲萬物之大表。豈太陽主表。太陰獨不主表乎。至熱病皆傷寒之類。乃寒邪藏於肌膚。至春變爲溫病。至夏變爲熱病之旨。即冬傷於寒。春必病溫之互詞。示人有伏氣病也。吳鶴皋註謂熱病始於傷寒。證治大同小異。故曰皆傷寒之類。亦大謬不然。夫傷寒溫病。現證不同。治亦各異。傷寒頭痛項强。汗不出而惡寒。治宜辛熱之劑。經曰。寒淫於內。治以甘熱。佐以苦辛是也。溫病頭痛口渴汗自出而惡熱。治宜甘寒之劑。經曰熱淫於內。治以鹹寒。佐以苦甘是也。毫厘千里。曷可混諸。然則溫病實始於肺。非虛語矣。　作者按某雜誌有溫病始於太陽議。讀之無任詫異。用作斯說。質諸　高明

腦膜炎之原因及其症狀與治療

吳慕陶

日來滬上報載流行性腦膜炎一症。各地發生甚熾。甚至朝發夕死。夕發旦死者。目擊神傷。良深喟然。市衛生局既發佈告預防於先。乃治法不得不繼起於後。查腦膜炎之症。俗謂急驚風。中醫名之曰痙病。有剛柔痙之不同。其用藥亦異。究之古籍。彰彰可稽。茲就斯證而論。先哲謂大人亦有之。小兒最多。溯本求源。小兒係純陽之體。稟賦未充。血液衰少。加之時行風熱之氣。氤氳散漫於氣交之中。一有不慎。邪從口鼻吸入。鼻之氣通於腦。口之氣通於胃。亦通於腦。腦脊髓直受其殃。致使神識昏朦。躁擾不甯。大抵初期邪在表者。卽起頭不欲伸。（頭痛之兆）而身發高熱。（其熱多在攝氏表三十八度至三十九度之間）如其脉搏數。其舌苔白滑。邊紅口渴者。可汗而解之。（宜清解不宜溫燥）若此時邪猶留戀不解。寖至兩目斜視。唇腭瞤動。頭部時搖。面青目赤。角弓反張。腹脹不便。（亦有瀉者）或胸悶而嘔逆。哯乳。或頭有汗身無汗。或張口出舌。鼻乾口燥。苔黃少津。或熱深厥深而肢逆。手足時掣等象。重（急性者）則一二日卽斃。輕（慢性者）則尚可延至數日。亦有得生者。綜上現證。非但表裏俱熱。抑且痰滯交互於中。氣機無以流通。清竅為之不利。往往陽越於上。陰竭於下。以致殞命者。比比皆是。其脈弦數。或其指紋青現風氣二關者。猶可治。如脉沉細無神。或時有時無。或其指紋隱隱透過命關者。難治。當其可治之時。若不對

證治療。難免氣閉痰壅而死。余每遇斯證。嘗投辛涼開達之品。輕則如桑菊。桑杏。翹荷。涼膈等湯。隨證化裁。酌加石斛。蔞皮。鬱金。鈎籐。青蒿。石菖蒲。燈心。荸薺汁。萊菔汁。降氣開痰。清熱生津之屬。出入爲方。重則兼用萬應錠。合琥珀抱龍丸。研碎。以鮮蒲草煎茶。頻頻灌之。再以搐鼻散吹鼻取嚏。以竅開爲度。蓋其來勢甚速。故治之不可或緩。若稍延誤。則無救藥之望。且小兒臟腑嬌嫩。重劑切忌妄施。辛香走竄。金石燥熱之品。皆爲該症之毒藥。治之者。豈可忽哉。

傷寒方何以不能治溫病

陳愛棠

嘗聞同志有言。傷寒一症。古多而今尠。縱有亦僅見於北方。南方濱海地濕。此證罕覯。又謂傷寒論中諸方。祇能治傷寒。不能治溫病。兼之近今溫病居多。後學能誦得溫病書數卷。即可出而問世。噫。斯何言歟。曩讀內經黃帝曰。今夫熱病者。皆傷寒之類也。岐伯曰。人之傷於寒也。則爲病熱。難經以中風傷寒溫病熱病濕溫。皆爲傷寒。良以六淫傷人。必自表入。太陽主一身之表。爲寒水之經。病始太陽。故名傷寒。須知古人所謂傷寒。實統六淫外感而言。並非專指感受寒邪而言也。攷之論中一百一十三方。治寒之方十之一二。治熱之方十之七八。如太陽篇中麻黃湯。桂枝湯。葛根湯。靑龍湯等方。治寒傷於表。桂枝湯加附子湯。乾薑附子湯。苓桂朮甘湯。芍藥甘草附子湯。茯苓四逆湯。溫藥救陽。太陰篇之理中湯。少陰篇之麻黃附子細辛湯。麻黃附子甘草湯。附子湯。眞武湯。吳茱萸湯。四逆湯。白通湯。厥陰篇之當歸四逆湯。治寒邪中於三陰。論中治寒之方。只此而已。其他如白虎湯。梔豉湯。五瀉心。三承氣。大小柴胡。竹葉石羔等方。

吳鞠通氏泰半採入條辨中。卽銀翹散。桑菊飲。亦由麻杏石甘湯化出。大小定風珠。由黃連阿膠湯化出。三甲復脈。由救逆湯。炙甘草湯化出。種種互證。何嘗於傷寒論以外。別有治溫病之法歟。繼之後人將傷寒二字誤解。遂使活人聖法。湮沒而不彰。惜哉。然則古人之傷寒能爲熱病者。其理安在。蓋人身本有陽氣。乃太陽陽明少陽三經所主。太陽之陽氣發原於小腸膀胱。小腸屬火。膀胱屬水。水火相蒸化而爲氣。遍布周身。循行皮膚之內。透出毛孔之外。陽明之陽氣發原於胃與大腸。循陽明之經行於肌肉。少陽之陽氣發原於胆與三焦。循少陽之經充於腠理。三陽之氣以太陽爲主。太陽之氣流通。則體溫調節。太陽之氣閉塞。則排泄障礙。人傷於寒。則皮膚先受。血液凝滯。毛孔閉塞。體溫不能放散。鬱於皮膚而熱症作矣。當此之時。若不發汗外解。勢必化熱入裏。由陽明少陽以及三陰。諸多現症。無非由寒化熱傳變而已。所謂熱病者。皆傷寒之類也。此耳傷寒一症。證之西說。亦甚吻合。西醫謂之腸窒扶斯。又名小腸壞熱症。初起由一種窒扶斯菌。瀰漫於穢濁之空氣。或不潔之飲料中。若人吸之飲之食之。遂致傳染病之潛伏。約兩星期。病發之初。卽現頭痛發熱腰脊强之太陽症。繼而熱度增高。稽留不退。兼見目痛鼻乾之陽明症。若合併膽液熱。則現往來或間歇熱。及口苦脇痛耳聾之少陽症。涉及脾之淋巴器官。則現腹滿嗌乾之太陰症。遷延神經熱。則現昏臥脈伏。或譫狂齒黑之少陰症。劇發神經熱。則現熱厥相間陰陽疑似之厥陰症。西醫傷寒之病灶在小腸。與中醫傷寒始於太陽同一理也。傷寒後必便多量之黑糞。尤爲小腸壞熱之明證。又有膀胱蓄血。其人如狂。仲景主以抵當湯及桃核承氣湯下之。亦熱結太陽之裏的確據。中西之病理雖相合。而治法則不同。中醫之傷寒論。條分縷晰。層次井然。若能熟讀深思。足以應無窮之變。西醫治法殊寥寥。且無特效藥。只有清潔靜養待期療法而已。良以傷寒變幻多端。非若其他單純性病有一定目的可尋耳。有時醫生施以冰袋。溫水浴。退熱。強心。安眠。灌腸諸法。亦不過見症治症。卽注射最新之傷寒血清。效果亦尠。近今預防方法。除清潔消毒外。尙有注射死菌一法。於未病之先。將殺死之傷寒細菌。合生理食鹽水。注射於胸部皮膚之下。共射二次。每八天一次。此法雖不若牛痘預防天花之可恃。然結果頗良。云再者此症多發生於壯年。以五歲至二十五歲爲最多。若歲逾五十或一二齡則罕見。患過傷寒之人。血中遺一種免疫性。故復發者恆少。綜上觀之。中西醫理。互有發明。而傷寒論尤見精邃。包含天人不傳之祕。實醫林之寶筏。吾願同志不讀醫籍則已。讀醫籍當自傷寒論始。

論止咳之非

陳愛棠

瀏覽報紙。最觸吾人之眼簾者。莫過於止咳丸散之廣告。竊思咳乃病之現狀。非致病之原。未有不究其原。漫然止咳之理。查肺主一身之氣。爲五臟之華蓋。西醫稱爲呼吸器。吐炭吸養。終日無已。古稱嬌臟。不任邪侵。設有外感六淫。內傷七情。刺激肺臟。失其固有之本能。致起一種反抗。逐邪外出。則咳嗽生焉。當此之時。須嚴密診斷。究係六淫中何氣。內傷者何經。（經云五臟六腑皆令人咳。不獨肺也）由於外感者。散之。內傷者。補之。痰飮者。滌之。氣逆者。降之。清其源而咳自止矣。若不明眞相。徒以杏仁精。止咳丸。除痰藥水等服之。將驅邪外達之咳。認爲病之焦點。抑之。斂之。潤之。降之。逼邪深入肺絡。綿延日久。致咳嗽痰紅。虛汗。氣喘。音啞。喉癬。危象畢露。實堪痛惜。或曰。各藥均不宜服乎。曰否。對其症而用之。原有桴鼓之效。非其症而用之。禍在眉睫。願服藥者。切勿盲從可也。

尙論

論素問經文疑竇及諸註家同異得失

張壽頤

一經文之可議者。王註本上古天眞論第一。昔在黃帝。生而神靈。弱而能言。幼而徇齊。長而敦敏。成而登天。頤按生而神靈五句。原出大戴禮五帝德篇。而龍門子長五帝紀因之。其第五句本是成而聰明。乃素問則改聰明爲登天。以醫學最古經文。而開卷卽是杳冥恍惚之辭。豈非後學之附會點竄。考首山鑄鼎。羣龍下迎。乘龍登天。攀龍烏號等說。出於子華子。本是僞書。皆秦皇漢武時方士迎合時君嗜好而作。胡可認作實事。史遷於五帝紀中。獨於黃帝一節。大書葬橋山一句。說者謂子長作史之時。正文成五利輩。侈談神仙。託始黃老之日。故特書葬地。隱隱然示以成仙之謬。其說最有至理。而後人之借左經以惑衆者。且轉以此而創爲橋山葬黃帝之衣冠云云。怪妄之尤。豈容存而不論。近時新學昌明。事事當求實踐。吾國醫學。恆爲近人薄視者。卽因此荒誕不經。有以授之口實。此宜切實深明者一也。　張隱菴註謂登天是登天位。亦曲爲之說。

熱論篇傷寒一日。巨陽受之。二日陽明受之。三日少陽受之云云。雖曰撮舉病情之次第。以樹之標準。借一日二日而言其步驟。似無不可。然究竟六經傳變。最是無定。斷不能呆執次序。以卜進退。近人論此。已謂病之輕者。多日尙在一經。未必皆傳。重者一日可以傳數經。其說最確。且仲景本論。必以太陽篇居首者。亦以傷寒之大概言之。則寒邪爲病。必多由太陽經始。其實起病之初。亦必有不在太陽。而在陽明少陽者。（溫病熱病更多如此）且更有直中三陰者。必謂六經遞傳。按部就班。不得逾越。已覺言之太板。而七日太陽病衰。八日陽明病衰。逐步進者。又復逐步而退。更是呆之又呆。豈可爲據。然此僅泛論其造進層次。尙無大害。最奇者。帝問治之如何。而答辭則曰未滿三日者。可汗而已。其滿三日者。可泄而已。則凡是傷寒溫病。治法止須或汗或下。而全體大用。無不可賅。仲景又何必多事。編爲傷寒一論。此理之所必不可通者。而謂上古醫學。竟有如是之簡易直訣。從可知此類文字。必有爲門外人妄爲竄改者矣。

一王註本之經文訛誤者。　據宋校王註所引全元起本及太素甲乙經。其有異於王本者。已不少。若更考脉經等書。則同異更多。而據近今袁刻之太素。不全本則有異於王啓玄本者。且不勝數。雖甲乙脈經太素諸書。或本有改字。未可全據以校改啓玄之本。然明明彼是而王誤者。確有可指。而啓玄皆不能正。茲略舉之。

六節藏象論。　心者。生之本。神之變也。（據宋校引全元起本及太素。皆作神之處是）爲陽中之太陽。通於夏氣。　肺者。爲陽中之太陰。通於秋氣。　腎者。爲陰中之少陰。通於冬氣。　肝者。爲陽中之少陽。通於春氣。　宋校云。肺爲太陰。甲乙經幷太素作少陰。腎爲少陰。甲乙經幷太素作太陰。肺在十二經雖爲太陰。然在陰分之中。當爲少陰。腎在十二經雖爲少陰。然在陰分之中。當爲太陰。又云。肝爲陽中之少陽。全元起本幷甲乙經太素作陰中之少陽。又謂王氏不引鷄鳴至平旦天之陰。陰中之陽。爲證。則王註之失可見。

壽頤按。此言陰陽太少。卽學易者之所謂老陽少陽老陰少陰。是兩儀生四象之義。與十二經脉之太少陰陽。不可牽混。春令由陰而出於陽。陽氣未盛。故曰少陽。卽曰陰中之少陽。至夏令則陽極盛矣。故曰太陽。卽曰陽中之太陽。秋令由陽而入於陰。陰氣未盛。故曰少陰。卽曰陽中之少陰。至冬令則陰盛極矣。故曰太陰。卽曰陰中之太陰。而肝心肺腎四藏之應乎時令者。其陰陽太少之義如此。本與十二經脉之陰陽無涉。（金匱眞言論。謂平旦至日中。天之陽。陽中之陽也。日中至黃昏。天之陽。陽中之陰也。合夜至鷄鳴。天之陰。陰中之陰也。鷄鳴至平旦。天之陰。陰中之陽也。其陰陽盛衰之理。亦是如此。）難經七經。冬至之後。得甲子。少陽王。復得甲子。陽明王。復得甲子。太陽王。復得甲子。太陰王。復得甲子。少陰王。復得甲子。厥陰王。王各六十日。六六三百六十日。以成一歲。此三陽三陰之王時日大要也。（此以四時陰陽。分作六節。雖與四時之陰陽太少。微有不同。由陰出陽。由陽入陰之漸。層次尤爲明晰。但太陰少陰。亦是互譌。必當先少陰而後太陰。厥陰。昔人謂厥陰爲陰之盡。卽爲陽之始者。其義卽在此。）金匱要略亦言冬至之後。甲子夜半少陽起。少陽之時陽始生。天得溫和。脉經三卷心小腸條中。雙行小字。亦曰陽得春始生。名曰少陽。到夏洪盛。名曰太陽。互說尤爲明白。則王本素問六節藏象篇。肺爲太陰。腎爲少陰。明是淺者不知此義。謬謂卽是十二經脈之太陰少陰。而妄改之。遂與肝爲少陽。心爲太陽之義。彼此不通。淺人目光之短。尤其可鄙。宋校素問。於刺禁論肝生於左。肺藏於右二句下。引楊上善說。謂肝爲少陽。陽長之始。故曰生。肺爲少陰。陰藏之初。故曰藏。是楊氏之太素注文。楊能知肝爲少陽。肺爲少陰。而啓玄則竟據誤本。曲爲敷衍。此王不及楊之明證。頤所以謂啓玄所據之本。已非善本。固全書中之數見不鮮者。而此其尤爲顯著者也。又四氣調神大論。逆春氣。卽少陽不生。逆夏氣。則太陽不長。亦卽此義。則逆秋氣。必是少陰不收。逆冬氣必是太陰不藏。而今本太陰少陰亦已互譌。雖宋校不言。似其誤尙在宋校之後。然王注竟謂少陰行氣生化上焦。則王所據者。又明是誤本。此蓋宋校之忽略。亦當正之。

四氣調神大論。少陰不收。肺氣焦滿。蓋謂秋不肅降。肺氣不收。所以有肺熱葉焦。窒滯脹滿之變。此焦字指肺熱而言。最是明白曉暢。啓玄乃能認爲上焦之焦。何其迂曲。總之王注誤者甚多。不可枚舉。

脉要精微論。渾渾革至如涌泉。病進而色弊綿綿其去如弦絕者死。啓玄注革至者。謂脉來弦而大。實而長也。綿綿言微微似有而不甚應手也。又謂病候日進而色弊惡。如此之脉。皆必死也。是王所據之本。確是如此。毫無可疑者。馬玄台等諸家。無一不從王本。然宋林億等新校正云。甲乙經及脉經。作渾渾革至至如湧泉。病進而色。弊弊綽綽。其去如弦絕者死。（浙局本如此。宋人校語亦是色字。）按今本甲乙經四卷。固同浙局本之宋人校語。亦是色字。然義不可通。且不可斷句。而考之脉經一卷第十三節。則色乃是危字。餘如浙局本之宋校語。乃始恍然。王本之誤。一至於此。而啓玄亦能望文生義。如此作註。可嗤孰甚。其宋人校語中之色字。及今本甲乙。亦是誤明矣。雖弊弊二字。尙不可解。然渾渾革革者。言其渾濁剛勁無胃氣和緩之意。故爲病進而可危。若至綽綽去如弦絕。則眞藏脉也。故可斷其必死。設如王本。皆不可通矣。然馬氏吳氏輩。無不從王氏。卽號爲博通之張隱庵。亦不復參攷他書。而祗知有王啓元之一本。皆能隨文敷衍。不顧其理之難安。醫家眼界。何其固陋至此。而謂諸家注文。尙有可信之價値耶。

一經義之至精至確。而漢唐以後。訛以傳訛。不能悟澈原理者。水熱穴論。帝問少陰何以主腎。腎何以主水。岐伯曰。腎者至陰也。至陰者盛水也。肺者太陰也。少陰者冬脉也。故其本在腎。其末在肺。皆積水也。頤按此言積水之由肺與腎交受其病。雖至陰盛水。太陰少陰之義。尚未說明理由。而其本在腎。其末在肺二句。已言明水腫根蔕在此二臟。故有頭面先腫。而後跗腫。以及四肢腹背者。亦有足跗先腫而後腫上頭面。以及肢體胸腹者。昔人固曰。面腫宜開泄肺氣。足腫則通利小溲。是肺與腎之治法。尤其鑿鑿有據。至喻氏嘉言。更以禽與畜證之。謂有肺者有溺。無肺者無溺。蓋可知小水之分。確以肺臟爲其樞紐。而肺熱者溲且不行。證以諸家治案。固有歷歷可指者。知水出高源四字。非同臆說可比。則經脈篇所謂少陰脈上入肺中者。其機括或正在是。然漢唐以逮元明。治水腫者。固無一人能推就到此矣。近有據西學解剖說。謂禽類有骨附着處。有血肉之質。即是禽類之肺。以駁嘉言者。究竟此點。亦推測之辭。而其形實不分明。即或作用有近於肺。而究不可竟謂之肺。況無肺者。小水不分。最其顯而有據。嘉言此說。必不可誣。又帝問腎何以能聚而生病。岐伯曰。腎者胃之關也。關門不利。故聚水而從其類也。上下溢於皮膚。故爲跗腫。跗腫者。聚水而生病也。頤按水入胃腸。清濁不分。水道不利。則爲腫脹。近世之治此者。明知由於脾腎陽衰。謂脾不能健運。而水不分。腎不能蒸氣。而水不利。其法似從崔氏八味丸用附桂悟出。顧未明言其何以而係於腎藏者。而水熱穴論。乃有腎者。胃之關也一節。王註止言關者。所以司出入。腎氣化則二陰通。二陰閟。則胃塡滿。關閉不利。聚水云云。全是架空立論。無以說明其眞相焉。馬玄台亦從啓玄舊註。敷衍一遍。毫無實在。張隱庵則曰。此言水由中焦入胃之飲。而生從下焦決瀆而出。故關門不利。則聚水而從其類。蓋腎者主水。水不順流。則水亦類聚矣。仍是一片空話。其子兆璜。且謂關是關戾。即金匱之所謂了戾。不利則不得溺。重讀關字。而與腎藏提開。更非經意。其實腎之與胃。何以有此一重關係。則吾國醫家。竟是從古莫明其妙。所以經文腎爲胃關一節。亦復何能悟澈至理。蓋緣吾國醫家之言小溲者。金元以降。恒謂自小腸而來。臍下一寸水分之穴。即是分泌小水而入膀胱之路。無奈小腸下口。即是大腸上口。一路銜接而下。確與膀胱不相聯屬。於是借氣化二字。演出無數幻景。遂致膀胱上口下口。各爲一說。彼此攻訐。奇奇怪怪。可謂牛鬼蛇神。無奇不有。而終不能悟到小水何以而入膀胱。更可知素問有腎爲胃關一說。直至近今。西學東漸。始知膀胱上口。原有輸尿之管。本自兩腎而來。全與小腸無涉。則千百年來。皆謂小水出於小腸者。豈非夢話。且知水之所以入腎者。本於胃中無數微絲血管。吸引水質。盡入絡脈。行於周身。遇熱則肌腠開泄而爲汗。否則傳到腎藏。即入輸尿之管。直達膀胱。始悟經言膀胱氣化之理。其源如是。而經言腎爲胃關之眞旨。乃始大白於天下。可見水之所以不行者。即由腎氣無權輸尿之管。不稱其職。於是水在脉絡之中。積不能行。愈聚愈多。安得不上下溢於皮膚。發爲附腫。素問本文。何等明白曉暢。即可知八味腎氣一方。溫養腎陽。分泄利水。製方之旨。即爲是症而設。方名腎氣。早已揭櫫正義。明詔後人。而仲景書中。凡是腎氣丸主治。幾於每條皆有小水不利四字。是小水之所以不利者。其本無不在腎。中古以上。固是盡人能知。而自唐以降。久已若明若昧。下逮金元。尤其昏昏默默。暗無天日矣。以上古醫學之爲不可及。而唐宋以來醫家之言。有未可恃者也。

調經論。血與氣并。則爲實焉。血之與氣。并走於上。則爲大厥。厥則暴死。氣復反則生。不復反則死。　頤按此節啓玄無註。馬氏謂專并於上。則氣上而不下。當爲大厥之證云云。隱庵謂血之與氣。并逆於上。則爲大逆。逆則暴死。氣復反則生。不反則死。此血與氣共并於上。則爲實也。兩家注文。不過隨文敷衍。無甚發明。而人之讀此者。都謂此是昏厥之病。終不能悟其血氣并走於上之故。惟西學家言。則以類中昏瞀之病。號爲血沖腦經。據其剖驗所得。凡死於是症者。其腦中必有死血及積水。因知是血之上沖致腦間血管暴烈。故又謂之腦失血。腦溢血。甚有逕稱之爲腦血管破裂者。彼以所見之實在證據而言。豈不確鑿可信。然病之來源。血何以而上沖腦。何因而溢血。則治彼之學者。亦未聞其有切實之發明。因而亦不易有迅捷之精驗。仍是知其然而不知其所以然。而中國醫家。乍聞此血沖腦經四字。更是莫明其妙。惟有搖首咋舌。存而不論。獨蓬萊張伯龍雪稚堂醫案。謂腦有神經分布全體。以司運動知覺。惟其人陰虛於下。不能涵陽。以致氣火俱浮。肝陽陡動。氣升血升。上迫沖腦。擾動神經。乃爲昏厥暴仆。或失知覺。或失運動。或爲全體癱瘓。或爲半身不遂。或爲喉舌蹇强。或爲口眼喎斜。或則肢體不仁而知識未泯。或爲神志昏憒而運動猶能。皆其腦之神經爲病。故其發猝暴頃刻而來。雖病者亦莫知其然而然。調經論所謂血之與氣。并走於上則爲厥者。正與西學血沖腦經之理。彼此若合符節。此其融會中西兩家學理。沆瀣一氣。說明此病眞情。確是揭破二千年不傳之祕。始知從前之爲素問作注者。正如霧裏看花。濛濛莫辨。頤竊謂血沖腦經之理。在彼以剖驗得之。固與吾國舊學分道揚鑣。方以爲彼之新有發明。而初不謂吾國古籍早已於三千年前言之。如是透澈。上古雖未聞有腦經之說。然試問并走於上之謂何。豈非病在於腦。古人早已明言之。而惜乎讀者不悟。蒙蒙昧昧者數千年。直至西學東漸。而始得此確鑿之佐證。且彼僅據腦中死血而言。遂謂是血之上沖。然試問或有積水者何故。則其人病發之時。本是氣與血并交走於上。迨其人既死而氣冷化水。存積腦中。亦固其所。彼中之學者。但能據有形之死血爲證。而不復悟及氣亦上沖。又何若素問之氣血并講尤爲至精至當乎。且壽頤因之而悟及素問之論是證。固已數見不鮮。試爲舉之如左。

通評虛實論謂仆擊偏枯。肥貴人則高粱之疾也。此指富貴之家。肥甘酒醴。積濕凝痰。聲色妾媵。斲喪元氣。因而虛陽猝動。暴厥猝仆。如有所擊。非血沖腦經而何。

玉機眞藏論謂春脈太過。令人忽忽眩冒而巓疾也。眩是頭目眩運而旋轉。冒是神志迷冒而昏瞀。謂之巓疾。則病在頂巓。已不啻明言其病在腦經矣。

脈要精微論謂厥成爲巓疾。　厥爲巓疾。非腦經之病而何。王啓元注。厥謂氣逆也。氣逆上而不已。則變爲上巓之疾。似啓元亦能知是病在於腦者。

頤按巓頂之巓。古止作顚。如疒則作瘨。說文瘨病也。許叔重尙未說明瘨爲何者之病。迨廣雅則謂瘨狂也。玉篇瘨都賢切狂也。是瘨音同顚。又癇小兒瘨病。是瘨即癲字。故素問巓疾。他書亦多有作顚疾者。至廣韻乃有癲字。爲瘨字之重文。注曰上同。尤其瘨癲同字之明證。則凡癲狂癲癇諸病。在古人造字之時。固無不知其病在頂巓者。正不獨醫學家知其病在於腦。奈何後人止知是癲癇癲痴癲狂。而不能知有巓頂。此乃漢唐以降字學之不講。反覺西人血沖腦之說爲可異。而彼亦止知是特別之發明。如其小學皆精。則一見此字。當無不知其病在頭腦者。此古學必不可不講。孰謂醫果小道。而可不博覽羣書乎。

生氣通天論謂陽氣者。煩勞則張。精絕。辟積於夏。使人煎厥。目盲不可以視。耳閉不可以聽。潰潰乎若壞都。汩汩乎不可止。此節煎厥二字。不甚可解。然謂人之陽氣。以煩勞而其燄愈張。是即氣火俱浮。肝陽暴動之義。精絕者。蓋言陽欲既旺。而陰精欲竭耳。更遇夏令陽盛之時。則陽氣辟積。發而爲厥。蓋與調經論大厥之義同。一病理。（辟積者。複疊重累之意。其字亦作襞積。如今之女子之裙摺襉者是。故辟字有積義。論語鄉黨帷裳。朱注謂腰有辟積。而旁無殺縫者是也） 目盲不可視。耳閉不可聽。則即五臟生成篇之所謂徇蒙招尤。目冥耳聾。已是天旋地轉。日月無光之候。更申之以潰潰乎汩汩乎二句。無非形容其昏然無識。莫名其所苦之狀。謂非氣血上沖。眩暈昏瞀。猝厥暴仆之病。而何。奈何古今注家。未悟此意。說得惝恍迷離。不復可曉。適以貽誤後人。而素問正義。反以愈注而愈晦。亦何貴乎有此點金成鐵之箋注耶。脈解篇又有善怒者。名曰煎厥。一條。蓋怒則火氣上升。因而暴厥。其狀亦猶是也。

又陽氣者。大怒者則形氣絕。而血菀於上。使人薄厥。

頤按菀即鬱結之鬱。詩都人士我心菀結。鄭箋猶結也。積也。薄迫也。左傳薄諸河。楚師薄於險。皆逼迫之義。以大怒而血積於上。迫之使厥。其爲血沖入腦明甚。宜乎西人解剖所見。竟致腦血管破裂。而腦中有死血矣。

脈要精微論。浮而散者爲眴仆。言氣火上升。有升無降。故眴仆之脈。且浮且散。眴本訓目搖。與瞚字瞬字音義相近。非眩暈之眩。然古多通用。劇秦美新。臣嘗有顛眴病。已借眴爲眩矣。

五常政大論。發生之紀。其動掉眩巔疾。　又厥陰司天。風氣下臨。目轉耳鳴。　六元正紀大論。太陽之政。壬辰壬戌。其病掉眩目冥。少陽之政。壬寅壬申。其病掉眩。　又厥陰司天三之氣。民病耳鳴掉眩。　又木鬱之發。耳鳴掉眩。目不識人。善暴僵仆。火鬱之發。瞀悶懊憹。善暴死。　又少陽司天三之氣。病昏憒。　又少陽所至。爲瞀昧暴病。爲瞤瘈暴死。　頤按此皆厥陰風木。及少陽相火用事。致有上述種種病變。無一非肝陽煽動。氣升火升。迫血冲腦之病。發生之紀。所謂木運太過。卽壬年是也。此乃藏氣之應乎天氣而風火自動者。病皆在耳目頂巔。豈非氣血幷走於上之血冲腦經病耶。　脈解篇。太陽所謂甚則狂巔疾者。陽盡在上。而陰耗從下。下虛上實。故巔疾也。　頤按此所謂太陽者。蓋言其人陽氣太盛。所以氣血上菀而爲狂妄。是卽在巔之疾。陽氣在上四字。說得何等明白。又申之以下虛上實一句。則氣升火升。迫血冲腦之義。尤其昭明皎著。與十二經絡之太陽經病何涉。然啓玄作註。竟以太陽之脈上額交巔。妄爲附會。而後之學者。遂莫不誤認爲太陽經病。莫枚士研經言。且謂巔病自太陽經來者。爲可治。究竟不能明言其如何治法。豈非信手拈來。而實則自己亦莫名其妙。祇爲王注一誤。而至今莫能是正。頤竊謂此經注家。甚多點金成鐵之謬。此醫經之所以愈不易讀也。　厥論。巨陽之厥。發爲眴仆。陽明之厥。則巔疾欲走呼。　頤按此巨陽陽明。亦以陽氣之盛而言。惟其陽盛於上。巔受其病。故或爲眩運而傾仆。或爲狂悖而走呼。皆卽氣血冲腦之症。必非太陽陽明之經可知。亦猶平人氣象論之太陽脉至。陽明脉至。至眞要大論之太陽之至。陽明之至。皆以時令之陽而言。本非太陽陽明之經脉。而難經七難。冬至之後得甲子少陽王。復得甲子陽明王。復得甲子太陽王。則陽氣以漸而旺。尤其明白。此胡可以經絡之義。强爲比附者。雖厥論此節下文。有以經取之一句。似乎經義以經絡立論。確爲明文。然與眩暈昏狂之病情。必難符合。恐經文已有爲淺人竄改者。而王氏之註。專以經脉作解。則此公固慣於望文生義者。亦不足徵也。

宣明五氣篇。搏陽則爲巔疾。　搏陽。言陽氣盛而搏擊。猶言重陽爲狂云爾。　方盛衰論。有餘者厥。一上不下。又氣上不下。頭痛巔疾。　頤按此言氣盛於上。故曰有餘。曰一上不下。又曰氣上不下。則病情尤爲顯著矣。

著至教論。太陽者至陽也。病起疾風。至如躃躒。九竅皆塞。陽氣滂溢。嗌乾喉塞。　頤按今躃躒作霹靂。此節文義雖不甚條暢。字句間恐有訛誤。然大旨則尙明白。可以通之以意。不必拘拘於逐字逐句求其熨貼。蓋謂太陽是陽氣之至盛者。所以病發猝暴。迅如疾風霹靂。以致陽盡上浮。九竅皆塞。嗌乾喉塞。則與煎厥薄厥大厥之義。情狀皆符。謂非氣血幷走於上而何。觀此節以至陽之二字。爲太陽作註解。則上數條之所謂太陽巨陽陽明者。其旨猶堪相證。又安得誤認作十二經中之太陽陽明耶。且十二經之太陽。人皆共知爲寒水之經。則且可謂之至陰。而素問直曰之爲至陽。其故可深長思矣。

陰陽別論。陰陽虛腸辟死。　頤按腸辟之辟。今皆作澼。獨浙局重刻明顧氏影宋嘉祐本。此處作辟。尙無水旁。且有宋校語曰。全元起本辟作澼。是宋人所見此本。確無水旁之明證。而當時之全元起註本。亦已作澼。　頤謂此是辟積之辟。本有積義。此病屬於積滯。無人不知。正當用不從水旁之辟字。加水作澼。明是後人之孳生字。初非別有一義。此與莊子所謂洴澼絖之澼字。兩不相涉。然自有水旁之腸澼。而是病之正義遂晦。幸得宋本素問。尙存此一辟字。而積辟爲病。猶可推想而知。絕無僅有。竟如魯之靈光。非常可寶。此古本書籍之所以名貴。而集韵之訓澼爲腸間水者。得毋卽以腸澼之故而附會爲之。則亦望文生義。反以疑誤後人矣。　王註於此。謂爲辟陰。舍直捷爽快辟積之正義而不講。反以索之空虛。亦何貴有此註解。馬氏張氏雖知是辟積。而正文皆有水旁。亦當以宋本正之。（今袁氏刻太素殘本三卷二十二葉亦得腸辟。又十五卷二十六葉腸辟三見。又二十六卷七葉亦作腸辟。皆不作澼眞古本也。）

一經文本義明白曉暢。而反爲註家說得牽强不可通者。　頤按素問註本。所見不過王啓玄馬元台吳鶴皋張隱菴高士宗等數家。此外則如張景岳之類經。薛生白之原旨。陳修園之節要。汪訒菴之類纂而已。汪固不足道。卽其餘亦止覺敷衍者多。若曰發明。竟不敢謂誰氏足以當此二字。（原旨亦甚粗略。似非薛氏手筆。）且不獨無甚發明也。頗似經文本極明白而反爲註家說得晦不可解者。則隨在而是。不勝枚舉。茲姑略述一二。以博高明一哂。　陰陽應象大論　善診者。察色按脉。先別陰陽。審清濁而知部分。視喘息聽聲音而知所苦。觀權衡規矩而知病所主。按尺寸。觀浮沉滑濇而知病所生。以治無過以診則不失矣。　壽頤按此節善診者。察色按脉。先別陰陽。是總提綱。以治無過以診則不失矣。是總結中間四排句。文義極明白。知部分。知所苦。知病所主。知病所生。排句一律。盡人能知。而啓玄作註。乃以以治斷爲一節。則知病所生以治六字已不成句。而無過以診四字。尙復成何句法。此公顢頇實是可笑已極。宋校引甲乙經。以治下多一則字。尤其顯豁。蓋以治無過四字。治字一讀。過字一句。亦與以診則不失矣兩兩排比。甲乙多一則字。蓋皇甫士安之所加。甲乙全文本與今本素靈同異不少。未必古文素問果有一則字。素問無之。是省字法。古書中亦甚多此例。不料啓玄竟能讀得如此不堪。可見此公文理實在淺率。全書中繆戾甚多。本是不可僂指。而此其尤甚者也。　知病所生。據宋校引甲乙經作知病所在。則王本生字亦誤。

五藏生存篇。　色見靑如草茲者死。　壽頤按。此茲字當作玆。從二玄。今本皆作茲。譌也。按說文茲草木多益也。從草絲省聲音子之反。引申其義。轉爲乾草製成之席。爾雅釋器。蓐謂之茲。注茲者。蓐席也。玆說文黑也。從二玄。會意。朱駿聲說文通訓定聲曰玄亦聲。許叔重引春秋傳何故使吾水玆。今本左氏哀公八年傳。已皆作滋。阮文達校勘記引葉抄釋文。則尙作玆。陸德明亦曰音玄。阮刻左氏注疏。尙有此音而廣韻集韻胡涓切中。皆有玆字。頤按茲之與玆。眞書最相似。其實則形音義三者皆大異。正以玆字習見。玆字少見。遂至漢唐以後。多混爲子之切之一音。玉篇及徐鼎臣之說文音切。徐楚金之說文韻譜。（据馮桂芬手寫刻本。然音則雖爲子之切。而其形固仍是二玄也）皆以黑色之玆字。讀如草絲省聲之茲。小學名家。猶有此誤。復何論其他。是以康熙字典玆字。亦先列子之切之一音。且謂玆茲二字。音同義別。是即踵玉篇二徐之誤。可見從二玄之玆字。當讀爲玄音者。幾於無人能知。然試思字從二玄。何以有從草絲省聲之音讀。六書之學。豈有是例。一語道破。則其最是顯而易見。朱氏駿聲。爲許叔重補出玄亦聲三字。確當不易。且左哀公八年傳。釋文音玄。字典亦引之。此唐之舊讀。原是不錯。則誤讀子之切者。尙在唐後。二徐之誤。必不可從。素問此篇此字。王啓玄注。茲。滋也。言如草初生之青色也。王氏不識此字本無足怪。然謂如草初生。已非許氏玆字草木多益之正解。惟似皮附古說。實則杜撰訓詁。何可爲據。且果如其說。如草初生之青。則芊綿柔嫩。潤澤異常。昔人所謂草色如油者。正其生意盎然。鬱鬱葱葱之象。何可反以爲將死之色。爲古書作注。而說來適得其反。尤爲可笑。馬玄台注則曰。如草之滋汁。其青沉夭。則改茲作滋。而添出一個汁字。亦從王注而敷衍爲之。正如五十步與百步。可以爲啓玄之應聲蟲。究竟亦是杜撰。且草汁之色。亦未必沉夭。（夭讀爲杳。素問中有所謂色夭不澤者。言其色之杳冥晦暗。而不潤澤也。）張氏隱庵則曰。茲。蓐席也。茲草者。死草之色。青而帶白也。雖用爾雅舊詁。然蓐以乾草爲之。已無青色。於義實不可通。乃復以死草之色青而帶白爲之。申明一句。須知乾草色白。豈經文青字本意。是以古人之書。隨意譚譚。左之右之。無所不可。隱庵之從心所欲。固覺爽快。其亦思訓詁體裁有此法度否耶。頤謂此字。明是從二玄之玆。凡從玄之字。皆有黑義。草色而玆。方是青中多黑。黝黯陳腐。晦滯不明。所以爲其人將死之朕兆。脉要精微論亦言青欲如蒼璧之澤。不欲如藍。此藍是染色。即今之靛。深青黑黯。望之如墨。但覺晦濁。全無精神。與此節草玆同義。亦可借作旁證。更史記倉公傳。齊丞相舍人奴病。望之殺然黃。（張守節史記正義殺所亥反。）察之如死青之玆。今各本史記。雖皆誤作茲。獨毛子晉汲古閣刊史記集解本。正作二玄之玆。金陵書局重刻毛本亦然。則所謂死青之玆者。義與素問合。而其字從二玄。乃是確證。豈頤之好奇而妄與王啓玄等辨難耶。

經文篇次　素問篇次。據宋校引全元起注本。不獨前後次序與王注本彼此絕異。即篇目名字。復多不同。甚者一篇之中。錯綜離合。不一而足。更何論乎字句間之兩不相合。啓玄自序。明言遷移以補其處。加字以昭其義。區分事類。別目以冠篇首云云。則重定篇名。自爲編次。絕非唐時固有之舊。更何論乎六朝以上。而其中天元紀等七篇。據宋校與全元起注本所無者。林億等謂素問第七卷亡已久矣。皇甫士安序甲乙經。已言有亡失。隋書經籍志載。案七錄亦云止存八卷。全元起隋人。所注本書乃無第七。王冰乃唐寶應中人。上至晉皇甫謐甘露中。已六百餘年。而冰自以爲得舊藏之卷。今竊疑之。觀天元紀大論等七篇。篇卷浩大。不與素問前後篇卷等。又且所載之事。與素問餘篇略不相通。疑此七篇乃陰陽大論之文。王氏取以補所亡之卷云云。（見王本注序文宋人校語）頤按隋書經籍志。醫方之首。雖載黃帝素問九卷。而注曰梁八卷。是卽據梁之七錄。已存八卷而亡其一。則隋時何以復得九卷之全。蓋仍其舊而言之。其實則止有八卷耳。故其後又載黃帝素問八卷。注曰全元越注。是卽宋校所見之全元起注本。起字作越。蓋傳寫不同。今據宋人親見是書。皆作起不作越。則越是誤字。全注既止有八卷。而宋校且謂所缺者是其第七卷。則此一卷。確是亡之已久。不應至唐中葉以後。反得其全。啓玄自謂舊藏。實是欺人。斷不可信。其天元紀大論等七篇。專言五運六氣之太過不及。誠與素問各篇。皆不相通。別是一種學說。顯然可指。蓋亦古者醫學之一派。然林等謂此篇卽是陰陽大論。則亦揣測之辭。未嘗確有所據。考陰陽大論之名。僅一見於仲景之傷寒論序。而漢志隋志俱無是書。則已在若存若亡之列。未必啓玄果得其本。（傷寒例中亦一言之。而文義粗淺。似出依託。外台亦一引之。則卽傷寒例也。此外曾未見有援引及之者。蓋其書亡亦久矣。但此七篇。推究運氣盛衰。發爲諸病。而幷及治療大旨。其理甚精。當必有所受之。但本是何書。而啓玄不言。乃以之渾入素問篇中。誣古人而欺來哲。是卽其不學無術之咎。甚且僞託先師祕本。尤其可鄙。（見王注自序）然既以別種文字。附入本經。則編書體例。自當先錄本經。而後以所附者。幷列在後。亦可以稍示區別。使後學知其異同。而乃列之於六十五篇之後。七十五篇以前。橫梗其中。尤爲不倫不類。頤初亦莫測其義理所在。迨細讀七十五篇著至教論以後。則多辭旨晦澀。不可明之語。竟無一節舒暢文字。意者啓玄以其若斷若續。不甚可解之故。而彙集於末。隱隱然示以此是斷簡殘篇之義。未可知也。但素問之舊缺者。本是九卷中之第七一卷。啓玄雖以天元紀等七篇補之。尚不能符合古人素問八十一篇之數。故今之王注本。尙有刺法論本病論二篇。有錄無書。頤竊謂此二篇之目。更有大可疑者。蓋全書所缺者既爲九卷中之一卷。則佚文又何止二篇。如曰別有篇目。則此二篇以外之篇目云何。縱爲王啓玄所不取。而全氏注本當有其全。今宋校本未言及之。則可知古本素問別無總目。然則此刺法論本病論二篇。既在亡失之中。啓玄何以而知其目。又何以所知亡失之目。止有二篇。此則王氏既補天元紀等七篇之後。嫌其未滿八十一之數。而僞造此二篇之目。正未可知。蓋王氏既可隨意補綴。僞託祕本以欺人。亦何不可假設此二篇書目。以充八一之舊說乎。作僞伎倆。何所不至。頤竊恐古人眞本素問。未必果有此刺法本病二篇也。其後宋人有劉溫舒者。又因王氏篇目。而僞託遺篇復出。文義尤其鄙俚。更不值識者一笑。而近今尙有盲目盲心之流。竟謂溫舒所傳。確是素問眞本。又其陋之愈陋者矣。且王氏以此二篇之目。列爲第七二第七三之兩篇。更有極可笑者。焉啓玄此本。既是其一手編列次序。何以所缺之二篇。必次在天元紀等七篇之間。無理無義。已臻其極。豈不令人百思而不得其解。乃觀其於病能篇末節注語。謂世本既缺第七二篇云云。當指所缺之第七卷中二篇言之。然既缺其第七之一卷。則缺佚者本不止二篇。而王氏必認爲止闕二篇。已并其補入之天元紀等篇而計之。終是自吾作古。豈可爲據。乃又因所缺者是第七二篇一句。遂以刺法論作爲第七二。本病論作爲第七三。何其可笑一至於此。且卽果如所言。篇名一名刺法。一爲本病。又必與其前後之天元紀等七篇大是不類。則此二篇必非專言五運六氣者。觀此篇名。亦當可想。而劉溫舒則又因此二篇之目。錯雜於天元紀等七篇之中。竟認作亦論運氣者。乃有所謂素問遺篇之僞本。居然假託運氣。怪不可言。而不悟兩篇之名。一曰刺法。一曰本病。顧名思義。與運氣何涉。此又作僞之尤拙者。尙有人焉。能信劉氏爲眞本。則吾國醫學。宜乎每況愈下。自墮於萬刼不復之地位矣。

釋難經任脈爲病其內苦結男子七疝女子瘕聚　張山雷

素問骨空論謂任脈爲病。男子內結七疝。女子帶下瘕聚。難經二十九難亦曰任之爲病。其內苦結。男子爲七疝。女子爲瘕聚。立言雖不必盡同。而大旨約略相似。壽頤竊謂難經言簡而賅。標示病理。實出素問之右。良以任脈發源於下。循腹上行。以升舉爲擔任之職。故任得其宜。則升發元陽。布護大氣。而任失其職。則升其所不當升。氣血循行。有乖故道。結滯窒塞。卽升非所升之咎。廿九難以其病苦結四字。爲任病之大綱。見得其先之結。尙在氣分。則疝痛猶屬無形。繼而幷及血分。則瘕聚乃爲有象。疝與瘕聚。無非氣血結塞。爲之厲階。爰以結字爲之總括。以視素問之七疝言結。而瘕聚獨不言結者。何如。且帶下爲病。乃帶脈之不能約束。闗而不合。正與結之爲病。兩得其反。本不可相提並論。難經於此略去不言。尤爲有條不紊。此雖同爲中古經文。或各有所受之。而參互以觀。讀古人書。正不可不自具隻眼。以識透此淄澠之臭味。惟疝之與瘕。一淺一深。在氣在血。病固不同。而經文以男女分析言之。似猶未碻。徐氏洄溪難經經釋。竟謂男屬陽。女屬陰。故病之氣血有殊。則以氣血分說。是矣。若以氣陽血陰而爲經文男女二字作確詁。則膠柱鼓瑟。殊嫌拘執。尙未詳繹古人論病之眞旨。豈男子不當有血病。而女子不當有氣病耶。未之思耳。所見太淺。須知疝以氣言。古人本非專指男子睪丸爲病。巢氏病源。詳列疝病諸候。凡十一論。無一字及於男子之陰丸。是可爲男女同病之碻據。而金匱婦人雜病篇。則曰婦人之病。在中盤結。繞臍寒疝云云。且爲婦女病疝之明文。若夫男子之癥瘕積聚。則固時有所見者。夫人而能言之矣。洎乎宋元以降。七疝名稱。乃始有㿗疝狐疝兩種。專爲男子陰丸之病。近世俗子。遂因此而誤認疝病爲男子所獨有。然隋唐以上。固未聞有所謂㿗疝狐疝也。洄溪號稱淵博者。何亦等於里巷之所見。蓋望文生義。信手揮毫。而不自知之其誤會耳。然今之鄉曲醫生。固無不知疝爲男子之病名。若告以女子亦多疝病。當未有不譁然狂笑。引爲話柄者。豈皆受教於洄溪老人者耶。亦可見醫學荒蕪。而能讀古書者之難其選也。

釋內經水火者陰陽之徵兆也

葉勁秋

陰陽二字。爲中醫醫理之命根。滿布於中華各醫籍之上。然則陰陽究係何物。亦可得而聞見乎。嘗觀先賢各說。莫不曰『天爲陽地爲陰。上爲陽下爲陰。外爲陽內爲陰。男爲陽女爲陰。六府爲陽。五藏爲陰』依此說法。則推之可千。化之可萬。玄奧微妙。莫得而窮。而內經陰陽大論。則又總括其詞曰『陰陽者天地之道也。萬物之綱紀。變化之父母。生殺之本始。神明之府也』。即此數語。實可包括宇宙間萬有。義深語確。揆理無差。顧陳說太高。意義太廣。決不便於初學。反使墮入雲霧中。終其身於迷昧之域。故有倡廢棄陰陽之論者。實改進中醫之先覺。誘掖後學之正軌也。陰之與陽。既數之可十。推之可百。數之可千。推之可萬。今將舍繁就簡。取一物足以徵兆陰陽者。厥惟水火乎。故本篇曰「水火者。陰陽之徵兆也」一語最有價值。最可徵信。自來縱有天地上下男女血氣之比喻。然總不若此語之精純。既不浮泛。又非假借。蓋人非水火不生活。機非水火不靈動。人體各部。各有陰陽。凡水凡液。卽所謂陰。凡氣凡熱。卽所謂陽。凡有陽者。必有陰以濟之。凡有陰者。必有陽以助之。必也陰陽互濟。方可萬物化生。比如草木。夜則濡以雨露。日則煦以陽光。缺其一者。必不能發育滋長。比如機械。亦須燃以煤炭以生熱力。濟以水料。藉熱力以生化水汽。而各機械之接筍處。每因轉動而生劇熱。須時潤油膏。否則卽有滯濇不靈。以及爆烈之弊。人體藏府亦然。各部各有功用。惟功用不輟而生熱力。惟因熱力。勢必濟以水液。故人身百體脂液甚多。有用者留以養身。無用者化出於外。如口津以軟潤食物。胃津以消化食物。凡遇兩骨相合之處。俱有墊隔。質韌而滑。俗名脆骨。另有胞膜生脂液。以潤澤骨節。助其轉動靈敏。而不致有濇滯違心之患。人體乃天然之機械。其妙用有如此者。生理學云。『凡人體內時有養氣。與之化合。不啻火之燃燒。其燃餘之灰燼。時時自肺腎皮膚而散出。』所謂養氣者。卽人體內熱力之原動力也。故凡曰陽虧者。卽熱力不足也。凡曰陰虧者。卽水液不足也。惟水液不足。則不能克制熱力。而熱力自旺。亦惟熱力不足。則欠靈動之效能。而水液有餘矣。內經云。陽虛生寒。陰虛生熱。其斯之謂乎。

傷寒論寒熱虛實表裏

陸清潔

醫家治病之有寒熱虛實表裏。猶兵家行軍之有奇正。善治病者。提綱挈領。能審寒熱虛實表裏之勢。因病制方。總以愈病爲上。無寒寒熱熱虛虛實實之弊。善戰者。因敵制勝。能形人而我無形。因其形而措勝於衆。總以百勝爲上。無正正奇奇之鬥。善乎仲聖傷寒論。爲吾國醫家治病之南針。病之千變萬化。無能出其範圍。病之寒熱虛實。活現於紙上。奈今之讀仲聖書者。非信之不堅。卽泥而不化。活書當作死書。活法當作死法。或苦註家之繁多。或苦詞意之深奧。望洋興歎。棄之惟恐不速。致仲聖書眞理不明。甚可惜也。故拙作傷寒眞理。卽將出版。雖不足有功仲聖。亦可作識途老馬。知我罪我。惟在博雅君子。仲聖傷寒論云。傷寒若吐若下後不解。不大便五六日。上至十餘日。日晡所發潮熱。不惡寒。獨語如見鬼狀。若劇者發則不識人。循衣摸床。惕而不安。微喘直視。脉弦者生。濇者死。微者但發熱譫語者。大承氣湯主之。若一服利則止後服。又曰。病人身大熱。反欲得衣者。熱在皮膚。寒在骨髓也。身大寒。反不欲近衣者。寒在皮膚。熱在骨髓也。觀此兩條。爲仲聖傷寒書中審寒熱虛實表裏最顯之處。學者最宜留意於此。何則首條傷寒。若吐若下後不解。則正已傷。而病不去。故不大便五六日上至十餘日。日晡所發潮熱。獨語如見鬼狀。陽明熱盛之徵。若劇者發則不識人。循衣摸牀。（心欲絕）惕而不安。（肝欲絕）微喘。（肺欲絕）直視。（腎欲絕）脉弦者生。濇者死。是正傷邪亢之兆。死生全在憑脈。脈弦生者。邪雖盛而正未盡傷也。故生。然亦必急下存陰。以救生命於萬一。脉濇者死。則邪亢正盡傷也。故主死不治。後人有主用獨參湯者。亦頗有識見。然不救者多。虛實之審。心細如絲。用藥之確。胆大如斗。醫明如此。或可救治於萬一。雖然一方亦欲病家之信。則有效耳。二條病人身大熱。當不欲近衣。今反欲得近衣者。則知熱是假熱。寒是眞寒。故曰熱在皮膚。寒在骨髓。身大寒。當近衣。今反不欲近衣者。則知寒是假寒。熱是眞熱。故曰熱在骨髓。寒在皮膚也。然亦必參之以脉。驗之以症。如裏熱外寒。脉沉取必滑數。外熱裏寒。脈沉取必沉遲。驗之以症。裏熱外寒。必不躁而煩。口渴喜飲。小溲紅赤。外熱裏寒。必不煩而躁。但欲寐。口不渴。小溲靑長。服藥法。外熱裏寒者。熱藥冷飲。裏熱外寒者。涼藥熱飲。醫者能識此條。則病之是寒是熱。眞熱假寒。假寒眞熱。在表在裏。了然胸中矣。再參之上條審虛實法。無虛虛實實寒寒熱熱表表裏裏之弊。治病反復求詳。苟能神而明之。則存乎其人矣。潔有附告。醫乃仁術。當視病人之病如己病。病人之心如己心。不以醫爲謀生之術。以醫爲救人之道。以仁心仁術施於病家。則潔之所望也。

傷寒論發熱概言

陸清潔

客有造余寓問曰。傷寒論發熱一症。爲金書中最複雜難辨。子有新中。啓吾朦昧乎。余固謙讓未遑。因思彼一片熱心。焉可使之敗興而去。遂答之曰。傷寒論發熱一症。驟視之似覺難辨。細究之頗覺明了。如病在太陽惡風發熱有汗脈浮者桂枝湯。無汗者麻黃湯。發熱一日二三度者桂枝麻黃各半湯。發熱無汗而見煩躁者。大青龍湯。在陽明不惡寒反惡熱者葛根湯。虛煩身熱者梔子豉湯。煩熱大渴自汗脈洪大者白虎湯及白虎加人參湯。潮熱蒸蒸發熱繞臍痛不大便煩躁者大承氣湯及調胃承氣湯。在少陽寒熱往來胸滿脇痛者小柴胡湯。不大便者大柴胡湯。婦人發熱經期適至熱入血室者小柴胡湯。實者刺期門。以泄肝之氣。瀉肝之實。入太陰見表症發熱惡寒脈浮者與桂枝湯。入少陰反發熱者與麻黃附子細辛湯。內扶腎臟之陽。以防其熱越。外解太陽之表邪。以愼其入裏。見少陰咽痛及生瘡者。半夏散及湯與苦酒湯。煩躁心熱不眠。黃連阿膠鷄子黃湯。以瀉心之陽。滋腎之陰。入厥陰發熱惡寒頭痛嘔吐者。與當歸四逆湯及當歸四逆加吳萸生薑湯。由此觀之。則傷寒論之所論發熱。何患其不明晰耶。雖然傷寒發熱爲外邪爲陽邪者。因如是乃不知有陰盛格陽者。有寒極似熱者。又當用四逆輩者。此又在醫家之神而明之存乎其人矣。

讀書記疑

鄧可則

▲素靈類纂汪註記疑

(一)『藏象』「面不畏寒」其末有云天熱甚寒。不能勝之。「註天當作大。」　余參觀馬張之註。亦皆隨文附會。不加研究以愚觀之經旨論寒此熱字當是衍文。或以熱作雖字亦合若以天作大恐與經旨不符。義反難明。

(二)『病機』「厥論」其寒厥云。春夏則陽氣多而陰氣少。秋冬則陰氣盛而陽氣衰。此人者質壯。以秋冬奪於所用。「註多慾奪陰」下氣上爭不能復精氣溢下「註陰精下泄」邪氣因從之而上也。氣因於中。陽氣衰。不能滲營其經絡。陽氣日損。陰氣獨在。故手足爲之寒也。　愚按註中二陰字當作二陽字。曷言之。經文三書陽氣衰。申之以陽氣日損。於陰氣則言盛言獨在。斯則奪用者。奪陰之用乎。精氣溢下者。陰精下泄乎。既奪其用矣。又益之以下泄矣。倘諄諄以盛以獨在爲訓。果何謂哉。此等之註。固不攻自破。然遺誤後學。亦復不少。且非獨汪氏一人已也。卽明如張氏。其始亦云陰藏之精氣溢於下矣。繼而曰奪其陽氣。自相矛盾若此。殊可哂也。蓋陰陽互根。有陰精卽有陽精。此二公誤於丹家不知何物是陽精之說。遂將精字死看爲陰。誤註若此。

▲讀難經記疑

(三)『四十二難』其長短之數。愚加之實與總數無訛。其言受水穀多少。則難以如其總數。此蓋魚魯亥豕使然。謹書於後。以俟 諸位重長有以賜教。幸甚。其文曰。胃受水穀三斗五升。小腸受穀二斗四升。水六升三合合之大半。迴腸受穀一斗。水七升半。廣腸受穀九升三合八分合之一。合受水穀八斗七升六合八分合之一。云云。

內經九方攷

陳愛棠

內經古方共有九。秫米半夏蘭草湯。角髮鷄屎鐵落飲。馬膏生桑桂酒方。澤朮麋銜藥熨法。烏鰂骨丸藘茹。勸製度詳明另查考。古方之祖最堂皇

秫米半夏湯　治厥氣客於臟腑。衞氣獨行於陽。陽蹻氣盛。右不得入於陰。陰虛目不瞑。又治痰盛不眠。(靈樞邪客第七十一。秫米卽糯黃米)秫米一升半夏五合。二味以千里長流水八升。揚之萬遍。取其清者五升煑之。炊以葦薪火。待沸置秫米半夏。徐炊令竭一升半。去渣。飲汁一小盃。日三稍益。以知爲度。故其病新發者。覆盃則臥。汗出則已矣。久者三而已也。(使上下通陰陽和則能寐矣)

角髮酒　治邪客于四臟一腑之絡。乃爲尸厥。刺其手足各穴不已。以竹管吹其兩耳。再鬄其左角之髮方一寸。燔治。飲以美酒一盃。不能飲者。灌之立已。

心腎爲水火絡。肺脾爲天地絡。胃爲中土絡。此五絡皆會于耳中。上絡左角。若陰陽相離。不能交會。則身

脉動而形無知。其狀如尸。當刺五絡之井。不已。先以竹管吹耳。以通五絡之會。再剃其左角之髮。燔爲血餘。入絡化瘀。以通左角。本草經云。血餘仍自還神化也。飲以美酒。使絡氣與衛氣相通。庶陽和厥醒。血氣形志篇云。經絡不通。病生於不仁。治之醪藥也。今世神針難得。可用犀角柏子仁石菖蒲羚羊角桑葉女貞子生地當歸蒸爲藥露。服之內通四藏一腑之絡。以代針。調入血餘以代燔。內治之法。其理亦通。（內經謬刺論篇第六十三）

鷄矢醴方　治心腹滿。旦食則不能暮食。病名臌脹。治以此方。一劑知。二劑已。（內經腹中論第四十）

其方用羯鷄屎白乾者八合。炒香。以無灰酒三碗。煎至一半。濾汁。五更熱飲。則腹鳴。辰巳時行黑水二三次。次日覺足面漸有皺紋。又飲一次。漸皺至膝上則愈矣。吳註。朝寬暮急。病在營血。鷄矢穢物。從陰化。可入營血。又氣悍能殺蟲。又說。羽蟲無肺。故無前陰。其矢中之白者精也。又云。醴乃熟穀之精。釀以稻米。炊以稻薪。能補益中土。調和營衛。

生鐵落飲　治癲狂等病。及病怒狂走。

生鐵落一兩　以清水浸一伏時。研。清飲水。

甲乙經云。飲以鐵落。作爲後飯。病能本論。又云。奪其食則已。是穀氣又在禁例。或者以麥食爲後飯。幷可鎮肝。存之。以候君子。（生鐵落是爐冶間初搥生鐵飛出如蛾者。所謂鐵華是也）

馬膏生桑桂酒方　治中風筋急。引頰移口。皮膚頑痺。口眼斜歪。（內經病機篇第四十六）

馬膏髻項上脂（一說馬膏馬脂熬成之膏也）生桑灰（生桑枝炒灰）桂（用桂枝）白酒

馬膏。其急者以白酒和桂以塗其緩者以桑鉤鉤之。即以生桑灰置之坎中。高下以坐等。以膏熨急頰。且飲美酒。噉美炙肉。不能飲者自强也。爲之三拊而已。靈樞經云。春痺者。北地之眞中風也。春三月陽氣清明其風之中人也。不能深入中于陽明之絡。卒口僻急者目不合。熱則筋縱目不開。以北地風高氣燥。非辛散祛風藥可療。故外用和陽潤燥塗熨之法。邪中左頰。則口歪于右。邪中右頰。則口歪于左。無邪者。則筋急引頰移口。皮膚頑痺。故用此法以膏之。以塗之。以鉤之也。（靈樞經筋篇第十三。鉤者。鉤其頰也。坎頰間之坎陷。高下以坐等者。以灰置之坎中。務使高下厚薄相等。然後以膏熨之。三拊者。輕手拊拍其三次也。）

澤朮麋銜散　　岐伯曰。治酒風。卽風論曰飲酒中風。則爲漏風。其傷在脾胃。病身熱懈惰。汗出如浴。惡風少氣。（內經病能論第四十六）

澤瀉十分。白朮十分。麋銜草五分。共爲細末。合三指撮。百沸湯沖服。

王註云。分去聲。古以二錢五分爲一分。麋銜草味苦寒平。主治風濕筋痿欬氣。

藥熨法　　治大人寒痺（大人指富貴人也。寒痺時痛而皮膚不仁也）

醕酒二十斤。蜀椒一升。桂心一斤。生乾薑一斤。凡四種皆㕮咀。漬酒中。用綿絮一斤。細白布四丈。幷內酒中。置酒馬矢熅中。蓋封塗。勿使泄氣。五日五夜。出布絮曝乾之。乾復漬以盡其汁。每漬必晬其日。乃出乾幷用滓與綿絮。複布爲複巾。長六七尺。爲六七巾。則用之生桑炭炙巾。以熨寒痺所刺之處。令熱入至于病所。寒復炙巾以熨之。三十遍而止。汗出以巾拭身。亦三十遍而止。（靈樞壽夭剛柔篇第六。晬。週時也。

復巾夾袋也。）

四烏鰂骨一藘茹丸　治血枯病。或少年脫血。若醉以入房。氣竭肝傷。在女子月事衰少不來等病。（內經腹中論第四十）

烏鰂骨四分。藘茹一分。右以雀卵爲丸。如菉豆大。以五丸爲後飯。飲以鮑魚汁。

隱菴註。烏鰂骨烏賊魚之骨也。蓋烏者腎之色。骨者腎之所屬。用之卽可補益腎臟之精血也。藘茹一名茜草。又名地血。汁延蔓空通。乃生血通經之品。又可作染絳之料。雀卵其白主氣。其黃主血。雀乃羽蟲。潛入大水而成蛤。故用之爲丸。大如小豆。可於飯後飲以鮑魚汁。乃利腸中及肝傷之妙品。

蘭草湯　治脾癉（內經奇病論第四十七）

蘭草一味水煎服。（蘭草綱目曰省頭草）

內經曰。有病口甘者。此五氣之溢也。名曰脾癉。夫五味入口。藏於胃。脾爲之行其精氣。津液在脾。故令人口甘也。此肥美之所發也。此人必數食甘美而多肥也。肥者令人內熱。甘者令人中滿。故其氣上溢。轉爲消渴。治之以蘭。除陳氣也。（除去也。陳久也。謂除去脾經陳久蘊蓄之熱也。）

（按）內經九方。係澄江姜鴻儲先生遺著。載於廈門醫學月刊。但內有數方語焉不詳。爰將內經原文及各家註解補入。俾讀者了然心目。藉知古人立方之精義也。（愛棠附誌）

辨景岳瘟疫本卽傷寒之謬說

嚴禹門

閒嘗瀏覽（景岳全書）。玩其解釋精詳。未嘗不拳拳服膺也。惟其論瘟疫曰『瘟疫本即傷寒。無非外邪之病。但染時氣而病。無少長率相似者。是即瘟疫之謂』云云。此論礙難表示贊同。今特申辨之。攷傷寒爲寒所傷。乃冬令寒水之氣。其中人也。由表而入裏。故內經曰傷寒者。一日巨陽受之。故頭項痛腰脊强。二日則陽明。三日則少陽。四日則太陰。五日則少陰。六日則厥陰。依次而傳。始於巨陽者。因足太陽寒水主一身之表故也。至六經疊傳而外。有兩感。有直中。有併病。有合病。長沙傷寒論言之綦詳。姑不贅述。至若瘟疫發生之原因。或因天時之乖違。或由人事之災變。或尸氣傳染。或穢毒變蒸。此項疫癘之邪。由口鼻吸入。直行中道。流布三焦。傳變最速。既非若傷寒之在六經。可表可下。又非似傷寒之依次相傳。故邪在上焦。則爲喉啞。爲口糜。若逆傳膻中。穢濁之邪。揜閉清靈。即神昏舌絳。爲喉痛斑疹種種險惡之現象。與傷寒絕對不同。治法亦大相逕庭。傷寒在表。則有麻桂之發汗。在裏則有承氣之攻下。至瘟疫乃穢癘之氣。治宜芳香。古人所以飲芳香採蘭草。以襲芬芳之氣。重滌穢也。例如火疫症。五行之性最急者。傳變極速。多屬熱邪。是以古吳葉氏立法。以清解佐以芳香滌穢。試問以此治法療傷寒可乎。抑以麻桂承氣諸法治瘟疫可乎。吾恐胥如枘鑿之不相入矣。矧夫傷寒爲病。僅止一身。而瘟疫爲患。不止一人。每有一人發見。一家悉病。一村發見。一鄉俱病。一市發見。全城胥病。由斯以觀。奚能曰瘟疫本即傷寒乎。且既曰本即傷寒。而又曰染時氣之病。吾不知先傷於寒。而後染時氣乎。抑先染時氣而後傷於寒乎。抑亦二者並集於一身乎。此則大惑不解者也。後世雖有專門研究者。如吳又可喻嘉言等。均辨別入微。吾儕固當藉以參攷。惟對於景岳之本即二字。恐滋後學之誤。用敢質諸高明。以加誨焉。

讀溫病條辨

挹清賈芬

吳氏鞠通。憫世之誤以治傷寒者。治溫病也。著溫病條辨。而附以雜說篇。解產難。解兒難。當時多宗之。三焦分疏。條目井然。使溫病治法。昭然於世。洵醫林不可少之書也。然以芬反復研究。其中可議者尚多。姑舉數條。以俟博雅正焉。

上焦篇第四條　太陰風溫。溫熱。溫疫。冬溫。初起惡風寒者。桂枝湯主之。但熱不惡寒而渴者。辛涼平劑銀翹散主之。溫毒。暑溫。濕溫。溫瘧。不在此例。

尤氏云。桂枝湯爲傷寒表病而裏和者設。溫病伏寒變熱。少陰之精。已被刼奪。雖有新舊合邪。不可更用辛溫助熱而絕其本也。

芬按伏氣溫病。自裏達表。裏正不和。用桂枝湯何著。適以助熱而耗液。况以桂枝湯發端。是仍以治傷寒法治溫病也。鞠通最尊葉氏。何獨不聞葉氏葱豉法。　芬又按銀翹散方中。銀花。荊芥。牛子。連翹。四味殊爲不妥。四味乃治痧疹喉痛。及諸時毒之要藥。本條明載溫毒不在此例。而用時毒藥。是何意見。况銀花荊芥。皆入血分。證未入營。豈可先用營藥。當從後第六條桑菊飲去菊花。加豆豉葱白爲妥。

第十八條　溫毒咽痛喉腫。耳前後腫。頭腫。面正赤。或喉不痛。但外腫。甚則耳聾。俗名大頭瘟。蝦蟆瘟者。普濟消毒飲。去柴胡升麻主之。初起一二日。再去芩連。三四日加之佳。

芬按普濟消毒飲去升柴芩連。實即前第四條銀翹散。去豆豉竹葉。加玄參馬勃殭蠶板藍根也。前第四條銀翹散。標明溫毒不在此例。而此條治溫毒諸症。仍用銀翹散法。前後自相矛盾。殊堪詫異。又按據此條治法。則前第四條不應用銀翹散。益顯然矣。

第二十三條　金匱謂太陽中暍。發熱惡寒。身重而疼痛。其脈弦細芤遲。小便已。洒然毛聳。手足逆冷。小有勞。身卽熱。口開前板齒燥。若發其汗。則惡寒甚。加溫鍼。則發熱甚。數下。則淋甚。可與東垣清暑益氣湯。

王孟英曰。觀此治法之三禁。則仲景雖未立方。而甘涼撤熱存津之當用。已可不言而喩矣。趙氏方氏主用白虎加人參湯。殆從三陽合病比例而出。似亦近理。　又曰細玩經文。可見其爲熱熾津枯之候。雖身重惡寒。豈可再投清暑益氣湯等辛溫燥烈。重刦其津液乎。芬按沈氏目南。亦有甘涼甘寒之議。鞠通自註謂證兼陰濕。而疑甘涼甘寒之不可用。實與經旨相反。　又按如果發熱惡寒身重疼痛手足逆冷。確係證兼陰濕者。亦宜以白虎湯酌加桂枝或蒼朮厚樸之類。清暑益氣湯。殊屬不合。學者勿爲所誤。

第二十四條　手太陰暑溫。如上條證。但汗不出者。新加香薷飲主之。

鞠通自註。證如上條。指形似傷寒。右脈洪大。左手反小。面赤口渴而言。（芬按口渴不得用香薷。尤不得用厚朴）但以汗不能自出。表實爲異。故用香薷飲。發暑邪之表也。（芬按此語誤人不淺。香薷辛溫。兼泄宿水。爲夏月感受寒邪。而汗不出者設。乃仍發寒邪之表。非發暑邪之表也。況暑邪在表。亦但有清法。而無溫法。何鞠通之不審耶）厚朴苦溫。能瀉實滿。厚朴皮也。雖走中焦。究竟肺主皮毛。以皮從皮。不爲治上犯中。（芬按此說何來。厚朴本中焦藥。全不走表。何言以皮從皮。惟厚朴花。較能發散達表。然表無

寒濕者。萬不可投）

中焦篇第七十六條　背寒。胸中痞結。瘧來日晏。邪漸入陰。草菓知母湯主之。

芬按世以瘧發於夜。爲邪入陰。此俗傳之謬說。總須以脈證相參爲斷。至謂草菓能瀉中焦濕蘊。理固有之。謂邪欲入陰。所以升之使出者。全賴草菓。則萬無是理矣。（第九十六條。瘧邪內陷變痢。如減小柴胡湯主之。註謂治之之法。不出喻氏逆流挽舟之議。蓋陷而入者。仍提而使之出也。與此條註同一謬妄。）又註云。俗以烏梅五味等酸斂。是知其一。莫知其他。此說尤不足爲訓。嘗見有誤服烏梅五味。斂邪於內。致生喘滿腫脹諸變。不救者甚多。不可不愼。

第八十八條　暑濕風寒雜感。寒熱迭作。表症正盛。裏證復急。腹不和而滯下者。活人敗毒散主之。熱毒衝胃噤口者。本方加陳倉米各等分。名倉廩散。服法如前。加一倍。噤口屬虛者。勿用之。

芬按此證表證正盛。裏證復急。則治法自應發表清裏。擬方。香薷　杏仁　鷄蘇　廣木香　白芍　黃芩　黃連　茯苓　滑石　枳實　厚樸　查肉　敗毒散中羌獨柴芎。類屬溫燥升提之品。考活人書治傷寒瘟疫。風濕風眩。拘踡風痰。頭痛目眩。四肢痛。憎寒壯熱。項強睛疼。則所治者原是風寒濕瘴雜感之傷寒溫疫。並非兼治暑熱之病者。鞠通採此方以治暑濕風寒雜感之痢。已屬謬妄。況熱毒衝胃噤口者。再投溫燥升提。求緩須臾之死。其可得乎。

第八十九條　滯下已成。腹脹痛。加減芩芍湯主之。

鞠通自註。此滯下初成之實證。一以疏利腸間濕熱爲主。

加減法。腹痛甚欲便。便後痛減。再痛再便者。白滯加附子一錢五分。酒炒大黃三錢。紅滯加肉桂一錢五分。酒炒大黃三錢。

芬按明知爲腸間濕熱。而加用附子肉桂。謬妄已極。大黃酒炒亦不妥。

讀三家醫案

賈挹清

三家醫案者。葉香巖布衣桂。繆宜亭進士遵義。薛生白徵君雪。三先生之治案也。葉氏臨證指南出自門人編輯。案中可議者甚多。疑其案不盡出自先生之手。及予細參此案。則絕無可議之處。其爲蘭亭眞本可知。薛氏案亦絕無可議者。惟繆案可存者絕少。茲擇其尤純正者存之。得十九條。餘則瑕疵百出。庸妄怪僻。難以盡言。何吳子不察。而一概錄之耶。

顧仰之曰。例言稱其善用異類有情之品。不知此正其大誤人處也。欬失音。脈極微而濇。如何用海參。胃寒不能食。如何用河車。此等方誤人不淺。

(一)血證屢發。於滋養中寓堵截法。　炒熟地。麥冬。北沙參。川石斛。女貞子。料豆衣。茜草。側柏葉。白芨。牡蠣。藕節灰。

(二)汗泄太過。津傷口燥。究竟邪未得清。欬猶未除。夫邪在手經。本非重證。止宜以輕劑調之足矣。　枇杷葉。南沙參。杏仁。川貝母。霍石斛。南花粉。玉竹。水梨皮。

(三)耳內流膿。昔人謂之腎疳。用六味丸加味治之。今用其法。兼清少陽。　六味丸加桑螵蛸。黃甘菊。黑山梔。石決明。桑葉。鹽水炒黃柏。猪脊髓。芡實。粥爲丸。

(四)心腎不交無寐。陰不制陽。陽强易動。與坎離交媾法。　熟地。龜版。牡蠣。建蓮肉。酸棗仁。茯神。遠志。黃柏。

(五)陰寒凝聚成瘕。上攻爲痛。右脈虛歎。卽眞陽式微之徵。非辛溫通陽弗效也。　淡附子。吳萸。歸身炭。炮薑。大茴香。法半夏。炙草。茯苓。

(六)素有飲邪。陽不交陰。故目不瞑。　法半夏。生白朮。茯苓。酸棗仁。秫米。

(七)濕甚則腫。如何服五味。腫而熱痛。奈何以鹿膠助熱。　大豆卷。海桐皮。川萆薢。宣木瓜。苡仁。川通草。白麻骨。茯神。

(八)脘中常痛。起於勞倦傷中。用建中法極合。當卽以此加減。　桂枝。當歸。肉桂。橘餅。炙草。煨薑。南棗。

(九)每至新涼。陽微。飲逆氣喘不得臥。宜攝陰通陽。　附桂八味丸加蛤蚧。杏仁。橘紅。煉蜜丸。

(十)吐血後。痰時帶紅。是肺病。姑肅清手經。再議塡補。用仲景法。　生地黃。地骨皮。枇杷葉。川石斛。川貝母。叭杏仁。白藊豆。冬桑葉。梨汁。

(十一)脈左關絃。是肝火爲患。仿喻氏清燥救肺法。　枇杷葉。桑葉。生地黃。丹皮。霍石斛。料豆衣。地骨皮。蔗汁。

(十二)面目浮腫。下及股足。三瘧未除。宜運脾胃之陽。兼益命門眞火。以祛寒濕。斯不治瘧而瘧自止。　桂枝木。茯苓。生白朮。法半夏。淡附子。生薑。

(十三)脈絃爲肝木有餘之象。未免侵尅脾胃。胃腑以通爲補。且肝主疏泄。議兩和之。　益智仁。沉香屑。陳皮。半夏麯。穀芽。砂仁。金柑皮。茯苓

(十四)心陽過耗。肝膽之火。翕然從之。以致神氣浮越。不寐汗多。治宜收攝心陰。以寂神志。　硃染茯神。酸棗仁。牡蠣。五味子。麥冬。炙甘草。淮小麥。南棗

(十五)診脉按之不鼓。陽虛濕聚。舌白腹滿。溲少臍平。急與通陽泄濕。　桂枝。木。淡乾薑。舶茴香。茯苓。淡附子。炒苡仁。

(十六)胃脘痛。右關弱而不鼓。中陽式微。故肝邪乘之。用建中法。　當歸。炙甘草。香附。煨薑。炒大茴。官桂。橘餅。南棗。

(十七)的係溫邪壅閉肺絡。咳喘氣阻。聲音不揚。甚則抬肩。鼻搧。舌白不渴。裏熱不盛可知。是以苦泄淡滲效而不效者。必佐辛宣通泄達邪。冀望奏績焉。　紫菀。川貝母。苦杏仁。鬱金。連翹。蔻仁。竹葉。蘆根

再診　前方去紫菀。加桑葉。通草。

(十八)暑病協熱下利。昏狂譫語。至旬日而陡然口瘖。目閉。手足顫掉。是邪熱內陷心胞。肝陰告絕矣。危險何辭。原方芳香開絡。亦背城借一之計。佐以淸滋熄風。以冀弋獲。　鮮蓮子。羚羊角。川貝母。麥冬。鈎籐。稻葉。化至寶丹一粒。

(十九)氣痺化熱。機竅不宣。專開上焦。使其氣化熱泄。　黃芩。山梔。桔梗。枇杷葉。紫菀。淡豆豉。枳殼。

芬按以上十九條。稍爲純正。故謹錄出。然此十九條中。猶有可議者。如血證屢發。滋養中寓堵截法而用

藕節灰。（怪僻藕用灰何益當用藕節。）腎痈耳膿而用山萸。山藥。桑螵蛸。芡實。（殊嫌壅閉。純是景岳立齋之庸派。）猪脊髓。（無味）濕腫熱痛而用白蔴骨。（怪僻可去）茯神。（無著當易茯苓。）勞倦傷中脘痛而用肉桂。（辛熱當去且已有桂枝煨薑矣。）橘餅（當易青皮徐洄溪批葉案云去飴糖不成建中。乃仍是桂枝也。此當加入飴糖爲妥白芍亦宜加入）

讀筆花醫鏡舌色篇

賈挹清

歸安江涵暾。字筆花。著筆花醫鏡。舌色篇云。舌者心之竅。凡病俱現於舌。能辨其色。證自顯然。舌尖主心。（舌尖兩傍主肺）舌中主脾胃。舌邊主肝膽。舌根主腎。假如舌津液如常。口不燥渴。雖或發熱。尙屬表證。若舌苔粗白。漸厚而膩。是寒邪入胃。挾濁飲而欲化火也。此時已不辨滋味矣。宜用半夏藿香。（半夏藿香尙未勝任。宜用茅朮厚朴白蔻等以宣之。）迨厚膩而轉黃色。邪已化火也。用半夏黃芩。（黃芩尙難勝任。宜用小陷胸湯。）若熱甚失治。則變黑。胃火甚也。用石膏半夏。（旣屬挾飲化火。何不用蒼朮白虎。或桂枝白虎。半夏不能勝任也）或黑而燥裂。則去半夏。而純用石膏知母麥冬花粉之屬以潤之。（黑而燥裂。或生芒刺。卽當以鹹苦下之。非潤之所能了事也。）至厚苔漸退。而舌底紅色者。火灼水虧也。用生地沙參麥冬石斛以養之。此表邪之傳裏者也。其有脾胃虛寒者。則舌白無苔而潤。甚者連唇口面色俱痿白。此或泄瀉。或受濕。脾無火力。速宜黨參焦朮木香茯苓炙草乾薑大棗以振之。虛甚欲脫者。加附子肉桂。（若舌白無苔而滑者。必至嘔吐。宜平胃之屬。）若脾熱者。舌中苔黃而薄。宜黃芩。心熱者舌尖必赤。甚者起芒刺。宜黃連麥冬竹葉捲心。（宜用木通燈心。甚者必加犀角。）肝熱者舌邊赤。或芒刺。宜柴胡。（肝熱誤用柴胡。必致火升風動。痙厥立至。江氏殆未之審也。）黑山梔（肝火甚者宜用龍膽瀉肝湯）其舌苔厚而黃者。胃微熱也。宜石斛知母花粉麥冬之類（苔厚而黃。胃中必有穢濁挾熱蒸騰。葉氏芳香化濁。及苦辛開泄諸法。可以酌用。若石斛知母花粉麥冬之類。惟舌苔黃薄而燥者宜之）若舌中苔浮而黑燥者。胃大熱也。必用石膏知母（苔浮而黑不燥者。痰飲內盛也。法當苦辛開泄。如蔞薤枳朴芩夏茯苓蔻仁桂枝薑汁。）如連牙牀唇口俱黑。則胃將蒸爛矣。非石膏三四兩生大黃一兩（太多。）加金汁人中黃鮮生地汁天冬麥冬汁銀花露大劑之投。不能救也。此惟時疫發斑。及傷寒證中多有之。予嘗治一獨子。先後用石膏至十四斤。而斑始透。病始退。此其中全恃識力。再有舌黃而潤澤者。此係腎虛。宜六味地黃湯。（舌黑而潤澤者。防是陰證。葉氏論之最悉。六味地黃湯中熟地山藥萸肉滋膩酸收。不宜混用也。）若滿舌紅紫色而無苔者。此名絳舌。亦屬腎虛。宜生熟地天麥冬等。（此爲陰虧之象。未必由於腎虛。熟地可以不必。甘寒育陰爲宜。宜吳氏增液湯。）更有病後絳舌如鏡。發亮而光。（此爲陰絕不治。）或舌底嗌乾而不飲冷。此腎水虧極。大劑六味地黃湯投之。以救其津液。方不枯涸。（宜復脈湯之屬。）

補白

十滴水等須愼用

陳愛棠

一到了夏秋之交。霍亂就漸漸發生。街衢上「十滴水」「神功濟衆水」「痧疫平安水」「功德水」等等之廣告。觸目皆是。報紙亦大載而特載。社會也公認爲治霍亂之良劑。幾於人人必攜。戶戶咸備。然細攷實在。尙有研究之處。查各藥水之內容。不外鴉片酒。樟腦酒。芳香酒。辣椒酒等味。攷其性。均辛熱香燥之品。以之治手足厥冷。脈細苔白。吐利清水之寒霍亂。誠有桴鼓之效。若施於身熱如燔。舌絳脈數。吐下臭穢之暑霍亂。鮮不僨事。況服此等藥水。乃一時救急之計。服後仍須延醫療治。昧者不察。以爲服過此藥。卽可保全。往往因此而遺留後患者。頗多。近更信從者衆。無論是何病症。均先服之。且謂此藥功效很大。有益無損。偶爾受涼。亦嘗有效。因其有痲醉興奮刺激性也。設感暑熱者服之。每見鼻衄咽痛。煩渴痙厥。諸症作矣。可不愼哉。吾願社會同仁。遇有斯症欲服以上各種藥水者。幸注意焉。

方案　附驗方

溫病結胸與寒痰結胸相併治驗

張錫純

奉天警務處科長郝景山。年四十餘。心下痞悶杜塞。飲食不能下行。延醫治不效。繼入西人醫院治一星期。仍然無效。寖至不能起牀。吐痰腥臭。精神昏憒。再延醫診視。以爲肺病已成。又兼胃病。不能治療。其家人惶恐無措。適其友人裴雲峯視之。因言從前曾患腸結證。亦飲食不能下行。經愚治愈。遂代爲介紹迎愚診治。其脈左右皆弦。右部則弦而有力。其舌苔白厚微黃。撫其肌膚發熱。問其心中亦覺熱。思食涼物。大便不行者已四五日。自言心下滿悶異常。食物已數日不進。吐痰不惟腥臭。且又覺涼。愚籌思再四。知係溫病結胸。然其脉不爲洪而有力。而爲弦而有力。且所吐之痰。臭而且涼者。何也。蓋因其人素有寒飲。其平素之脈必弦。其平素吐痰亦必涼。（平素忽不自覺今因病溫咽喉發熱遂覺痰涼）而因有溫病之熱。與之混合。所以脉雖弦而仍然有力。其痰雖涼而爲溫病之熱薰蒸。遂至腥臭也。爲疏方用蔞仁赭石各一兩。玄參知母各八錢。蘇子半夏潞參生薑各四錢。煮湯沖服西藥硫苦四錢。一劑胸次豁然可進飲食。右脈較前柔和。舌苔變白。心中猶覺發熱。痰不臭仍然覺涼。遂將原方前四味皆減半。加當歸三錢。服後大便通下。心中益覺通豁。惟有時覺有涼痰自下發動。逆行上衝。周身卽出涼汗。遂改用乾姜黨參赭石各四錢。半夏白芍各三錢。川朴五味甘草各二錢。細辛一錢。連服數劑。寒痰亦消。

瘰癧驗方（中西各一）

張錫純

中方用鮮澤漆八錢。(花苗皆用)煑四五沸。去渣。用生鷄子三個。打去皮。仍囫圇煑於澤漆湯中。(俗名荷包鷄子因熟時形扁若荷包也) 飲湯兼食鷄子。每日一次。旬日可消。按澤漆俗名貓兒眼睛草。又名打碗科。南方名崩大碗。其科高尺許。葉大如錢。其梗在葉中心。一梗恆貫數葉。開花時自葉中心出數莖。莖端有花如碗形。較葉稍小。其色黃而兼綠。光華灼灼。故有貓眼之名。花邊微有缺口。故有打碗之名。未有鮮者。乾者亦可用。分量須減半。用四錢。此藥各處皆有。醫士罕有用者。藥房縱有備此藥者。亦皆陳腐若干年。用之無效。故用此藥者。宜自適野採之。西藥用沃度加留謨十瓦。臭剝二十五瓦。龍胆草細末一百五十瓦。水和作小丸。日平分三十次服。每日服三次。一月可消。

腹癰治驗出疹喘瀉治驗

張錫純

奉天城南浿子街。鄭杏園。年二十餘。臍下一寸旁二寸處。肌肉微起凸。按之中有痃癖。如巨棗。且覺疼。旬日之間。漸大如橘。懼生內癰。來院求治。其脈數至六至。且細弱。詢其心中。恆覺怔忡發熱。視其患處。皮色不變。按之似熱於他處。且疼而不任重按。遂謂之曰。子之瘡雖在腹中。實在腸外油膜之間。原不難治。然卽脈數與心熱怔忡論之。知陰分太虧。宜先用藥滋陰清熱。俾心中不復怔忡發熱。而後可用藥治其瘡也。遂先投以元參八錢生山藥枸杞生龍骨生牡蠣各六錢。以清熱滋陰。乳香沒藥赤芍各二錢。以兼顧其瘡。三劑脉象復常。心熱怔忡全愈。遂改用天花粉六錢金銀花丹參連翹沒藥皂刺各四錢炒山甲三錢。爲其素本虛損。恐不禁諸開通。又用生懷山藥一兩與諸藥同煎服。連進五劑。其瘡消無芥蒂。後其兒來院言。鄰家豪富止有一子。年與其弟相若。所生之瘄亦相若。同時與弟來奉入西醫院。竟爲西醫剖解而死。聞其弟治愈而歸悔恨無及。

奉天鐵路稽察李占鰲之幼子年三齡。周身微似出疹。因滑瀉無度。元氣虧損。已四五日其疹仍不顯露。且下焦煩燥喘促甚劇。病勢危劇。醫者皆辭不治。因來院求爲醫治。診其脈象有根（孺子之脉以意會之仍有憑據較但看虎口三關者爲妥）知猶可治。遂投以衷中參西錄滋陰宣解湯（原方載第五卷係生懷山藥滑石各一兩生杭芍四錢連翹甘草各三錢蟬退二錢）爲其發喘。又加薄荷葉一錢羚羊角一錢。（此藥另煎數次當水飲之）俾煎兩茶盅分三次溫服。一劑喘定瀉止其疹亦出。上焦猶有煩燥之意。即原方加元參四錢。服後全愈。

小便祕治驗

張錫純

奉天省公署護兵石玉和忽然小便不通。入西醫院治之。西醫治用引溺管小便通出。有頃小便復存蓄若干。西醫又納以橡皮管。使久在其中。有溺即通出。乃初雖稍利。繼則水便仍不能出。西醫辭不治。遂來予院（立達醫院）求爲診治。其脈弦遲細弱。自言上焦疼甚且涼甚。知其小便因涼而凝滯也。爲疏方用人參椒目懷牛膝各五錢。附子肉桂當歸各三錢。乾薑小茴香沒藥甘草各二錢。連服三劑。腹痛小便皆愈。遂停湯藥。俾日用生硫黃錢許。分二次服下。以善其後。方中之義。人參靈仙並用。可治氣虛小便不通。椒目與桂附乾姜並用。可治因寒小便不通。又佐以當歸牛膝茴香沒藥甘草諸藥。或潤而滑之。或引而下之。或辛香以透竅。或溫通以開瘀。或和中以止疼。衆藥相濟爲功。所以奏效甚速也。

風水痰飲治驗

張錫純

奉天大西關馬樸臣。年五旬。腹腸周身漫腫。喘息迫促。咽喉膺胸之間。時有痰涎杜塞。舌苔淡白。小便赤澀短少。大便間日一行。脈象無火而微浮。擬是風水。投以越婢加半夏湯。方中用生石膏一兩。麻黃三錢。時當冬令。恐汗不易出。俾用湯藥送服西藥阿斯必林一瓦。服後汗出喘見輕。他證如故。又添心中熱渴。不思飲食。診其脈仍無火象。蓋因痰飲多而濕勝故也。愚舍脈從證。用生石膏四兩。薄荷葉錢半。煎湯一大碗。俾徐徐溫飲下。熱渴痰涎皆去強半。小便亦見多。能進飲食。而漫腫腹脹仍如故。改用生石膏滑石各一兩。地膚子。文菊子。海金砂。檳榔。茅根各三錢。服後小便加多。服兩劑後。將石膏滑石檳榔皆減半。又多生薑三片。服數劑全愈。

腦充血治驗

張錫純

滄州西河沿方姓叟。年六十四歲。驟得癱瘓症。延爲診治。其脈象洪實。左部尤甚。心中發熱。頭疼如破。其左邊手足皆不能動。其人素業修築。性急嗜酒。一日爲人修工。因忙碌飢不遑食。飲酒充飢。至晚歸家。忽然仆倒。卽其病因與脈證論之。當爲腦充血證。卽內經所謂血之與氣。併走於上之大厥也。亦卽金匱風引湯所主之熱癱瘓也。斯蓋酒氣挾火熱上攻。而血脈亦隨之上升。灌注於腦中血管者。過其常度。其血管膨脹。所以頭疼。若膨脹之極。而血管破裂。其人卽有性命之憂。此證想猶不至血管破裂。當因膨脹不已。血自管中滲出。以妨礙其左邊主知覺運動之神經也。法當投以斂肝瀉火引血下行之劑。先將其頭疼治愈。而後再調其神經。理其肢體。爲疏方用懷膝生杭芍各一兩赭石生龍骨生牡蠣各八錢。清夏龍胆草各三錢。甘草青黛各二錢。服一劑。脈形已斂。頭仍覺疼。心猶覺熱。俾仍用原方磨取鐵鏽濃水煎藥。又服兩劑。頭已不疼。心中亦不發熱。其左邊手足微能運動。又爲疏方用生杭芍柏子仁甘枸杞各五錢。當歸乳香沒藥天冬各四錢。懷膝三錢。甘草甘松香（東人名爲纈草香善理腦筋）各二錢。服兩劑。病又見愈。又於方中爲添臺參知母生薑各三錢。連服十餘劑。可扶杖能步履矣。由斯知治病原無定方。當以精心審脉。因脉疏方。此證若不細審其脈。及詳問其病因。而概認爲氣虛卒以王勛臣補陽還五湯投之。其腦中血管。必將由膨脹而至於破裂矣。

肢痛治驗

張錫純

奉天西塔郵務局局長佟世恆之令堂。年五十七歲。於仲冬漸覺四肢作疼。延醫服藥三十餘劑。寖至臥床不能轉側。晝夜疼痛不休。延至正初。求爲診視。其脉左右皆浮而有力。舌上微有白苔。知其兼有外感之熱。先與西藥阿斯必林兩瓦。以發其汗。翌日視之。自言汗後疼稍愈。能自轉側。其脈仍然有力。遂投以連翹。花粉。當歸。丹參。白芍。乳香。沒藥。諸藥。兩臂疼愈強半。而腿疼則加劇。自言兩腿得熱則疼減。又改用當歸。牛膝。續斷。狗脊。骨碎補。沒藥。五加皮。諸藥。服兩劑後。腿疼見愈。而臂疼又加劇。是一人之身腿畏涼臂畏熱也。此時脈象已近平和。左關似不任重按。知係肝木稍虛。其中寄生之相火。不能下達。是以其腿畏寒。其火鬱於上焦。又不能敷布。是以其臂畏熱。遂又爲疏方。用淨萸肉一兩。當歸白芍各五錢。乳香沒藥。續斷各四錢。連翹甘草各三錢。每日煎服一劑。又俾於每日用阿斯必林一瓦分三次服。下數日全愈。方中用萸肉者。因其肉爲補肝虛之主。而又得木氣最全。收斂之中大具條達之性。本經謂其逐寒濕痺。痺開則氣血流通。而疼者自愈。況又有諸藥輔之以補養氣血。兼以流通氣血。加以涼熱相濟。藥性和平。所以服之能愈也。

呃逆治驗

張錫純

奉天大西關萬順興鋪中宮某。年三十餘。胸中滿悶。常作呃逆。連連不止。調治數年。病轉加劇。其脈洪滑有力。關前尤甚。知其心火熾盛。熱痰凝鬱上焦也。遂用朴硝四兩。白礬一兩。摻炒熟麥麵四兩。煉蜜爲丸三錢重。每服一丸。日兩次。服盡一料全愈。蓋朴硝原味鹹寒。原稟鹹水之氣。水能勝火。寒能治熱。爲心家對宮之藥。爲治心有實熱之要品。內經所謂熱淫於內。治以鹹寒也。用白礬者。助朴硝以消熱痰也。調以炒熟麥麵者。誠以麥爲心穀。以防硝礬之過瀉傷心。且炒之則氣香歸脾。又能防硝礬之不宜於脾胃也。

痔積便結案

劉蔚楚

王君滔乃郎。年八歲。住廣東香山縣。痔積便結案。痔字孫一奎曰。從甘明其嗜貪甘肥。成積成虫。損傷脾胃。脾胃一虛。百病蜂起。古稱五痔。言五臟之痔也。此卽成病之原因也。病狀初覺脘腹脹痛。微渴思飲。醫者謂是脾痔。疊投消積利水藥。遂大便祕結。改用秦艽枳殼郁李仁。助入消積方中。不應。復用厚朴錢半。

大黃由三錢至一兩。芒硝由錢半至三錢。不但大便不通。且腹脹。如鼓。環几而走。如豕負塗。力磨其腹。徐大椿條列疳症。肝疳一名筋疳。白膜遮睛。或瀉血面瘦。心疳面黃頰赤。身體壯熱。脾疳一名肥疳。體黃瘦削。皮膚乾澀。而有瘡疥。腹大嗜土。腎疳一名骨疳。肢體瘦削。遍生瘡疥。喜臥濕地。肺疳一名氣疳。喘嗽氣促。口鼻生瘡。若患潮熱。當先補肝。後瀉心。若妄以硝黃利之。若患癖。當消磨。誤以巴豆硇砂下之。及傷寒誤下。皆能成疳。楊倓子曰。疳之受病。皆虛使然。熱冷皆挾中虛。治熱不可妄求過涼。治冷不可峻溫驟補。治積不可霸峻取攻。余以內經推之。脾之積曰痞氣。黃帝則曰。大積大聚。其可犯乎。岐伯曰。衰其大半而止。過則死矣。病者面色痿黃。舌色涎滑。脈濡細。右尤弱。用藥如此狠戾。豈非如治單腹脹者。愈攻愈大。醫者不知攻傷中氣。反疑中有何物乎。此時呆補宜禁。惟提氣活血。兼以行降。斯上下取而治中之法也。方用關東箭芪一兩。油歸身二錢半。乃當歸補血湯。加杭芍三錢。砂仁一錢。升麻三分。煎成。再以藥水鬪甘遂末六分。服後大瀉盈盤。腹消痛止。再用箭芪五錢。歸身一錢。加砂仁五分。雲茯苓錢半。炙雞肉金一錢半。以運中樞。數帖後用補益資生丸。每日二次。每次研丸一錢。以開水泡廣皮。開服。病者病愈。長成。習中西文。早已出外經商。能事其業。由此觀之。病本不重。誤藥可使重。使死。爲人司命者。學問閱歷之外。臨症務須虛衷小心。迎機應變。庶天良具在。無論能否救治。衾影無慚耳。

暑熱氣閉案

劉蔚楚

韋廷芳字潤生。年三十六。住廣東香山縣。暑熱氣閉症。六姐丈潤生。賦情義俠。高明滿座。樽酒不空。甘脆肥醲。傾襟接飲。體本燥也。盛暑偕一名地師。臨山相地。途中暈眩汗渴。回時飲豆腐漿一瓶。轉壯熱無汗。頭痛發煩。諸醫宗金匱者。與白虎湯。存津液者。與小承氣。犀角地黃湯。專溫熱家者。治以紫雪牛黃至寶丹。尊傷寒論者。復救以少陰四逆諸方。未十日。垂危。家姐迎余。委以專醫。余電番禺。請黃君登雲共商。君來。商得始病。暑熱爲冷物所壓。壯熱無汗。香薷飲加清疏藥。最是的方。暑與熱與暍。與西人日射病。名異實同。乃舍此而取古法用寒用熱。時派順傳逆傳。方論具存。無一不論與症違。方與病戾。今據脉沉伏。唇面色深紫。噴臥失語。微汗溺短。與水猶納。與食則拒。假與黃師母之熱閉肺胃前案同。但暑與溫有異。此病不兼濕。溺短。則治法與前案。亦同中有異也。夫肺司治節。主開闔。胃司倉廩。主運輸。動力則皆發原於生氣。肺主聲。肺閉則失語矣。胃主寤。胃閉則噴臥矣。色深紫。則營氣閉矣。西說。物壓於胃。吸液管吸其精華。運化爲血。與迴管收回之藍血。必經肺下。賴肺氣吸清呼濁。其血始紅。作用正自相關。陳平伯謂衛氣皆肺胃所主。則衛氣閉而營氣亦閉。其理明甚。奈說經者先忘却外邪未罷之訓。趨時者又未將脈症藥驗。仔細尋永。則舍發舒肺胃之氣。其更將何望耶。兼之舌尖現起小瘰。營熱閉結。當開泄氣分。以清熱通營。又初病即齒縫流血。其痛者爲胃火衝擊。時醫多用消滯攻治。有形胃汁先涸。陰液將盡刦傷。此葉天士之言。徐洄溪評爲正論者。籌治亦豈外舒達肺胃。清熱通營耶。彼此意同。則立方自有定向矣。共擬通絡飲。取鮮蓮葉邊。絲瓜皮。西瓜翠衣。鮮銀花各二錢。加鮮菖蒲八分。鮮竹茹紫草廣鬱金射干各二錢。鮮藿香細葉三片。重用鮮蘆根四兩。煎水煑藥。爲清肺用羚羊角尖六分。清胃用犀角尖六分。磨汁和灌。蘆根形如肺管。甘涼清肺。生水中。縱橫條達。津液之閡隔生病者。能透膈膜使之通行。見鄒氏續疏。用之溺赤者尤良。此等藥用七日。熱先退。人略醒。此後如嫩稻秧。知母。眞建蘭葉。鮮枇杷葉。重樓。金線。丹參各三錢。雙鈎藤。白蓮瓣。各錢半。與前方出入加減。約二十日。病漸已。再以西洋參。不去心麥冬。竹葉捲心。各一錢。元參。沙參。各二錢。鮮枸杞根。鮮茅根。苡仁。水浸百合。熟蕤仁肉各三錢。（徐洄溪治夜燥不眠用熟蕤仁肉。另以枇杷膏。銀花露。蓮花露。玫瑰花露。玫瑰清暑降氣多泡茶飲可治噫氣）毛燕湯。鮮茅根四兩。熬水燉鴨佐之。（鴨以小野蜆鴨全黑者尤佳）先一派清芳活利。再一派潤燥生津。總以通經絡。運樞機。調肺胃。舒營衛爲主。而成效收。脈有六陰六陽。斜飛反關。談太素者。謂六陽主壽。六陰主貴。黃師母脈乃六陽。韋姐丈脈乃六陰。脈象間醫者不宜籠統。至此次藥甚平淡。辨症果眞。用法果當。雖垂危已辨壽具。亦可倖痊。余何能。實余友主持之力也。

驚氣顫振案

劉蔚楚

吳太姻母。年六十六歲。住廣東香山縣。驚氣顫振症。因探訪在親屬家。其家與羣人。以事爭鬨。大驚猝仆。扶歸。遂病。病至三閱月。手足顫掉。不能持物。食則令人代哺。口目張睽。唇焦舌黃。抖擻之狀。如線引傀儡。聞人微步。亦猝然而驚。中覺熱而外反寒。神志昏憒。外兄吳雲初。以母病之羣醫莫愈也。求治於余。辭以年輕學淺。三到。然後與之偕行。察其病狀。如上所述。診其脈弦實。偪偪而強。曰此症與戴人治新寨馬叟一案。無一不同。乃肝熱痰結。醫者畏其年老。皆主補氣血。鎭神魂。如一邱之貉。太姻母稟原火體。驚則氣亂。氣動於肝。肝胆相連。胆受熇蒸。則汁涸而胆管閉塞。凡食物入胃。胆必泌汁。助其消化。消化難則糟粕不靈於傳送。所以大便不解者。至二十餘天。津液被熬。凝結爲痰。連衡盤據。加以藥皆痼補。痰動肝揚。故顫振至於如此。余不畏其平老。畏其病久。先以鎭肝清痰法。用擢肝丸錢半研細。竹瀝水送下。第二三日。以當歸蘆薈丸早晚每研細一錢。泡廣皮水送下。俱不效。第四日。余曰。戴人治馬叟屢用吐下。但吐則傷氣。宜調胃承氣湯。大黃八錢。芒硝三錢。生甘草八分。使推盪藥暫留中焦。如布包青黛錢半。肅清肝胆。藥水開服牽牛末八分。漸引使下行。余不願傷其上焦。故取調胃承氣。有硝黃無枳朴也。服後下膠積滿盤。身稍安定。次用擢肝丸法。胆星鈎籐酒炒黃連各錢半。滑石二錢。青黛僵蠶各一錢。酒洗天麻八分。用鐵華粉三錢先煎。再入各藥煎成。以煎藥開辰砂末五分服。如此三帖。脈色病狀。未能大減。乃再用小承氣如上法。但不用牽牛末。服後大下膠痰。病去其小半矣。復照擢肝丸法。去上方之鐵華粉黃蓮。加蘇半夏錢半。蜜水炒廣皮八分。茯神三錢。三日三帖。雖見效而未能急進。仍照小承氣上法。再下至第三次。病乃衰其過半。神氣清明。此時不宜再攻。改用本事方鈎籐散。鈎籐半夏麥冬各錢半。茯苓五錢。生石膏三錢。參鬚廣皮各七分。甘菊一錢。甘草三分。去防風生薑。加夏枯草三錢。冬桑葉四錢。旱蓮草二錢。白梅花棗仁天竺黃各錢半。知母桑葚各三錢。此類藥約用二十帖。共治月餘。而病廓清矣。太姻丹年高體强。孫曾衆多。至去年癸亥冬。乃終壽近百歲。

黃疸腫脹案

劉蔚楚

黃弼臣。年二十外。往廣東香山。弼臣黃植庭師第十三世兒也。以事赴省。游於河。蕩舟墮水。榜人援起。歸寓卽病。更醫愈重。乃回香山就診焉。病狀。　肌肉眼球涕唾皆黃。全身腫脹。胸腹隆起。小腹拘急。小便全無。仰臥不能轉側。氣微喘。微熱惡寒。甚重衾不溫。診其脉緊實。舌胎厚而黃黑且乾。余曰黃疸。喻嘉言謂傷寒論重外感。金匱亦論外感。而注重內傷。此病多似女勞疸。弼兄旣未有室。亦不冶游。病因筵讌應酬濕熱凝滯。感寒飫水。擾亂受驚。勞於事并非勞於女色。經曰三焦者中瀆之府也。水道出焉。又曰上焦如霧。中焦如漚。下焦如瀆。純是手少陽溫度。一種蒸化水精之象。三焦以油網相連。通於各臟腑。屬手少陽上達肺而下連腎。與足少陽同是轉運之樞機。明乎此。則知此症之治法矣。今治中焦。當責在胆與脾。而非先通其上下焦不可。內外併病。固宜表裏兼籌。內經有開鬼門潔淨府之法。是從汗而泄其熱於肌表。從下而泄其濕於小便。法正適用。而外寒包內熱者。斯解矣。茵陳蒿湯主之。茵陳蒿用四錢。去梔子加甘草稍八分。麻黃開水泡透二錢。細辛白芍各錢半。水三碗。煎至碗餘。後下大黃二錢。煎作一碗。服治陰黃既有茵陳附子湯。溫脾行水。余治外寒。獨不可加麻辛以發汗行水乎。兒胸腹俱脹。鼓之如鼓。則膀胱之氣鬱而脹可知。非通其外。何以通其內乎。加以上微喘。下小腹拘急。小便點滴俱無。苦迫難堪。另研細麝香二分放臍中。炒輭葱白數斤。輪流溫蓋之。服藥黃汗漸出。敷藥約四五小時。小便點滴出。色黃赤。次日喘止。而小便少。前藥減麻黃至一錢。細辛七分。大黃後下錢半。服二劑。另取綠豆浸出之芽菜二斤。水三大碗。煎成一碗。照服二次。而脈沉滑。小便略長。脹略消。此菜清利。用之小便熱閉者極佳。再做茵陳五苓散。去桂朮。改用土茵陳四錢。二苓各三錢。澤瀉二錢。加梔子錢半。甘草稍六分。朴硝一錢。煎服三劑。並以生辣椒小樹正根。全條煎水。（此根溫脾行水。明知內熱。因墮水留濕。故用之）又黃皮樹根。取壯大者。

長約五寸。斬片煎水。俱加入猪胰子分飲以助藥力。（此根味微苦。氣辛。善消胃腸肝胆癖積。與辨椒根俱能治腫脹黃疸。）治一星期。能起坐。啜糜粥。脹未盡消。改用韓氏茵陳橘皮湯。土茵陳三錢。廣皮一錢。生薑皮八分。法夏錢半。茯苓皮二錢。加大腹皮絨三錢。甘草稍八分。梔子黃柏各錢半。鷄肫皮二錢。煎服。（此藥能化滯。兼消胆砂腎砂）另每日二次。研細朴硝。燒皂礬各五分。麥芽水送下。西說肝爲腺甚巨。中部附有胆囊。儲肝所生之膽汁。以助胃消化。病則膽汁過多。流溢於血液。諸管走竄於周身。故發黃疸。觀於嘔吐與便溺色有黃黑變化。其說不誣。此硝石礬石散。張壽甫先生亦用皂礬。硝石則用火硝。謂礬石含有鐵質。又具金味。善理脾濕。并制胆汁之妄行。火硝燥濕力大。膽汁溢於血中。布滿周身者。能使降下。余當時未識用火硝。先生於中藥多有實驗。其說亦自不誣。時治病兩旬。脹消黃退。胃納大強矣。一日食太過量。忽腹脇脹痛。先寒後熱。口苦。胃滿欲吐。其脉强弦。純似正瘧。余曰。運化窒滯。膽氣鬱甚而橫決。故有此。宜轉樞少陽膽經。順達其餘邪。法亦不外小柴胡加減也。北柴胡三錢。法夏二錢。酒炒黃芩錢半。甘草八分。紅棗三枚。生薑二小片。加廣皮八分。麥芽厚朴蘇梗鷄肫皮各錢半。煎服三劑。另每日二次。以藥膠筒裝金鷄納霜。先一分。後五釐。開水送下。越三日乃去薑棗黃芩。減柴胡至錢半。加大青葉木通滑石各錢半。十日瘧除。治共一月矣。此後運脾安膽。化濕和中。藥甚平淡。又一月而諸恙廓清矣。

孕婦瘧痢治驗

胡天宗

前清蘇松太道袁觀察之姪媳。懷孕六月。瘧痢並作。羣醫診治月餘。瘧止而痢下愈劇。腹痛更甚。胃不納食。延羣醫至。謂不可治。宗乃時自徽返滬。延予診視。按脈極弱。舌光少苔。余曰。此症病久虛寒。屢服疎導消散之藥。正氣脾土大虧。徒以截瘧濇痢。如是此興彼伏。前醫膠柱鼓瑟。致有纏綿現狀。予參用補中益氣法之人參白朮各三錢。黃芪五錢。當歸陳皮各錢半。升麻柴胡甘草各一錢。肉桂七分。生薑一錢。一劑服之。痢減大半。再劑而瘧病反重矣。袁公飭弁持片請復診。予至診脈曰。脉起應指。此佳兆也。請勿驚恐。從前瘧止痢作。邪入裏也。乃陰盛之極。陽衰不能與陰爭勝。今服補陽藥劑。病體陽氣有權。能與陰戰。何恐之有。再投助陽之方。陰自盡退。宗經旨益火之源。以消陰翳。原方不減。添烏附片五分。服後瘧痢兩止。嗣進大補元煎。越三月餘。日誕生一女。產後體甚康健。

幼女偏廢治驗

胡天宗

大佛鎭潘筠厚兒幼女四歲。右肢痿軟。不能舉步。他醫屢作風濕治。百法做到。反致腫痛。肌色不紅。甚至發厥自汗。拖延數月。勢成病篤。復延余治。按左關兩尺。脈形弱甚。予斷爲先天不足。肝腎內虧。法宜溫補。屢作風濕攻伐。致使正氣愈虧。此虛厥之所見也。旁者曰。偏廢祇見老人。幼女何患此病。余囘曰。小人亦常有之。非有鬼祟。亦非奇怪。並非犯邪也。何必禳送。禳送之錢。省之服藥。余就書案云。病延數月。偏廢不舉。疎風燥濕。攻藥亂投。反增浮腫。痛呼已發厥逆。正氣不支。經云。肝主筋。腎主骨。肝充則筋健。腎充則骨強。老人腎氣已衰。小人腎氣不足。揆之老幼。其理則一。擬以右歸飲加味。方用大熟地五錢。懷山藥四錢。西潞黨三錢。大抽者六錢。枸杞子三錢。炙甘草一錢。山萸肉三錢。北條參二錢。杜仲三錢。川牛膝二錢。（

鹽水炒）肉桂四分附片八分鹿角膠錢半。連服十劑。行動如常。腫痛俱失矣。

忍精淋痛治驗

胡天宗

瀹潭孫某年近而立。患淋痛病。初往徽城王醫診視。服藥兩旬。淋痛無減。今正踵余門診。攜服前方視之。多用八正分清等類。予細奪之。若因濕熱阻閉溺竅。前醫方藥服之效矣。余對孫某曰汝之淋痛乃房事忍精。圖貪久戰。蓋陰莖有精溺二竅。是必敗精阻道。病在精孔。乃有形敗濁。用分清法不效。病人直言係由房事後。次日便溺覺痛耳。此證葉氏論之詳細。右有虎杖散治用杜牛膝根絞汁一鍾沖入射香少許隔湯燉服。并宗朱氏方法。用兩頭尖韮白歸尾川楝子等味。連服三劑。溺痛悉除。後治兩人俱效。所以治淋症。當分濕熱阻閉溺竅。辨明濁精阻於精竅。兩途理清。投藥應於桴鼓。不可混治。（虎杖草今人不識以牛膝代）

與江西俞守眞論治血證

陸士諤

江西俞守眞名璞。好學深思士也。醫學極有根柢。而自視欿然。治其友左杏卿血症。已瘥六七。未竟全功。謬採虛聲。虛懷下問。特令杏卿來滬千里就醫。守眞手書長函。歷述病情方治經過。時三月十二日也。余爲立案曰。此症原係陽明胃絡之血。故投瀉心而輒效。逢春溫秋燥二令。衝陽上越則病發。蓋衝脈隸於陽明也。衝陽射肺。則咳爲必有之症。尊方以瓊玉膏加沈香琥珀納衝。破瘀以治標。柔養以治本。極佩手眼。今藏丙寅。少陽相火司天。厥陰風木在泉。脈已見弦。防其發之劇也。擬旋覆代赭湯去其燥藥。加以清潤重鎭之品。爲曲突徙薪之計。杏卿寓居旅館。每越三日必來覆診。余始與納衝。繼與清燥。繼與柔養。病已十去八九。四月十三日。杏卿來診。書方畢。忽出一書信。係守眞致杏卿者。要余答覆三問題。夫以余學識之淺陋。不幾有布鼓雷門之誚乎。兪函曰（前略）昨日令尊以兄之手書示。據云咳減痰稀。是有效也。效則再投。了無疑義。無討論之餘地。亦無討論之必要。而璞尤無討論之學術也。陸先生之方。前曾閱過。可稱學識並優。較前診劉君殊有天淵之別。非僕阿其所好。黨同伐異。實由醫有一定之理。不易之道存焉。若兄者失血於溫燥之令。咳嗽於失血之後。自不能外肝衝肺胃爲病。得之於酒色之間。發來數年之久。自然根株深固。拔取殊難。彼劉君認爲極小之恙。妄用開泄之品。其不能取效也宜矣。而陸先生不然。以陰傷爲病本。以溫燥爲病機。以咳嗽爲病傳。立方則潛之育之降之潤之。是優等學識。高明手眼。其蠲除宿疾。洗滌沈痾。舍陸先生其誰與歸。堅心求治。毋庸疑焉。請兄思之。然璞但有疑問者三。瓊玉膏徐氏謂爲治血之首方。喩氏謂爲治咳之聖品。何以治咳。初效而繼不效。治血則首尾無效。一也。衝爲血海。其脈起於氣街。而麗於陽明。從時令上升。血卽隨入胃中而嘔吐。有時爲止血藥所止。有時止血藥無功。其止是由藥力所止。抑由衝氣自低而止。二也。嘔吐爲衝氣上干固矣。但是由木火所被動。抑由衝氣之原動。三也。論治法。或滋陰爲戢木火法。或戢火爲降衝法。或降衝爲和胃法。或養胃爲清肺法。或清肺爲止咳法。孰先孰後。當急當緩。請其明白開示。啓我茅塞。醫乃仁術。諒不厭繁。兄可以此問呈之。夫璞乃饒郡下士。一介醫末。旣不能防友病于未然。又不能治友病於旣作。愧對於同道。有慚於知已也。亦思親炙於陸先生之門。難背南陔之義。心與力違。是爲憾也。（下略）夫以守眞君之學識。猶謙然自以爲不足。不恥

下問千里通函。而以余之陋劣。反强作解人。貿然作答。撫躬實深慚赧。然濩壤涓流。海山不擇。當亦守眞君有以諒我也

答第一問。瓊玉膏以地黃爲君。參蜜爲佐。茯苓爲使。乃是養陰聖藥。血症之由於陰虛者。治之極當。由於陽盛者。治之不效。徐氏推之。必是陰虛吐血無疑。治咳亦必是陰虛乾咳。至初投效。繼投不效。必有他故。陰虛之體。過服養陰。反成痰飲。痰飲亦能致欬。一也。陰虛之人。最多伏風。伏風發動。亦能致欬。二也。衝陽上逆。喉癢作咳。三也。

答第二問。衝任兩脈。衝脈主升。任脈主降。欲制衝之上升。惟在助任之降。故血之由乎衝氣者。必以納衝爲主。止血爲佐。倘一意止血。血不能自止也。

答第三問。衝爲血海。肝是血藏。木火最易犯衝。第嘔吐兩症。未必全是衝病。故古人治嘔。或用溫降。或用苦降。而治吐則用溫者多。至治法一層。由於衝陽上逆者。納衝自爲先務。由於陽盛者。清火又爲要圖。其他如養胃滋陰。無非見症治症。高明如守眞君。於仲景傷寒論。必已研究有素。舉隅反三。應用自無窮盡。布鼓雷門。尙希恕其狂愚。杏卿歡然持去。

腸癰治驗

陸淸潔

甘肅路新記理髮公司經理陳雲欽君。患腸癰。已近一年。前月始來余寓就診。及入診室。見其面色靑紫而黧黑。兩目兒光直逼。不覺爲之一驚。余知其所患必係大病。卽反復爲之研究。及診其脈。數大無倫。審

其氣。促急欲脫。言語斷絕。身俯不仰。余問之曰。君腹痛否。曰然。雲欽遂自述病之經過及治療。余一一答之。末曰。大便平素甚艱難。自得此病後。大便反日日行。且多溏薄。近一月來所下均係膿血。腹左角劇痛拒按。有如針錐。且痛處熱甚。余因思腹劇痛拒按。痛且熱甚。內癰之徵也。位在大腹左旁。大腸癰之象也。且脉如此之數大。而如此之靑黧。氣如此之促急。正下邪實。攻邪礙正。補正留邪。萬分棘手。然仲聖有急處存正之一着。今師其意。遂爲之立案曰。

腸癰已潰。膿血屢下。腹劇痛而拒按。脈數大且虛滑。舌雖潤而氣欲脫。夜不眠而晝煩躁。病已造極乎中之極。姑當焦頭爛額之治。方仿大承氣意。加破血補氣之品

生川軍（三錢）芒硝（二錢）瓜蔞仁（三錢）丹皮（二錢）桃仁（三錢）生甘草（一錢）上藥水三碗煎一碗

余恐藥之過烈也。兼之久病元虛。過分攻蕩。恐病去而人亦隨逝。且不用此種猛藥。病何能得愈。與其束手待斃。不若背城一戰。且病者舌尙潤。津液究未大傷。然猛烈之劑。終傷元氣。雖曰有故無殞。亦無殞也。而究以扶正爲妥。於是思維再四。加潞黨參（三錢）另煎沖入前藥服之。服後大下膿血。約桶餘。而冷汗如雨。病家惶急萬分。半夜敲門邀余。余診過後。急與高麗參一錢。煎服汗卽止。當是時余手中爲捏一把冷汗。因思若無潞黨參三錢。甘草一錢。沖入前藥中。而遽服此猛烈之劑。則病去而人亦隨之死。於是醫生之用藥。誠難矣哉。移時腹痛頓減。氣促亦平。眼之兇光亦隱。脉之數大無倫者。變爲微弱矣。余大喜。而病者腹中飢甚。欲得大嚼。余急禁之曰。宜食薄稀粥。稍稍養其胃陰。若欲大嚼。恐久虛之腸胃。忽得大宗

米食。消化力薄弱。加之大病之後。難免食勞復矣。若再使之食勞復。我恐無能爲力。病者聽余一段利害議論。願遵余言。食粥靜臥。後二日病者又來余寓。余幾疑其無病之人矣。診其脈更覺和靜。惟右關猶帶微數。不敢遽與補劑。然此方斷不可再投。因思肺之與大腸爲表裏。今大腸既不可再淸。改投和平淸肺之劑。則亦治本之法也。遂與葦莖湯加味。（病者平素極嗜酒辣。無日不飮酒。無日不吃辣。致此病之得也。）活蘆根（去節）一尺　瓜蔞仁三錢　桃仁三錢　加潞黨參三錢

服後各恙漸漸平復。胃納加增。惟大便數日未行。腹中又覺不舒。余師熱淫於內。治以鹹寒。佐以苦甘法。遂於前藥去黨參。加西洋參。再加漂淡陳海蜇四兩。煎湯代水煎藥。服後大便暢行。後與善後之方而全愈。

白喉治驗

楊燧熙

鎭江鮑友芝令壻張衣言君。忽然寒熱頭疼。納飮咽痛。色白且紅。身有紅點。邀熙診治。苔白脈數。乃爛喉痧也。咽不應白。白者陰虛熱熾。夾痰熱薰蒸所致。較紅腫之喉。重有數倍也。良由風熱上受。由口鼻吸入。太陰陽明先病。（肺胃）而與太陽之病。治法有霄壤之分。因風熱痰互擾不平。肺胃失於淸肅。有礙排泄下降機能。用翹荷桑菊杏桔貝牛子赤芍殭蠶蟬衣枇葉等爲方。一劑而痧漸透。咽之紅白略消。身熱較減。苔轉黃矣。再劑加銀翹知母白茆根。諸恙漸平。後加生地石斛丹梔蘆根。去杏桔牛荷蟬芍蠶。服數劑。未一星期。卽霍然矣。

按斯症之原因有三。天地人是也。天之寒溫失序。感之卽病者治之稍易。感之不病。深伏於內。屢感屢伏。再感而發。發如雷電。由蘊伏之深也。蓋天地間祇有六氣。氣平則爲和氣。正氣不平則有勝復。勝復至極。則爲厲氣瘟疫之氣。然平則爲恩。亢則爲害。生殺之機。互相倚伏。病機十九條而火居其五。熱居其四。可見諸病火熱爲多。蓋風寒濕皆能化火也。按天地萬物皆賴火爲生發之本。若無此火。則天地幾乎息矣。故火能生人。而亦能殺人也。百物皆然。不僅醫理爲然也。蓋地之燥潤失宜。道途中之穢濁氣。住室中之不潔空氣。微生物之飛颺。黴菌之傳播。水料之不良。爲致病第二之原因也。蓋人事之倥傯。名利之競爭。用煤積習。在成人香烟酒色慣性。此爲易罹喉症痧痲之第三原因也。世人眞陰之內守。在古人之下。而火熱居四五之數。在古人之上也。一陰一陽結。謂之喉痺。一陰者手少陰君火。心之脈也。一陽者手少陽相火。三焦之脉也。二經之脈。並於喉。絡於咽。咽喉者。呼吸之門戶。納食之要點。又爲聲門。喉之於人。蓋甚重矣。焉可令其受病哉。顧病之由。起於不遵衛生。致氣熱則內結。結甚則腫脹。脹甚則痺。痺甚則不通而斃矣。良由氣失展化。痰得內居。邪熱由上而至中下。逆傳於裏。陰無涵養之權。陽有升騰之勢。此壯火食氣。亢則害也。擬留得一分陰氣。便有一線生機。經以風淫於內。治以辛涼。佐以苦甘。熱淫於內。治以鹹寒。佐以苦甘。(倘咽痛淡白不紅。苔白者反此。當另求他法。)故大要曰。謹守病機。各司其屬。有者求之。盛者責之。熱者寒之。客者除之。疏其氣血。令其調達。俾肺展氣行。邪化痰蠲。陰不受劫。痲疹透而咽之白腐。卽消矣。

中虛霍亂治驗

楊燧熙

鎮江城內中街呂仁安君之內。年近天命。邀鄙人診治。進其房。則姜葱酒氣逼人。望其形神敗不支。自汗淋漓。聞其聲若不接續。問其苦。吐瀉不已。心中怔忡。切其脉。沉細如無。肢冰音弱。薙髮匠用針多處。並以普通治痧痧丸連服及痧藥吸入。視其舌。苔布甚少。渴常思飲。飲必欲熱。下咽即吐。揉其胸。怔忡即定。按其腹。漉漉有聲則痛勢緩。察其指。爪枯螺癟。熙曰中虛霍亂也。令服獨參湯。佐以米飲。接續眞元。痧丸痧藥阻之。葱姜外治禁之。漸漸肢和汗斂。處方用潞黨四錢。於朮四錢。甘草三錢。炮姜二錢。熟附子二錢。烏梅一錢。木瓜三錢。伏龍肝八錢。蘆穄稭三錢。橘皮二錢。當道草一株。二劑諸恙較平。再劑其病苦失。後以六君子。歸脾。資生。神香。附子秫米等湯出入化裁。調理二星期。即康健如初。　按此症原因各別。療法極夥。經以中氣不足。洩便爲之變。邪在上則吐。在下則瀉。在中則吐瀉交作。內傷寒。外傷暑。內伏熱。外伏寒。倘有氣鬱。積勞。食滯。風淫。火迫。濕擾。燥傷。蛔蟲。勞房。憂愁。喜怒。悲恐。驚等。再參攷天時地氣。審愼立方。其効無不如鼓之應桴。

兩腿痿弱治驗

楊燧熙

丹徒陳子餘君。素性嗜酒。又因病後。兩腿酸痛。身不能直。有礙步履。延經數載。閱所服方。溫補祛風及滲濕之品。擬擬滋水柔肝。養血和筋等。已入佳境。偶因不愼。宿疾復萌。增以脅下空痛。夜不能眠。坐以待旦。忽然身向前跌數次。每跌之後。身如觸電。腿骨有聲。茶水難下。身體怕人手觸。頭部汗多。欲嘔不嘔。臥則身體跳動。天明似覺稍好。右膝及脚。時時微作酸痛。跳躍行動微多。其脚軟硬不一。血失榮筋也。故經以足得血而能行。舌紅少苔中溝。診脈軟數。夫肝主筋而藏血。腎主骨以司精。無寸筋不屬於肝。無寸骨不屬於腎。陽明主司束筋骨以利機關者也。良由起居失時。因嗜好感受梅毒性。身肥體弱氣虛陰虧。服育陰之劑。即定其痛。是即明徵也。然家務多煩。煩則從火。以致病生。惟除去一切塵絆。方克有濟。勿謂贈言不早。至受嚇汗流。飲酒不節。於衛生上大有妨礙。胃不和則寐不安。陽不入於陰。則寤而少寐。陰氣之傷。不卜可知矣。所服各方並原因一一研究。乃厥陰風陽不平。少陰眞液不守。脾胃失職(脾主四肢)胃爲十二經之長。筋絡失於榮養。營衛交虛。虛而不復。謂之損。有下痿之憂。擬培養先天。補完造化。水能生萬物也。用方列後。頗獲效機。現得步履如常。諸恙若失。倘再施溫補祛風滲濕等品。則陰氣故傷。而生命豈可保乎。

枳椇子三錢　福澤瀉(鹽水炒)一錢五分　懷山藥四錢　九孔石決明(先煎)二兩　大生地七錢　羚羊片(先煎)八分　絲瓜絡三錢　川丹皮二錢　忍冬籐四錢　淨連翹三錢　懷牛膝一錢　潤元參三錢　製豨簽三錢　大麥冬四錢　黑脂麻八錢　活水白葦根(去節先煎)二兩　鮮藕(去皮切片先煎)二兩

產後腹痛脹熱厥治驗

楊燧熙

鎭江四牌樓俞姓婦。客冬產後數月。天癸不轉。寒熱交作。稍有腹痛。前方催經破血攻氣及發表等。愈醫愈劇。至今春腹內漸脹。厥有半日。近來寒少熱多。苔少舌紅。喉燥咳逆。腹部痛甚。不知飢。大便硬。脈虛數。良由血虛陽旺所致。(即水不濟火)產後數月。天癸不轉者。血虛可知也。寒熱交作者。陽維爲病苦寒熱。

營衛失序亦寒熱。外侮爲病亦𡨴熱。然日久莕脉如斯。未可以感論也。腹之痛脹者。肝脾失和也。肝病善痛。脾病善脹。始痛繼脹。木乘土也。厥有半日者。厥分陰虛陽虛。陽虛則生𡨴厥。陰虛則生熱厥。未有𡨴厥而現舌紅喉燥。𡨴少熱多者。乃陰虛生內熱。有形陰傷。而熱無形。氣虛且滯。心肝陽旺。脾肺胃陰虧。虧而不復。謂之損。防液涸風生之變。川雅連四分。女貞子三錢。元參心二錢。耳環石斛二錢。淸阿膠（先煎）二錢。中生地三錢。天麥冬各二錢。毛知母二錢。製香附二錢。柏子霜二錢。杭白芍三錢。川丹皮二錢。眞珠母（先煎）一兩。左牡蠣（先煎）八錢。地骨皮錢半。藕節四個。燈心一分。初服寒熱即解。繼服脹痛幸除。後減育陰。增入扶土之品。穀食漸香。三月後經至如常。倘再投催經之劑。其血焉可得生乎。若執產後宜溫爲主。逐瘀爲先。其生命焉能保乎。然見熱投涼。遇虛當補。故丹溪云。產後大補氣血。雖有他症。從末治之。因新產血虛。未可發表。（溫病濕溫亦然）仲景有亡血禁汗之文。汗之則痙也。沈日南云。仲景有發明產後氣血雖虛。倘有實症。必當治實。人可顧慮其虛。反致病劇。景岳云。產後有表不得不解。有火不得不淸。產後虛在八脉。孫眞人創論於前。葉天士發明於後。蓋八脈隸於肝腎。（女人以肝爲先天）如樹木之根也。吳鞠通曰。產後有三症。一曰病痙。二曰病鬱冒。三曰大便難。然血瘀宜攻。血阻宜催。血𡨴宜溫。血虛宜補。產後血虧。未復天癸。不轉而投破氣攻血等品。其血愈加其耗。以致愈醫愈劇也。

時痧治驗

楊燧熙

鎭江鄭君。忽然發熱無汗。頭痛骨痛。胸悶作噁。舌莕薄白有硃點。脉浮滑數。乃冬邪也。經七日矣。由冬失潛陽。雨雪遲見。則陽旺而陰虛。陰虛者。火必炎上。爲溫病之症。所服之方。柴葛。麻桂。蒼朴。陳夏。及枳檳。等數劑矣。那知以治寒之法。治溫病。以攻伐中下實症之法。治上焦之病。何世人不加研究。粗鹵顚倒。一至於此也。然手經之病。徒施足經之藥。伐其無過之地。以致反增其病。須知寒溫二大法門。手足當分界限。初以桑菊飲。繼投銀翹散。不數劑而得汗見痧。痧透熱退。便行。諸恙若失矣。

臟厥治驗

惲鐵樵

童詩聞之母。患泄瀉。以要事在身。不容起行。乃電予診治。予診六脈強鞕。舌枯無津。下泄完穀。每日數十次而不成寐。斷以完穀爲腸胃無火。舌枯爲腎陽不能上蒸。脈鞕乃厥陰少陰無陽和之氣。不寐爲陰燥無陽。故風厥木強。乃眞臟厥之危證。立方熟附三錢。吳萸半之。柴胡陳皮半夏各二錢。灶心土一兩。明日覆診。病無增減。泄如故。因悟臟厥徒溫少陰。不能取效。原方去灶心土。加烏梅丸三錢。赤石脂五錢。服後差減。翌日童自京邕歸。以先父誤于醫。毋又多病。間曾涉獵醫書。再四研究。前方以爲不誤。所以不急愈者。藥力未到也。乃再進二劑。所患若失。

虛體實症治驗

惲鐵樵

童詩聞之母。久病虛弱。舉凡老年虛弱諸症。一身皆備。而體猶畏寒。非火不暖。故秋季圍爐。暮春始撤。又以中宮空虛。喜食糯米黏品。故一至初夏。常患寒鬱食積。水火不調之病。而諸虛病亦隨之悉發。醫者至此。恆多束手。今夏忽而腹痛水泄。一日夜至百餘次。痛深泄急。盜汗如漿。急延予診。則病與去年相似。而實不同。肢痲爲大虛。色晦隱紅爲戴陽。洞泄是脾病。然太陰不熱。今有熱是陽格於外。舌抽心胃陰傷。面黃爲宿積食滯。脉浮而空是陽格。腹痛手冷。不痛則否。爲太陰厥陰並病。忽熱忽冷兼少陽。黃苔兼胃府。是少陽陽明亦病。證近傷寒之兩感。汗爲陰液。汗多則陽氣外越。且汗多脈當緩。今不然。脈不爲汗衰。則陰陽有相交之象。病情爲虛實皆病。萬險之候。立方用人參三錢。乾姜六分。赤石脂一兩。囑分六次。緩緩頻服。服後瀉數次。稍緩。翌日復診。以服參略喘。囑加半夏于參汁中。以利濕痰而助行氣。喘良已。又思泄不止。由於平日肝病甚深。厥陰病。陰爲標。風爲本。風勝則木强。藏府偏勝。風木從火化則熱。太陰受制則泄瀉。平日脾土受制於肝。脾病則無陽。獨陰以人參乾薑溫之。赤石堵之。而不盡應者。風氣木强也。熱自熱。寒自寒。陰陽失和矣。高年泄瀉而不見倦。脈亦不衰。是爲難治。立方仍昨方加半夏二錢。猺桂三分。烏梅丸三錢。以納陽。半夏以利痰行氣。烏梅丸以和風氣木强。另用元寸。猺桂。胡椒。研末滲陽和膏貼臍。以助脾陽。一劑而痛泄均減。午夜復定。一方略用降劑。至天明瀉略見糞。其臭氣特甚。而自利仍未止。腹痛次數減少。而痛勢轉劇。此積滯將下之象。乃更方用白頭翁。柴胡。入香連丸中。一劑見塊糞。痛大減。人倦而寐。於是進調理培元之品。逾三日。病良已。改丸方。不半月。人健倍常矣。

幼科驗案

張亮生

棠錫九君兒。三歲。避難滬上。始患鵝口。不服藥。再種牛痘。痘將回時。痰鳴氣急。身熱甚壯。黃腐星布。滬上幼科沈君。投以麻黃。荆芥。枳實。防風。忽加鼻掀。面赤。煩懊欲驚。來邀余診。脉舌症合參。鵝口乃心脾熱毒。

復種牛痘。胆腑積毒從內達外。經旨至下之地。春氣常存。春月風氣漸溫。乳子飲乳。蒸濁爲痰。痰生熱。熱生風。最易驚喘。急進春浮萍。象貝母。牛蒡子。鮮竹油。鮮蘿蔔汁。蛤黛散。燈心。濂珠研細。先用眞西月石三分。銀花露化水拭口。挖去痰涎甚多。服後便泄數次。色黑粘滯若痰。氣喘壯熱。得淺黃腐亦退。繼用化痰肅肺泄熱解毒而痊。

痰咳治驗

張亮生

去年秋深。無錫毫壩尤姓之兒六歲。始患咳嗽。第三日忽然痰鳴如曳鋸。欲咳不能。聲如處甕。煩燥鼻扇。逢人即打。無片刻甯。請西醫注射。其勢甚險。某西醫荐聖公醫院院長李克樂。多方設法。面色青沉。肢冷汗出。醫院令渠速即回家。命在頃即矣。到家後。親隣四集。多荐余者。即延余往診。且告曰。自知病險如此。請君盡心力而爲之。余搜索枯腸。仰屋圖維。病之始起。不過風濕襲肺。蒸遏爲痰。痰被熱蒸。熱爲痰遏。肺爲淸虛之臟。痰熱壅塞。驚喘立見。非辛涼化痰所能効。余用杜皂筴去弦三寸。煎濃再加淨麻黃三分。石膏二兩。光杏仁三錢。竹瀝二兩。生蘿菔汁兩盃。枇杷葉五片。爲背城一戰。囑其不可狐疑。於是頻頻灌之。約至將暮。頻得矢氣。臭穢殊甚。胸高喘逆之勢漸平。面青冷汗亦退。神情稍能安臥。明晨來請診時。親隣蝟集。皆有喜色。後用化痰洩熱之劑而安。余以一得之智。在友誼會公共討論。嚴康甫先生沈鳳江諸兄云。此症舌苔膩渴。喉間未碎。痰多熱輕。妙在皂筴。善驅風痰而降濁。

難產治驗

余聽鴻

常熟花園浜王姓婦妊娠九月。漿胞已破之後腹痛。漿水瀝盡。小溲不通。已有三日。少腹不動。穩婆謂胎死腹中。或欲試手法。或欲下死胎。邀余診之。其產婦神情恬淡。並無所苦。唇舌均紅。使穩婆按其少腹。溫而不寒。脉來流利。軟而無力。診畢穩婆問腹中小兒能保全否。余曰腹中小兒酣睡未醒。穩婆曰何以不動。余曰因睡而未醒故不動也。主人曰腹痛三日。小便不通。小孩不動。恐胎已死矣。請先生一斷之。余曰此名胎壓膀胱。此方書所不載。必定是負重或跌仆而損胎元。又因坐蓐太早。氣掙於下。胞壓膀胱。小溲不能出。溲阻而脹。兼之胎元下墜。兩相擠軋。不能轉動。如果子死。當唇紅舌黑。少腹作冷。按脈未離經。未至臨產之時。胎元斷斷不死。即問產婦曾否有負重跌仆之事。婦曰三日前因有安息香兩支在地。俯之不能拾。乃跪而拾之。起時胞漿已破。余曰胞壓膀胱無疑矣。可先將燈草刺鼻中。令產婦噴嚏。噴嚏則肺氣開。上竅通則下竅泄。而小便可通。再吸洋烟三筒。將其胎提起。以免擠軋子門。小便通後。可讓出地面。使小兒可以轉身臨盆。即不難矣。問服何藥。余曰不須服藥。主人曰可服催生藥否。余乃進以胃苓湯加蘇梗。利水行氣而已。噴嚏之後。吸洋烟三筒。果然小便通暢。藥將沽唇。小兒已下矣。若依穩婆手法。或服下死胎方。母子豈能保全。主人曰君之催生方極靈。將來可傳之於人。余曰胃苓湯是受濕泄瀉之方。作催生方。誤事不小。其功不在藥而在燈草洋烟耳。

小產後咳嗽治案

曹清華

周小農之母於清光緒乙卯冬。小產之後。患咳嗽氣升。實因撫乳勞勩。氣血愈虧。更醫數人。終不輕減。至庚辰正月。病愈增劇。痰多五色。喘發一次。二日一夜不能食。不能臥。面現青色。骨瘦如柴。十分凶險。錫城諸醫。初用溫散。以致如此。後延查家橋曹清華先生診視。陰虛肺熱。用扶正清肺潛納虛氣。如洋參麥冬冬瓜子甜杏仁青蛤散蛤蚧。另醋炭嗅鼻。納氣歸元。繼以海參淡菜與猪蹄淡水白煮服之。直至三月十七日。氣喘方止。漸以復原。

鎮按。家慈現年七十四歲。歷屆熱咳。以西瓜子茅根知芩黑梔清肺於先。接以鎮攝。愈年僅發一二次。至於老年之證。尚有眩暈。曾經暈厥。另詳拙案。丙寅夏識。

暑邪入營痙厥之治驗

周小農

嚴橫林。江北。車業。其妻向有嗽恙。進清肺之劑而愈。年三十。經事已少。甲子夏午月下旬。天暑屋向西曬。感受熱邪。經來不多。自服紅花煮酒。腹痛嘔吐血沫。兩手搐搦。口噤目斜。不省人事。遺尿不知。脈沈弦勁左伏。舌不得見。臥處甚熱。暑邪因酒引衝脉之血上冒。熱入營血。內風陡動。痙厥之象。危險萬分。勉擬清熱息風和營散瘀法。備商丹皮二錢。青蛤散五錢。七孔決明一兩。雙鈎勾五錢。丹參二錢。益元散五錢。荷葉包。明天麻錢半。銀花二錢。玳瑁錢半。竹茹錢半。鰾膠三錢。蛤粉炒。鬆童便一盅。茜草錢半。單桃仁三錢。另西血珀五分。上西黃三厘。羚羊尖七厘。參三七三分。研細如霜。開水下。囑用烏梅搭齒。口仍不開。橫林用火刀鑿去一齒。藥方灌入。一劑而醒。經行數日。各恙均已。

寒熱痙厥之治驗

周小農

殷壽根之妻。三旬向多抑鬱。壬戌清和下旬。天氣暴熱。上城感邪。二十八下午二時。大寒厚覆二被。熱不外揚。而從內竄。手指痙動。呻吟。煩躁。呼熱。隨即口噤。昏糊不省。至明日鄉愚以爲鬼祟。延巫驅禳。依然不蘇。乃延余診。至則午後二時。厥已一日夜矣。初來招診。云及病情。有痙瘛之狀。即帶臥龍丹。逼迫瓶。薄荷精。到則診脈。據初病時脈躁疾異常。茲則肢痙强直。脈右數左伏。口噤。以筋抉齒。視苔白。初以臥龍丹吹鼻不動。以逼迫瓶射薄荷精。并指揑右手背威靈穴。目睁。得噫九八次。頓覺汗出遍體。甦來連聲難過。口渴呼飲。左脈已起。遂疏射干。鬱金。梔豉。丹皮。雙鉤。勾珍珠母。石決明。竹茹。竹黃。滁菊。薄荷。茅根。連翹。銀花。九節菖。至寶丹。神清痙定。胸脘窒悶。續予調氣清熱之劑而起。

暑厥兼肺痺之治驗　周小農

章根泉之女菊蘭。二歲。乙丑巧月。患暑厥不啼不乳已三日。其家因兵燹後。拮据不延醫。會余往惠山章邀視其子寒熱。順便求診。案云。暑風交蒸。咳嗽。身熱。熱甚昏閉不甦。目乾無涕。脈伏。舌紅。稺體患此。極爲危險。連翹。黑梔。薄荷。銀花。益元散。杏仁。葶藶。粉沙參。鮮石斛。豆豉。鮮青蒿。鮮石菖蒲。鮮竹葉。紫雪丹。外治方。山梔仁。生礬。桃仁。箆麻子。回春丹。研細。用乾麵。鷄子白。葱根。打和敷臍。一劑藥連哺二日方畢。目方活動。有呻吟聲。其父又化服琥珀抱龍丸一粒。又越數日方出哭聲。漸愈。

內科溫病夾尸氣案　周小農

朱夢符家女婢。壬戌正月十一。形寒身熱。嘔吐不止。頭昏。咳痰見血。顴紅。口臭。越日延診。脈左數右較浮。

舌紅苔黃。述知其家一男傭。以吐血斃。前夜是婢經彼臥處。陡覺寒凛頭昏起病。詢悉冬寒煤爐甚旺。伏氣留於肝胆。因驚尸氣而作。清肺降胃。鎮乙木。安心神爲法。豉梔連翹銀花竹茹竹黃枳實茯苓川連黃芩。茜草丹皮茅根葦莖萊菔。枇杷葉。另熊胆一分。雄精一分。辰砂一分。金箔一張。研細末燈心湯下。令其先服煎劑。不吐。續服一劑而熱退嘔血均止。其家詫爲神奇。確感尸氣。故易發易愈。越數日駿良之妻患病邀診。知此婢僅疲倦耳。

瘀血傷寒案

周小農

吳鴻壽鹽城人。五十餘。向作舂米。素有宿傷。辛酉葭月廿六診。身熱旬餘。咳嗽。脇痛。痰多。吐血兩次。色紫有塊。神糊不清。他醫告辭。余診脈細數而澁。舌紅。腹肌紫點如斑。腹臍按之覺痛。溲紅無汗。寒邪挾傷絡。故血上下溢。猶恐血再上衝。照夾血例達邪祛傷。宣絡導瘀下行。葱豉。荷葉。旋覆。新絳。生香附。橘葉絡。桃仁。歸尾。茜草。劉寄奴。雅連。乾漆炒。紫菀。紅蘿蔔。另石菖蒲二分。廣鬱金五分。三七四分。赭石七分。雄精二分。研末服一劑。得汗。熱減。譫語止。瘀從便解。色黑如漆。原方加䗪虫五分。西藏紅花一分。以行血通瘀。又五日而安。此夾瘀神昏之一證也。

嚴寒血暈變膨治驗

周小農

尤松記劉潭橋。其長媳念餘歲。丙寅葭月十一日。初產遲延。未設火盆。感寒戰振。血暈數次。醋炭薰治方醒。第三日臍突腹高脹滿如鼓。不可手按。大便既祕。小溲多而淋瀝自遺。入夜脹甚不寐。譫語微笑。脈左微弦。右輭無力。苔薄黃糙刺質紅。嚴寒外襲。子宮內脹。氣血交滯。向有肝胃氣寒。肝橫食滯。亦停深恐瘀血衝心。擬理氣通瘀。安神消脹法。內外並治。全當歸七錢。川鬱金三錢。紫丹參三錢。遠志肉八分。抱木茯神三錢。蒲黃三錢。五靈脂三錢。丹皮炭錢半。蘇嚕子七錢。鬼箭羽五錢。單桃仁三錢。製香附三錢。紫菀肉三錢。煆瓦楞子五錢。另西藏紅花三分。西血珀五分。龍涎香一分。去油沒藥七分。鷄內金一具。研末人參鬚煎湯下。外治法用肉桂五分。血竭一錢。炙乳沒各一錢。玄胡一錢。失笑散錢半。鬼箭羽錢半。研末醋調敷臍。以膏藥貼之。十九日復診。瘀血暢行。大便解下三次。甚乾。臍腹高突處已軟。初更未輕。譫妄欲笑。瘀下方止。小溲不禁亦愈。但脉虛輭。產後血瘀氣滯。致成脹滿。難得轉機。猶恐留滯。再理氣消瘀安神寬脹。全當歸五錢。川鬱金三錢。抱木茯神三錢。娑羅子五錢。紫丹參三錢。遠志肉一錢。紫菀肉三錢。蒲黃三錢。五靈脂三錢。鬼箭羽五錢。紅麯三錢。玄胡三錢。製香附二錢。黑豆四錢。另血竭一錢。沒藥九分。上沈香四分。血珀五分。藏紅花二分。研細服。臍腹脹處。仍用昨藥敷貼。當日服藥。夜寐頗長。神情轉振。改方去鬱金蒲黃。加馬鞭草三錢。桃仁三錢。連服二帖。腹脹全消。

因積痲閉之治驗

周小農

錢桂桐之姪。甲子桃月念八起。身熱仍食糯麵。清和四日。見痧點。不出表。手足冷。頭面痧少。初六延診。脈濡不起。舌絳苔浮黃如糜。唇紫。按其腹作痛。以陸氏潤字丸一錢。令服。并以西河柳櫻桃核艾葉姜煎水薰足後。以吳萸生礬。鷄子白燒酒搗敷足底。引火下趨。煎方宗痲疹闡註。火閉食閉法。牛蒡蟬衣連翹萊菔纓。玉泉散浮萍同包。薄荷。西河柳。鬱金。竹葉。蘆尖。茅根。初七復診。詢潤字丸僅服十粒。無大便。全夜不寐。發狂起坐揚手擲足。脉細如伏。苔變深黃。目封。按腹劇痛。痧點似回。邪內攻矣。余卽予潤字丸錢半。督令研細開水服訖。方與開方云。點痧甚少。且有回象。仍未見透足。冷稍暖。積橫於中。裏氣不通。痧毒不從外達。氣喘煩躁不寐。揚手擲足。痧火內攻。有犯心逆肺之險。再清透達邪。通血消積。牛蒡。薄荷。蟬衣。黑梔。鬱金。丹參。連翹。赤芍。玉泉散七錢浮萍三錢同包。地枯髏。川連。木通。枯芩。西河柳。竹葉。蘆尖。茅根。另玳瑁。西藏紅花。研細燈心湯下。令以鮮西河柳。鮮茅根。鮮芫荽。代茶。一劑大西通解。痲疹高透。佈滿全身。諸症如掃。夫以大黃起瘄細人。萬不肯信。故必自製攜用。乃方便之一術。

因痰痲閉之治驗　周小農

鄭鶴琴之姪。丙寅二月初八。招張伯倩與余同診。正痧未透。咳嗽。氣急。痰多。喉關有聲。咽痛而碎。此卽痲疹闡註所謂痰閉也。商用宣痺通血化痰透達法。鬱金。牛蒡。象貝。射干。丹參。光杏。連翹。赤芍。薄荷。元參。殭蠶。枇杷葉。茅根。另西月石。雄精。猴棗。研細另服。其痧卽透足而安。

搭手治驗　周小農

戊戌家慈因悲懷忿鬱。患左搭手。紅腫如貿五石米。用馬氏方靑敷藥。日夜水塗。紅腫漸小。毒卽潰膿。上去解丹。膏藥掩膿。盡又上涼血散。漸以生肌。

靑敷藥(治紅腫熱毒)生大黃八錢。姜黃四錢。黃柏四錢。白芷三錢。靑黛三錢。白芨二錢。花粉一錢。陳皮二錢。生甘草一錢。研細末。冷茶調塗。

去解丹（拔毒去膿）熟石膏二錢。黃升二分五釐。青黛三分。研細如霜。

涼血散（生肌）熟石膏一錢。黃丹二分。爲末如霜。（不細作痛）

陰疽治驗

周小農

墳佃殷壽根。於冬令足患陰疽。臥牀五十日。專科以火針刺痛處出血。痛仍不止。日夜叫喊。其母來延診。余以非瘍科辭。其母謂調治內病。到則按脉沈細。患處不紅不腫。余疏溫經通血脉之劑。如桂枝靈仙紅花歸鬚牛膝炙乳沒甲片艽胡路路通等。囑購陽和解凝膏外貼。不數日痛止起牀而愈。

臂疽治驗

周小農

轎夫奚桂生。手臂紅腫作痛。余謂始起可消散也。內服青龍丸。外貼黑虎丹膏藥。四圍紅腫處以金黃散水調塗卽消。

青龍丸（濟世養生集）　治一切疔瘡腫毒。并跌仆閃朒。傷筋攣痛。貼骨癰疽。兼治頸項瘰癧及乳串結核。痰氣滯凝。硬塊成毒。小孩痘後發癰。馬前子卽番木鼈四錢。以米泔浸三日。刮去毛皮。切片。曬。麻油炒透。山甲片一錢二分。炒黃色爲末。白僵蠶一錢二分。炒斷絲。右共爲末。以黃米飯搗勻爲丸。如桐子大。每服五分。量人虛實酌減。臨睡時按部位用引經藥煎湯下。宜暖睡。勿冒風。如欲冒風。覺遍身麻木抽掣。甚則發抖。不必驚慌。過片刻卽安。毒初起一二日卽消散。已成毒者。服此自能出膿。（頭面）羌活川芎各五分煎引。(肩背)角刺尖五分煎引。(兩臂)桂枝五分煎引。(胸腹)枳殼五分煎引。(兩肋)柴胡五分煎引。(腰部)杜仲煎引。(兩足膝)牛膝木瓜各五分煎引。(咽頸)甘草桔梗各五分煎引。(跌仆攣筋)紅花當歸各五分酒煎引。

老年氣血衰止服四分婦人新產半月以內者止服四分。周歲內兒服九粒。周歲以外服十粒。三歲者十五粒。四五歲十九粒。五六歲服二十一粒。八九歲服二十三粒。十歲以上服三分。十五歲以上服四分。二十歲照大人服法。

大驚嘔吐綠胆汁熱昏治法

周小農

去秋戰汛。有袁姓大驚嘔吐苦胆。轉身熱下利歿。今春戰汛。聞吳姓婦。嘔吐綠胆汁。舌乾神昏歿。想由伏熱蘊于胆肝。故一起卽凶。雖未應診。後有遇此。將以何治。懸擬治法。黃連溫胆加石斛麥冬羚羊桑菊銀翹。加珍珠熊胆金箔琥珀狗寶之類。酌量研服。或另製抱胆丸間用。是否有當。如有妙方。請為研究公布

腫脹治案

顏小樓

肝經積鬱。氣阻不伸。脾土受刑。血凝失運。醫就八九處。藥服百十方。補之則蠱蟲作祟。攻之則氣血受戕。腹脹一現。肢腫旋生。體覺少神。乃濕遏脾土之兆。脈來弦數。是風淫肝木之徵。法古聖賢意合與補中寓瀉。宗蔣先生方。或從死裏求生。大熟地八錢。人參二錢。明雄黃一錢。(爲細末和服)元明粉二錢。(和服)製蒼朮一錢五分。川厚朴一錢。雄鷄矢中白二兩。(陰陽瓦酒炒香)蟾酥皮一具。(砂仁一錢煎水炒黃)

大棗肉十枚。（葶藶一錢。芫花二錢。煎水炒焦去葶藶芫花）陳倉米一兩。（巴豆七粒打碎不去油絲瓜絡三錢切細同炒黃不可焦去巴豆絲瓜絡）昨進補中寓瀉。幸從死裏逃生。時居黃昏。痛瀉黑水。繼行瘀血近一桶之多。復下蠱蟲於三更之後。雖精神欠爽。幸眠食粗安。仍宜培土。佐以達木。大生地四錢。人參三錢。製半夏二錢。當歸身二錢。杭白芍二錢。雲茯苓二錢。冬白朮一錢半。靈粉草五分。黃玉金一錢半。陳橘皮一錢半。銀柴胡一錢半。佩蘭梗一錢半。諺曰熟讀王叔和。不啻臨證多。謂業醫者貴臨證而不貴讀書也。吾始疑之。今觀陸氏之腫脹。而益信其言之謬。該腫脹病。經遐邇名醫診治。藥皆罔效。求治於余。余再四思維。病殊棘手。繼思蔣寶素先生有治腫脹之方。因書與之。一劑知。二劑已。噫嘻奇矣哉。使余非閱蔣先生書。安能奏此奇效耶。願有道者。破除熟讀王叔和。不如臨證多之諺語。書固要讀。症亦要臨。二者並進。則庶幾矣。

痺證治案

顏小樓

痺症有三。曰風寒濕。風乃陰中之陽。善走經絡。歷節作痛。一望而知其爲風。寒乃陰中之陰。易乘肌肉。筋骨拘攣作痛。一望而知其爲寒。濕乃土中未化之水。重著難移。一望而知其爲濕。毋庸再喋喋也。古人已言之詳且晰矣。邇有石某患痺。就予醫治。經絡不作痛。筋骨不拘攣。惟肢體重著難移。乃濕痺也。肌肉消瘦。中痕而痲。藥與黨參雲苓。補其肌肉之消瘦。佐以當歸附子。回其肌肉之元陽。蒼朮白朮。燥其肌肉之濕邪。痕中作痲。未免有風。故加獨活。祛其濕中之風。臥不能坐。濕未免滯。故加牛膝。促其邪速下行。誠恐邪速下行。血脉受傷。故加故紙續斷杜仲補其腰膝。更恐腰膝得補。血脉反瘀。故加生姜紅棗苡仁和其營衛。自服之後。溲如泥漿。一劑而痲去。二劑而痕滅。三劑而能起。四劑而進行。石某行走自如。登門而謝。予曰。爾病克愈。非予之力。乃藥之功。用藥不對症。病未必愈。某揖而去。予故濡筆記之。以供同好。藉塞如皋醫學報譔述之責。濕痺用藥。概如是也。其他風寒痺者。尚望同好。加減變通。毋以予爲是則幸甚。

類中風治驗

新溪顧盧

辛酉仲冬。家君與予以事適淞濱。邑有石德强。造於寓次。云伊妻年二十三。罹異症。於十四晨早膳甫畢。右手擁抱一孩。談笑之間。忽跌仆地上。衆皆駭然。亟相扶起。已口噤不語。身僵目直。喚叫不應。呆若木鷄。僅臍呼吸。衆咸慌詫。或言邪魅所憑。或云爲風所中。議論紛殊。倉皇莫釋。幸我(石自稱)在王先生處役書方。遂奔於王求診。覛云中寒暴疾。須用溫通開。當歸四逆湯。加痲黃。獨活。荊。防。等進之。余數耳先生醫名。嫌於途遐。家以窶膋。故未遽請。迺逢緣假。悉先生旅於是。故趨逆旅相延。懇祈一診。云。家君聞聆之下。不辭。遂偕予往。診脉細微。目不轉睛。口噤不語。勢甚險惡。家君曰。此證不語肺絶。目不轉睛肝絶。法在不治。然盛年盛病。病起猝然。未可概論。急則治標。斯時患於口噤不開。將有內閉之危。啓關宣竅。迫不容緩。予曰。誠然。遂命以鹽梅擦牙。投灌蘇合香丸一粒。引方用桔梗。蟬衣。九節。菖蒲各一錢。連翹。麥冬。心各二錢。川鬱金一錢。天竺黃三錢。僵蠶二錢。南星一兩。敗叫子五枚。乃謂曰。此方幷丸服下。至天明仍復如舊。愚亦無法。另讓他賢。言畢辭出。至翌日十時許。見石喜欣而來。曰先生妙藥。命可有望。叩其故。曰服藥後。

初無動靜。惟在黎明開口一聲。第云苦極哉。後略以稀飲進之。今幸無恙。故請先生復煩駕往。家君欣然就往。觀病者。果已口開能言。惟音不清。肢體仍不能運轉。此逐漸冀效而已。於原方去麥冬心。加秦艽羌活各三錢。滑石四錢。桑枝三錢。木瓜二錢。川貝母二錢。方通八分。再與蘇合丸一粒。服後到明日。石又來請。言昨夜尤好大半。費心再往云。乃又往診。險象已退。四肢均能伸屈。目不直視。舌音漸清。脈亦轉陽。惟易寒熱。咳嗽。乃謂曰。邪漸外達。可無妨也。投清肺和理之劑。用杏仁三錢。半夏。荆芥各一錢五分。枳殼。蘇子各二錢。象貝。牛蒡子各一錢分五。瓜蔞皮二錢。白茯苓三錢。陳皮一錢五分。鬱金一錢。方通一錢。如此二劑。寒熱已淡。咳嗽見稀。餘無他患。惟元氣未復。神疲肢倦。形瘠少納。尚需調養已耳。家君纔以事畢而返。轉瞬月餘。適在診際見石氏夫婦攜物致謝。焉精神頗健。索一調理方而去。

藏揣曰。肺主聲。而朝會百脈。邪襲太陰。暴壅肺竅。絡脈猝閉。五臟不和。則七竅不通。石氏之疾。殆源於是。進以芳香宣竅。輕清肅肺。需叫子以引音者。則有同聲相應之義也。間嘗聞之長者曰。昔清季滬上某顯宦之子。卒得不語症。四日夜未發一音。時重古何鴻舫氏。以大儒業。醫數世於茲。醫名頗震。某以重金聘至。而何只以敗叫子一味煑湯呷之。無何。即口開音出。衆皆嘆服。夫醫本意也。吾中醫治病。首重氣化陰陽。參酌五行理想。較之彼東徒尚形質。而舍氣化。闢陰陽爲謬妄者。奚可同日語耶。

夏月陰證治驗

新溪顧廬

予昔隨家君客居江灣時。有一米商周姓。夏月得陰證。初起惡寒發熱腹痛。延醫診治。投藿香正氣。越日勢益增。熱益熾。易一醫進柴葛解肌湯。至午後忽大汗如注。被褥均濡。神糊欲厥。煩燥欲往水中。乃趨舍求治。往見侍者持雪水以待欲進之。家君止曰且容緩商。診脈兩手細伏。四肢冰冷。面赤唇紅。舌黑而潤。口不索飲。乃謂家人曰。此證陰盛格陽。寒極生熱。水極似火。本寒而標熱。在方書名曰戴陽。然勢已危迫。慮難克濟。斯時非大劑桂附回陽不可。衆皆異曰。症已如是。醫者溫劑尚難重用。何况又施熱藥乎。家君曰不然。此證全係陰寒內踞。陽熱逼越所致。若再猶豫。恐變將立至。則扁莫及矣。幸毋自誤。衆乃默然。家君又令速備煮器煮藥。方用上安南桂五分。淡干姜一錢。西黨參二錢。陳皮一錢。製附子二錢。北五味一錢。炒白朮三錢。茯苓二錢。另加胆汁一匙。(恐其格拒故仿古法)一劑而汗止。神識稍清。睡至晚。上再照前方去胆汁。減附子一錢。加烏藥一錢。再煮服。至明晨病勢皆衰。惟神倦欲寐。後進六君加減調理而痊。家君謂予曰。夏月陽氣外泄。眞氣少藏。每兼陰證不少。若一誤治。毫厘千里。可勝言哉。

比鄰朱則誠先生之夫人。患痰飲咳嗆。發時必嘔去多數痰涎方愈。日來頗爲累重。商治於予。予曰病痰飲者。仲聖每以溫藥和之。乃用小靑龍去細辛。加白芥子一錢。沉香片八分。連服三劑。而咳嗆皆減。乃進苓桂朮甘湯。服五劑而安。後稍調理。至今未發。

房勞治驗

新溪顧廬

虬江高小學校長吳君。年未四旬。夏六月忽患房痨。灼熱四晝夜不退。大汗淋漓。神昏手撒。氣喘。勢頗危險。予由友之紹。往診。脉弦數。尺部大旺。面紅目赤。唇焦口靡。舌中乾。尖紅燥。小溲一日未通。余辭不敏。渠家人强懇設法。於是索方研究。大都暑門套劑。惟某醫士進犀角地黃湯。然盛勢未衰。余思房勞火熾水耗。陰虧熱症居多。孫眞人用青竹皮湯意者。寒以滌熱。陳修園先生又言房勞寒證少而熱證多。良由陰虧陽旺。水不制火。火勢燎原。蒸廹津液。腠理發泄。汗出溱溱。如酷暑薰炎。必應大雨。(內經云陽之汗以天地之雨名之) 且肝爲風藏。(經云東方生風)屬木主筋。熱入厥陰。風動手撤。侵及膻中。識亂昏迷。邪氣盛則實。壯火食氣。故氣喘。正氣奪則虛。金受火刑。則化竭。化源竭乏。小水因之不下。又腎司二便。脉絡膀胱。肝主疏泄。脉繞陰器。肝腎熱結。小便亦阻不通。頭爲諸陽之會。陽熱上僭。宜乎目爲之赤。面爲之紅矣。但勢已瀕危。愼防他變。不揣陋拙。勉擬以冀萬一。羚羊片一錢。竹二青三錢。燈芯三扎。滁菊花二錢。石决明八錢。木通一錢五分。嫩鈎藤四錢。元參心四錢。杭白芍二錢。細生地五錢。西洋參二錢。北五味十四粒。帶心大麥冬三錢。淨紫苑一錢。另用神犀丹一丸。菖蒲湯化下。

初劑而汗斂。再劑神志幸清。險象轉夷。惟溲仍未通。少腹覺脹。陰中痛。此熱毒下結所致。因思仲景陰陽病有燒褌散一方。以濁導濁。同氣相求。其理最妙。原可取用。遂以女褌襠一方。再加兩頭尖三錢。(包煎)將軍干七只煎服。歷二時許。小溲得解一次。渾濁赤色。繼服前方而通爽矣。後以育陰培元調養而瘥。

胎前治驗

顧　廬

邑南張某婦。孕懷三月。嘔吐大作。頭旋眼花。發時仆地亂轉。醫頗研究。藥未奏效。日中僅飲稀粥杯許。形極蒼瘦。脈來細數。余問病者曰。平昔曾患肝胃氣恙否。答言偶曾患之。余思曰。古人有言。胎繫脾胃。猶鐘懸。梁梁強鐘穩。梁軟則墮。安胎以調補脾胃養氣血爲主。素屬土虛木旺。既孕胎火尤強。況三月手厥陰養胎。厥陰內含相火。火旺則氣實。陽明之氣逆而不降。因是嘔吐不已。其頭旋暈轉者。蓋諸風掉眩皆屬肝木也。方用黑山梔二錢。姜汁炒竹茹三錢。炒白朮三錢。炒條芩錢半。杭菊花二錢。金石斛四錢。先煎。炒黨參二錢。姜汁炒川連三分。九孔石決一兩。先煎。老蘇梗錢半。姜半夏錢半。杭白芍錢半。製香附二錢。白浙苓三錢。連進三劑。症勢漸衰。諸恙均減。胃強知納。後以健脾養胃兼理氣血而愈。

溫病逆傳治驗

陳賓南

本邑曹某。年二十餘。先天薄。多遺滑。旬日有數次。冬不藏精。至初春。忽病溫邪。來勢即亢熱無汗。不惡寒。口渴。頭疼。苔黃。舌赤。脈浮數。左部尤劇。余診曰。伏氣溫邪。陰氣先傷之症。方用銀翹散之辛涼達表。黃芩湯之苦寒清裏。服藥後。得微汗。熱尤劇。再診脉愈數。口渴甚。苔黃乾。舌漸絳。余曰。症勢頗重。防其逆傳。所幸神識尚清。急進重劑白虎湯之甘寒。合桑。梔。蔞。貝。翹。荷之清透。病者之父見方重。不敢與服。復請蘇鶴臣陳靄堂二君同診。所開方皆同法。意見亦合。於是服吾方後。至旦舌蹇矣。津乾矣。神昏矣。囈語矣。脉糢糊矣。逆傳之候也。余以玉女煎去牛膝。合清營湯加減。煎送紫雪丹六分。服後神愈昏。目直視。肢厥冷。再請診。其脉沉而模糊。至數不齊。余曰。病勢至此。危險極矣。勉進紫雪丹八分。晚八時服。至夜半。忽神清肢溫。能言。翌晨余再診。沉候之模糊。變浮候之洪大。內陷心包之邪。復轉於肺胃。急投清氣達邪。銀翹散去荆芥豆豉。合竹葉石膏湯。服後得大汗。而熱解。診脈洪大亦平。諸險象均退。惟咳嗽不已。余喜曰。邪氣可盡由氣分外達矣。方用清熱肅肺。參養陰法。不數帖而遂瘥。亦云幸矣。

溫病順傳治驗

陳賓南

本城北門外。韓某年强仕。今暮春。忽憎寒。壯熱。無汗。頭昏。脈浮數。舌黃膩。溫邪干於肺胃。始請王霈翁診。方用梔豉合桑菊飲。在上者越之。在表者汗之。服後得汗熱不解。王霈翁再診。用銀翹散合桑菊飲。服之仍不解。延余診。脈浮數無力。面紅目赤。口渴。苔黃乾。根膩。不憎寒。但身熱。余曰。此溫邪漸入陽明。方用銀翹散加蔞貝合雞蘇散。服後亦不應。且苔焦黃。舌質赤。中刦液。脈洪數。急投白虎湯。得汗熱稍解。脉仍數大。便自利稀水數次。苔中黃乾。刦無津。所幸不神昏囈語。吾同王霈翁商曰。此症險而無慮。便自利而脈數有力。乃邪熱傳陽明。苔焦乾。舌本絳。而不昏囈。無逆傳之險。惟肺胃熱重。兼營分灼甚。仍重用白虎湯加鮮鐵斛。鮮生地各八錢。氣血兩清。服後症勢仍未退。續投原法三帖。仍不退。脈象沉候數大。不在浮候。苔較厚而無津。余與王霈翁商曰。此症順傳陽明。熱結旁流。莫若於原方中加瀉葉二錢。服後仍大解稀糞一次。苔轉潤。脈平靜。症大退。余喜曰。症轉機矣。再進甘寒育陰法。於翌日再同診。舌潤忽焦。脉平靜忽數大。面赤甚。不神昏。霈翁謂余曰。此陽明之邪熱尚劇。莫若再投大承氣。去厚朴。用枳實磨汁八分。生軍三錢。元明粉三錢。合增液湯重劑。服後於翌晨大解一次。仍稀溏。苔仍黃乾。舌仍赤絳。脉仍數大。不過略平一點。因思藥輕無以救其焚。再進前方。加石斛一兩。石膏一兩五錢。連服數劑。忽大解黃燥糞一次。頗多。於是苔稍潤。脉稍平。惟根苔仍焦黃厚膩。進增液甘寒以育陰。加蔞。薤。枳實。川連。辛滑以通陽。苦降以泄熱。接服數劑。復更衣黑糞數次。於是諸恙全退。嗣後服育陰養胃而愈。病者謂余曰。吾病雖重。焉有數下而方愈之理。吾對曰。方書云傷寒化熱傳裏。下之宜猛。若大便溏爲邪已盡。溫邪多挾濕。大便硬。邪方盡。且書云溫病有下數次而愈者。驗之於君病。古人豈欺我哉。

肝風治驗

陳賓南

楊右　體豐乃濕重痰多之質。居恆多鬱。木不條達。古人言治痰必治氣。良由鬱則痰凝。凝結於中。中焦閉塞。太息不舒。言語時多如癲。氣閉則厥。厥則痙。痙者木鬱生熱。熱則虛風內動。舌苔白滑而膩。脉象弦細而滑。顯係痰蘊之明徵。姑先理氣化痰。溫膽湯加味。清水夏二錢。薄橘紅一錢。雲茯苓三錢。姜竹茹二錢。炒枳實一錢。川鬱金二錢。九節蒲八分。香附米二錢。瓜蔞皮二錢。玉樞丹一塊。以蘿蔔磨汁和服。

二診　肝爲東方乙木。喜柔而性剛。多怒則肝氣橫逆。多鬱則木不條達。於是氣滯。滯則痰鬱於中。中土因木氣橫逆。遂受其制。氣痰蘊遏。升降不和。脘悶太息不暢。言語時而如癲。氣痰久鬱則生熱。心之君火不平。膽之相火不甯。所以言多而時形痙厥也。昨進溫膽湯。尙合機宜。再以原方加減。清水夏二錢。橘紅絡八分。白茯苓三錢。粉甘草六分。姜竹茹二錢。炒枳實一錢。九節蒲八分。炒子芩一錢。蘿蔔汁（一酒杯和服）

三診　肝爲風木之臟。諸風掉眩。統屬於肝。肝爲厥陰。厥陰爲兩陰交盡。宜無熱症。因足少陽附於肝之短葉間。內寄相火。熱症者。皆膽也。痰久鬱不化則生火。火灼於中。中土受制。胃之陰液受傷。膽之相火內動則生風。風動則手足瘛瘲抽搐。舌苔焦黃。脈象弦大而數。顯屬痰火肝風之象。急以苦降化痰。甘寒熄風爲治。是否候酌。眞川連五分。炒子芩一錢半。瓜蔞皮三錢。天竺黃二錢。陳胆星一錢半。石菖蒲一錢。鮮鉄斛八錢。羚羊片五分。鮮生地八錢。紫雪丹四分和服。竹瀝一酒杯和服。

四診　內經謂壯火食氣。氣有餘便是火。火灼痰升。厥少尅土。土受其制。忽脘腹脹大如箕。二便均閉。脈象弦大而數。昨進苦寒合甘寒之法。內風已平。痙厥已止。惟便閉腹脹。是木橫胃逆。急以苦寒泄降。實則瀉之古法有諸。當歸龍薈丸四錢。以昨日之原藥煎服。外再用猪膽汁導入肛門之內。

五診　服當歸龍薈丸。得大解二次。小溲一次。腹脹已消。胃逆下降。惟舌苔仍焦黑。脈象仍滑數。神志未清。風陽痰火仍在重熾之時。尙慮動風痙厥之變。再以重劑甘寒熄風化痰法。鮮生地一兩。鮮石斛八錢。羚羊片一錢半。左牡蠣八錢。石决明一兩。全瓜蔞四錢。天竹黃二錢。陳胆星二錢。九節蒲一錢。川玉金二錢。

六診　昨又進重劑甘寒之法。舌苔仍焦黃。脈象仍滑數。神志仍狂煩。猶是陽明之痰火未盡。內經所謂陽盛則登高而歌。棄衣而走是也。但六經爲川。腸胃爲海。瀉而不藏。有餘之痰滯化火。陽明失通降之令。其舌焦脈數。勢所必然。前進之龍薈丸係瀉厥少之火。非瀉陽明之滯。今再以調胃承氣合甘寒熄風化痰法。生軍三錢。元明粉二錢。生甘草八分。鮮生地一兩。鮮石斛八錢。全瓜蔞四錢。石决明一兩。川玉金二錢。九節蒲八分。天竺黃一錢半。陳胆星一錢半。竹瀝一酒杯。

七診　昨藥後大解黑栗燥糞二次。胃火下泄。舌上焦苔退去大半。神志亦淸。脈之滑數亦平。惟胃液已傷。再進甘寒增液法。大生地四錢。川石斛三錢。烏元參三錢。粉丹皮二錢。大麥冬二錢。生白芍二錢。左牡蠣八錢。瓜蔞皮三錢。梨汁一酒杯和服。

皮水治愈

陳賓南

壬戌秋。吾由如旋里。里有王姓者。僅一子。患皮水病。就余診。診其脈弦滑且急。頭面肢體上下均腫。其腹如鼓。外實中空。足跗腫劇。按之沒指。不能正偃。正偃則咳甚。水上迫肺。目下如臥蠶。腎囊腫大如亮泡。視所服諸藥。無非健脾利濕消水。均無效且益劇。延已三月餘。余籌思者再。金匱云。腰以上腫當發汗。腰以下腫當利小便。今上下均腫。土不制水。水溢高原。肺不通調水道。三焦之決瀆無權。余立方用小青龍合牡蠣澤瀉散加減。生麻黃八分。川桂枝二錢。北細辛六分。乾薑一錢。炒五味三分。白芍二錢。炙甘草八分。法半夏三錢。生牡蠣八錢。澤瀉三錢。葶藶錢半。防己二錢。『商陸二錢。甘遂一錢。』二味煎水炒冬朮三錢。此方服後。一晝夜小溲暢行。日十數次。再一劑。腫大消。能正偃。不咳不喘。服至五劑。症退其七。繼用六君子合五苓牡蠣澤瀉散加減。服十數劑而愈。

頃讀陳君賓南療治王姓子皮水驗案一則。法良意美。實深欽佩。惟思疾病有奇必有正。有實必有虛。此法施於體健症實之人。本有桴鼓響應之效。若對於脾腎陽衰。土崩水泛之虛症。竊期期以爲不可。曾見常熟余氏聽鴻有治腫脹一案。堪以對照。爰錄於後。以供參攷。

常熟縣南街麵店內某童。年十六七。冬日墜入河中。貧無衣換。著濕衣在灶前烘之。濕熱之氣。侵入肌肉。

面浮足腫。腹脹色黃。已有三年。友憐其苦。領向余診。余以濟生腎氣湯法。熟地一兩。萸肉二錢。丹皮二錢。淮山藥三錢。澤瀉二錢。茯苓三錢。牛膝錢半。車前子二錢。附子一錢。肉桂一錢。余并給以肉桂五錢。時正酷暑。人言附桂恐不相宜。又云脹病忌補熟地。當去。余曰。此方斷不可改。服六劑。小便甚多。猝然神昏疲倦。人恐其虛脫。余曰不妨。服六劑。有熟地六兩。一時小便太多。正氣下陷。未即必脫。待其安寐。至明午始甦。而腫脹全消。後服參苓白朮散十餘劑而愈。陳愛棠附識

少腹癰治驗

陳賓南

今正吾在家。里中有童某。年三旬。患少腹痛。四月不痊。延吾診。脉沉弦兼濇。按之有力。少腹痛如錐刺。拒按。小便濇。大便結。形枯瘦。閱他醫方數十張。曰陰寒。投溫補。曰滯積。投消導。曰氣阻。投通氣。皆不效。彼七旬毋。泣詢曰。是何病。余曰。少腹癰也。再詢曰。得生乎。余曰。無礙也。投抵當湯下瘀血湯。水蛭一錢。蝱虫一錢。生軍三錢。桃仁三錢。地鱉虫七個。牡丹皮錢半。甘草八分。赤芍二錢。敗醬草三錢。煎服後。得大便三次。如魚腸。若敗醬。少腹痛勢略鬆。再診脉仍沉弦有力。加之腸鳴汩漉有聲。腸鳴則少腹痛劇。小溲不暢。係腸中有水。水與血。俱蓄下焦。再進甘遂大黃湯法。甘遂一錢。大黃三錢。法半夏錢半。雲茯苓三錢。桃仁二錢。川桂枝八分。青木香一錢半。台烏藥三錢。敗醬草三錢。煎服後。又大便兩次。完全稀水及瘀血頗多。少腹之內痛已鬆。惟少腹外。忽赤腫高起。夜間身灼熱。脉象忽沉候數。余曰。此少腹癰有釀膿之象。病者言。經便瘀血頗多。何癰之不消乎。余曰。攻瘀逐水藥。僅腸內之血與水。而膜外之瘀滯不去。所以癰不消。雖

然。病已去其半矣。再進攻頭清托藥。炙甲片八分。尖角針三錢。當歸三錢。粉甘草一錢。赤芍三錢。絲瓜絡二錢。忍冬藤三錢。生苡仁三錢。冬瓜仁三錢。牡丹皮二錢。敗醬草三錢。煎服後。夜中癰更痛。按之皮上熱。已成膿矣。即用刀砭頭。出膿血盈碗。外摻忌疔散。內服清托藥。生黃蓍三錢。甘草錢半。西黨參二錢。當歸錢半。絲瓜絡二錢。忍冬藤三錢。赤芍二錢。接服十數劑。越兩旬竟收口而霍然。

產後治驗

陳賓南

孫右　胎前忌熱。產後忌涼。古人定訓。大產二十朝。偶食寒涼之品。惡血停蓄不行。上衝則昏糊。舌蹇怔忡狂煩。古人言產後有三衝。今之怔忡舌蹇昏糊狂煩。正衝心之候。危如風燭。不易挽回。姑擬花蕊石散法主之。花蕊石三錢。五靈脂三錢。生蒲黃三錢。川牛膝八分。玄胡索一錢半。生血珀四分。炒黑薑六分。蘇木一錢半。桃仁泥二錢。黑大豆三錢。童便一茶杯和服。

二診　昨投花蕊石散。狂煩舌蹇怔忡略平。惟產後陰虛。孤陽獨亢。面赤昏暈。自汗肢冷。有欲脫之象。法以補氣固脫救逆。盡其人力。別直參二錢。生冬朮三錢。茯苓三錢。生白芍二錢。炙甘草六分。煅龍骨三錢杵。煅牡蠣四錢。童便一茶杯和服。

三診　進救逆固脫之品。大汗略止。眩昏稍定。脈象又轉沉濇。入暮又覺身熱。面赤舌强質紫。心悸怔忡莫名。少腹有脹痛。二便均少。猶是惡露未清之象。今之心悸怔忡神糊舌强質紫。乃上衝之候。體虛症實。棘手之至。再以　花蕊石三錢。血珀四分。別直參一錢。煎送失笑散三錢。

四診　昨進失笑散。惡露稍行不多。舌強稍和。質紫亦化。惟血去陰傷。蜆大產二十朝。氣陰交憊。陽失陰涵。仍然亢熱。頤赤。神志模糊。眩暈汗多。耳轟若雷。似此形症。補正留瘀。攻瘀損正。奈何奈何。再勉擬補氣行瘀。是否有當。再酌　高明。別直參一錢。雲茯神三錢。左牡蠣四錢。全當歸二錢。麥冬肉二錢。五靈脂三錢。生黃蒲三錢。童便一茶杯和服。

五診　昨藥後。汗較止。頤赤耳轟稍平。惟仍然舌強質紫。苔忽厚膩。少腹脹痛。亢熱神煩。又屬惡露之象。再以別直參煎送回生丹一粒。

六診　昨進回生丹。惡露仍未行。大便旬日不更。神志仍不清。舌仍強。質仍紫。苔色黃膩。脈猶沉濇。似此形症。偏於惡露。爲重症。象雖歧。究以攻瘀爲是。桃仁泥二錢。牛膝炭八分。炒查肉三錢。花蕊石三錢。玄胡索一錢半。全當歸二錢。上血珀三分。澤蘭葉一錢半。童便一茶杯和煎。

七診　昨藥後。更衣黑糞一次。腹痛稍減。舌紫亦稍退。舌苔化而未盡。神志稍淸。惟忽時而憎寒。寒後即熱。熱而又寒。此屬營衛兩虧。不得不投補劑。今改擬八珍法。生冬朮。西黨參各一錢半。大生地。雲苓各三錢。全當歸。杭白芍各二錢。粉甘草八分。桃仁泥。五靈脂各一錢半。童便一茶杯。原方服兩劑。

八診　兩服八珍湯。猶是時寒時熱。加之少腹又形拒按作痛。小溲自利。大便不行。神志若狂。舌苔兼灰起刺。似方書膀胱之蓄血症。但時寒時熱者。張景岳有惡血內着。閉衛則寒。閉營則熱之條。今再以別直參一錢。煎送抵當丸三錢。

九診　昨投抵當丸。得大解黑糞兩次。甚易。易者顯屬瘀血之象。少腹之脹痛已消。舌上灰苔亦化。神志亦清。稍思穀飲。惟脉猶沉濇。惡血仍未清。再以人參一錢。煎送抵當丸一錢半。　該藥服後。又得大解二次。諸恙悉平。惟氣血兩虧神疲脉細以八珍法加減。調理而痊。

錚按孫氏之症補則用人參攻則用抵當前後豈非矛盾耶。此症始則他師診治。湯藥雜投。致諸險象畢集。繼迓吾師。如時寒時熱。始用八珍。繼投抵當。若無景岳言。則沉痾終難起耳。

溫邪順傳胃家實治驗

陳賓南

蔡左　溫邪八朝。譫語如狂。神志不糊。非是內陷心胞之候。第時有循衣摸床。最屬險逆堪虞。幸而小便猶利。津液未竭。長沙尙稱可治。且苔色焦黃。脉象數實。在乎沉候。數日未更衣。腹形脹滿。脉症細參。都是順傳胃實。急下存陰。回春有法。無如素吸洋烟。氣陰早耗。攻下藥中。不得不兼增氣液。生軍三錢。烏元參三錢。元明粉二錢後下。細生地五錢。甘草一錢。白知母二錢。西洋參一錢五分。銀花露五錢。和服大麥冬三錢。

二診　服藥後。夜中得更衣黑栗糞數枚。譫語摸床略平。惟苔脉如昨。胃中之燥屎未盡。守原法。再望轉機。照昨方服一帖。

三診　夜中又得更衣。燥屎頗多。諸險象均平。惟今日忽然肌膚甲錯。戰慄莫名。俄頃汗出如雨。是屬下後存陰。得液蒸汗。陰陽互爭。邪正不兩立。因作戰汗。猶幸脉象小緩。經以小則病退。神疲懶言。乃邪退正虛之象。賊去城空。牆垣未固。理宜增益肺胃之陰。俾戰後餘邪。蘄滅朝食。不致復熾之憂。西洋參一錢。烏元參四錢。炙甘草八分。大麥冬三錢。肥玉竹二錢。雲茯神三錢。乾生地三錢。金石斛三錢。生棗仁三錢。大白芍二錢。鮮稻露五錢和服。

肝脹治驗

陳智明

孫婦二十六歲。體質素豐。因傷子而悲痛過甚。致五志熱蒸。痰聚氣阻。中脘不舒。脹及脇背。有時嘔逆。少納善饑。診脈虛濇弦滑。顯然肝膽陽升。中樞失運所致。治以微苦泄降。疏肝爲主。生白芍二錢。炒山梔一錢半。玫瑰花三朵。炒竹茹一錢半。廣橘皮一錢。鮮石斛三錢。合歡皮二錢。枇杷葉(去毛)三片。白茯苓三錢。廣鬱金一錢半。忘憂花二錢。連服三劑。胃納漸增。嘔逆亦平。仍照原方加佛手花七朵。川貝母一錢半。數帖而安。

暑濕蒙閉治驗

陳智明

顧左年二十二。七月初。暑邪挾濕。濕久化熱。首先傷氣。肺如華蓋。主一身循環之氣。氣分受迫。壅塞不通。升降之權失司。致頭脹胸悶。舌白消渴。身熱有汗不解。腹痛惡心。便溏。小便短赤。兼之喜食瓜菓冷物。傷脾運輸失職。積久濕熱薰蒸。蘊伏不宣。有時神迷。釀蓄濁痰。朦蔽清竅。倘逆傳心胞。必致昏厥。法宜芳香逐穢。佐以辛涼微苦。清上疏方於後。琥珀抱龍丸一粒。薄荷湯送下。連翹二錢。焦山梔一錢五。橘紅一錢。石菖蒲八分。廣鬱金一錢五。象貝母二錢。川貝母一錢。茯神四錢。青蒿一錢五。黃芩一錢五。滑石三錢。竹茹一錢五。枇杷葉三片。次日換方減去菖蒲。加蔞皮三錢。數帖而瘳。

產後暑熱治驗

陳智明

金婦年二十一。體質尫羸。素由肝陰不足。精液有虧。新產未及匝月。正値酷熱之際。稍覺勞動。復加勃鬱。驟然跌仆於地。目斜面赤。口流涎沫。心胸悶燥。牙關緊閉。按脈弦洪而滑。顯係產後百脈空乏。氣血未充。乘之暑熱傷氣。肝陽震動。內風乘虛鼓盪。沸騰於上。致熱痰阻塞竅絡。頭目淸空爲蒙。覩此證狀。勢非輕渺。余悉心諦視。似覺手指蠕動。須防痙厥之虞。治法首先開關。急以(烏梅)及(蘇合丸)擦之。須臾牙開。遂投柔肝熄風之劑。稍佐芳香開竅宣絡方。用羚羊尖磨冲四分。橘紅一錢。橘絡一錢五。硃麥冬三錢。生牡蠣先煎五錢。鮮金釵石斛五錢。硃茯神四錢。小生地四錢。廣鬱金二錢。川貝母二錢。遠志肉二錢。石決明先煎五錢。靑蒿梗一錢五。先用枇杷露桑葉露各四兩灌之。絲瓜絡二錢。鮮蒲草根五分。竹瀝一匙和服。蘆葦莖去節八錢。次日黎明復診。脉象漸緩。諸恙略減。第舌苔黃燥。尖赤。神志尚未淸爽。仍以原法加白芍二錢。元參三錢。荷葉汁二匙和服。三診證狀大退。思飢欲食。始以冬瓜湯徐徐飲之。(熱邪雖退。餘焰尙存。若亂進食物。助邪復燃。當此九仞。切要留神。)繼以調和氣血育陰醒胃數帖而安。

瘕痛治驗

陳智明

掘區東長沙難女年二十一。當經期之際。喜食生冷瓜菓。乃母稍爲戒嚴。倏然情懷鬱劫。致經事愆期。而爲瘕聚。動則少腹痛脹。納食格拒。胃陽礙鈍。使然痛時繞臍形堅。氣自下焦衝起。塞至心胸。脹及中脘。嘔逆濁沫。某醫曰血瘕。即用紅花。蘇木。稜朮等大破氣血。愈服愈劇。較前頗甚。亟邀予往診。按脈弦濇。病由衝任脈絡。擾及肝胃悖亂所致。凡月水不愆其期。必由衝脈而下。況衝脈隸於陽明。衝脈之血。都由陽明水穀所化。可見陽明卽衝脉之本也。是以血氣充盈。宣化四布。而注之衝。故經水當期而下。何病之有。今陽明生化之源失司。則絡血不注衝脈。經阻氣攻入絡。聚而爲瘕痛脹嘔逆懶食。所由來也。經所謂衝脉爲病。男子內疝。女子瘕聚。絡虛則脹。氣阻則痛。今少腹痛時有形。兼有動氣。其病顯然。法當泄肝和胃。宗河間金鈴子散。合丹溪小溫中丸。早服金鈴子散三錢。晚服小溫中丸三錢。連服三日。服後頗逸。痛脹推之可移。仍宗原法加味。製香附二錢。小茴五分拌炒當歸二錢。烏藥一錢五分。猩絳四分。靑葱管三寸。酒炒茺蔚子三錢。小靑皮一錢五分。廣鬱金二錢。橘葉七片。又服五劑。瘕聚卽消。飲食漸加。惟經期依然未至。減去葱絳加茯苓三錢。白芍三錢。又連服數劑。月水亦下。緩緩調攝。諸恙頓失。

肝虛胃敗治驗

陳智明

北坎市李啓祥之妻。年二十九。每屆經期。肢骸倦怠。環口肉瞤蠕動。平昔兩踝臂肘畏冷。蓋衝脉血下。蹻維脉怯。衝脈卽血海。亦隸於陽明。今陽明式微。厥陰木來乘土。以致胃陽滯鈍。始則氣阻不宣。久則穀不加餐。而爲脘悶。有時痛而且脹。中州輸運失職。按脈虛濇。舌白。余悉心撫摩。肝虛胃敗之象。昔者治肝不應。當取陽明。若治失其宜。勢必痞逆。惡心嘔脹。吞酸。則諸證叢生矣。然陽明胃腑。通補爲宜。妄投剛劑。猶恐刦陰。治以柔肝益胃。遂投半夏與附子粳米湯。參用潞黨參三錢。雲苓片三錢。宣木瓜二錢。當歸身二錢。粳米（炒黃）（一撮）。製半夏一錢半。製附片五分。粉甘草七分。炒白芍二錢。廣皮一錢。連服兩劑。閱日復診。肢骸漸覺舒泰。惟兩踝畏冷依然。仍以原方加酒炒桂枝五分。熟地四錢。牡蠣五錢。又服三帖。兩踝臂肘微微畏冷。胃口亦開。徐徐調治而安。

暑溼久延失治案

陳智明

掘區北田家園季萬和。患暑濕後。餘波未靖。偶進滋膩食物。致中州失和。腸中變化傳導失職。氣滯濕濁逗遛。蘊釀爲熱。水穀之精微無從運輸。胸脘痞悶。不飢不食。而浮目眥皆黃。膚腠亦屬燔熱。小溲涓滴赤濁。脈象小數。舌苔中心黃膩。寤不成寐。略痰不清。但病經遷綿日久。胃汁陰液已傷。今又亂進食物。便是助邪復燃。若急遽攻奪。猶恐眞陰再涸。况宿垢未去。腹胃氣尙窒鈍。經云。食肉則復。多食則遺。非臆說也。治以育陰養胃。稍佐芳香逐穢。附方於後。金石斛三錢。炒山梔一錢五分。梗通草一錢五分。連皮苓三錢。米炒麥冬三錢。川貝母二錢。廣鬱金一錢五分。炒冬瓜仁四錢。炙內金三錢。益元散三錢。車前葉五片。炒瓜蔞皮四錢。竹茹一錢五分。炒枳實二錢。服後頗逸。次日矢如敗醬臭不可近。依原方減去枳實內金。加茯神四錢。白芍二錢。連服兩劑。餘邪頓減。閱日而安。

傷寒誤補誤下治驗

王道昌

本鎭洋貨號主程某。曾於舊冬偶患傷寒。三日未能更衣。及至延醫。投荆防敗毒加黨蔘。連服二劑。胸脘悶亂。寢臥不安。頭汗至項。熱度陡然增高。家人覩此情景。恐爲有誤。乃更一醫。以前法去蔘加製軍元明粉。詎知服下。熱勢益熾。大便依然未解。小溲漸短。神志漸昏。乃踵舍求治於予師。予隨師往診之。兩脉數促。額汗淋漓至頸。頸以下皆無汗。皮膚乾燥。知爲誤補攻下所致。遂進葱豉湯加減。方用　淡豆豉三錢。葱白三莖。大豆卷錢半。杏仁三錢。浙貝二錢。滑石三錢。嫩前胡一錢半。薄荷尖三分。江枳壳一錢半。一劑汗及胸腹。病勢略衰。囑再照原方予服。四小時。汗下過膝。衣褥均濡。神志清而大小解俱下。及診兩脉虛數無力。改用涼膈加川斛。如是熱度漸平。飲食漸進。調理旬日而愈。

肝厥腹痛治驗　王道昌

此邑一婦患肝厥腹痛。疼不可忍。狂號欲絕。延數醫治。均未獲效。衆皆束手。適渠友在側。云及予師。醫理素著。請爲介紹。予隨師往診之。按脈强緊。舌黑尖絳。面色青黑。經云此厥陰之爲病。氣上撞心。又曰面色青黑爲痛。推合色脉。此症厥陰用事顯然。遂用金鈴散加煨五靈三錢。童木通三錢。台烏藥一錢。代橘叶一錢五分。元精石三錢。二服痛頓減。神和緩。囑再照原方二服。痛止。接服加味逍遥散。未幾病竟霍然。

陽氣虛脫治驗　王洪海

農人葛德剛之妻。年七十。驗素健。今年夏間。値花田刬草之期。農事方殷之際。隨衆下田合作於烈日之下。未幾腹餓。歸家飽以冷粥數碗。食後頗適。須臾覺頭旋。中心築築不安。既而體冷汗出。氣怯神疲。上吐下瀉。心腹牽疼。口不欲言。其家以爲霍亂。即飛車邀診。余按脉微弱無力。苔白。曰非霍亂也。乃陽氣欲脫耳。此高年陽氣不足。操勞於酷炎之下。又誤飽以冷粥。陽微曷堪。疏方急以回陽爲主。用朮參姜苓煨龍牡。桂元附片黃蓍等藥。囑其速服。一劑而諸恙大退。翌日往診。脉亦滑數。苔變黃膩。口渴欲飲。心腹仍覺微疼。照原方去附。姜桂。元肉。龍。蓍等。加穀芽。白芍。川楝。等二劑而痊。

風水治驗　石海千

有張姓者。世居曉塘南鄉。年三十餘。去秋後患寒熱無汗。肢節痠楚。繼即浮腫作脹。牽及腎囊。服藥日見加重。伊甚慮無生機。急邀予診。脈象浮緊。腫脹不能轉側。問切再三。知久病無汗。正是風水病也。因擬麻杏甘膏法加五皮飲治之。一服之後汗出肌潤。腫勢隨之頓消。厥後復診。參用五苓平胃二方。未旬日而竟愈。想經方效如桴鼓。前哲不我欺也。

死胎治驗　季少三

掘區南堤外陳姓婦妊娠六月。忽然身腫。他醫咸以子腫法治之。病勢日劇。迨至七月後。始召余診。皮色靑腫若毆傷狀。氣息喘促不能平臥。按其脉並無滑象。兩尺微濇難推。視其舌亦未見靑色。詢其腹中狀况。胎已不動兩月矣。余諦思良久。此症確係胎死腹中。瘀濁化水而爲腫。與寓意草載治顧季掖乃室之症相似。但微有不同耳。死胎得下。則身腫自消矣。遂以古方平胃散加朴硝三錢與服。未應。翌日轉用脫化煎處方。以安南桂六分。當歸三錢。川芎二錢。懷牛膝三錢。車前子三錢。朴硝三錢。煎服約二時許。腹中努痛。下水桶餘。死胎亦下。而胎形已腐爛不堪矣。足徵胎朽腹中已非一日。自後身腫氣逆漸平。調理數日遂愈。（按方書謂胎死腹中舌必靑紫。余歷驗數症。甚屬不確。故錄此以爲同道者告）

產後驗案　季少三

掘區東六總顧發坤之妻。產後瘀血未盡。少腹脹痛。某醫投生化湯加減。服藥數帖。瘀濁點滴不行。少腹堅硬拒按。轉側維艱。晝夜呼號。亟召余診。其脈沉實有力。大便數日不通。據此狀況。確係瘀血爲患。似非輕劑所能奏效。姑以桃仁承氣合抵當法。用桃仁三錢。大黃三錢。芒硝一錢五分。甘草一錢。肉桂五分。炙水蛭八分。炙蝱虫八分。與服。下黑糞數次。腹痛已減其半。惟硬塊未盡消耳。余因病係產後。大毒之品不敢繼進。遂以原方減去蛭蝱芒硝。而大黃僅用半數。復參入蒲黃靈脂延胡丹參歸尾之類。服後腹痛如前。手不可按。予不得已。仍用初方再服一帖。又下黑糞數次。腹痛大減。渠家以此方頗有藥到病除之妙。未召余診。仍照初方與服。黑糞頻下。腹塊遂除。始得安然無恙。觀此。益信徐靈胎之言。產後有大實症。雖硝黃犀膏。在所不禁。爲不謬矣。若拘執丹溪所說。產後以大補氣血爲主。其他諸症從末治之。豈不誤人耶。

肝鬱治驗

季少三

掘市俞某婦。隨夫久客他鄉。一日返里歸甯。時値夏令。忽然腹痛吐瀉。肢冷汗多。他醫竟作霍亂治。於是舉家倉皇。亟邀予診。切其脈右部微細如絲。左關帶絃。視其舌光滑無苔。詢其平日曾有宿恙否。渠答雖素患痛瀉。從未如此之甚。予曰。此非霍亂症也。乃肝鬱生熱。變化內風。衝胃而作嘔吐。乘脾而爲痛瀉。土爲木尅。中氣大餒。故肢冷汗多。幾有欲脫之勢。但其治法。頗費躊躇。使投苦寒直降。則有傷於胃。設進甘寒濡潤。則又礙於脾。思維至再。惟宗內經治法。酸以瀉肝。且與脾胃兩全而無妨礙。方用白芍烏梅木瓜之酸以制肝木。西洋參鮮石斛生甘草。以扶正養胃。懷山藥藊豆衣茯苓。以培土運脾。且熄風震逆。則重用生牡蠣一味。調氣止痛。少佐川楝子橘皮。果然一劑而痛瀉緩。再劑而嘔逆除。調理數日。卽以此方出入加減。竟獲全瘳。

霍亂治驗

季少三

掘港高氏姑。年四旬未字。平日持齋茹素。面色皖白。其脾胃陽虛略見一班。曾於曩年夏秋之交。染霍亂症。及邀予診時。瀉下如注。脉微欲絕。四肢厥冷。大汗淋漓。予曰。此症雖有暑邪內伏。但現時氣陷陽亡。虛脫在卽。使不亟亟扶正回陽。恐有鞭長莫及之虞。卽令購潞黨參八錢。附片三錢。煎成俟冷。沖入童便一杯與服。並囑伊家俟服藥後。如果汗止肢溫。當邀予復診。隨症轉移。再商治法。約二時許。果如予言。予往視。脈已起。肢亦溫。面赤心煩。苔黃口渴。暑症完全畢見。與先時之狀況。迥不相侔。予卽轉用大劑清涼。以川連石膏爲君。佐黃芩銀花連翹六一散苡仁通草蘆根竹茹之類。一劑後煩渴漸平。嘔瀉亦止。惟小便短赤。脘悶少納。後以清暑利濕。養胃醒脾法。調理而愈。觀此病變化無常。用藥卽先後懸殊。可知醫之治病。當活潑潑地。勿可拘定成法也。昔徐靈胎先生治進耕石之暑症。先服霹靂散。後令啖西瓜。與斯症將毋同。

伏氣病治驗

季少三

掘港東街曹姓婦。今秋患伏氣病。遷延兩旬。始召予診。彼時狀現。脈形細緩。舌苔灰乾。四邊微有白色。胸悗口甘渴不欲飲入夜煩熱神識如蒙耳竅微閉唇齒乾燥閱前所服之方悉皆甘寒救液據述愈服氣愈悶熱愈甚而液愈涸予締思良久恍然有悟據此脈症確係伏濕爲患其液之乾决非邪入心營刦灼津液良由濕熱阻蘊上中二焦清氣不獲上升所致譬如蒸籠然氣鍋之口被物塞緊氣液何以上騰其熱甚服寒涼反劇者彷彿潮濕之穀囤積倉中醞釀爲熱若以水潑之同氣相求勢必愈蒸愈熱苟爲啓倉出囤使其透氣則熱自減予即擬左方治之杏仁三錢靑蒿梗一錢五分廣藿梗一錢五分白蔻衣八分苡仁三錢廣鬱金一錢五分化橘紅一錢五分川通草八分焦山梔二錢炒瓜蔞皮三錢引鮮佩蘭葉八分荷梗五錢服後果一劑而熱減神清再劑而胸曠液復後以此方出入加減不數日白痦透達病遂漸愈

痰喘治驗

季少三

掘港東街俞姓婦年五十餘素有痰喘之疾昔年秋間偶因食柿過多喘症遂發及延余診不能着枕已數日矣按脈絃緊而滑舌苔白濁且膩診視甫畢喘聲大作汗出淋漓二便俱遺余曰此上實下虛之症也徒治其上則下益虛徒岡其下則上愈壅勢頗棘手渠家再三懇余立方因思徐靈胎先生洄溪醫案內有治上實下虛喘症以人參切塊吞服而以清化藥煎湯送下按人參不煎囫圇吞下取其直入胃中而不阻礙肺氣姑仿此意爲之遂命以別直參三錢切成小塊以後藥煎湯送下桂枝木三分炒菟絲子三錢薄橘紅一錢五分鹽水炒杜仲三錢炒白芍一錢五分茯苓二錢宋半夏一錢五分淡乾薑三分生

甘草五分。杏仁三錢。破故紙三錢。五味子分半。二味同搗。鹽水炒胡桃肉三錢。服一劑後。二便自禁。大汗亦止。喘咳已減其半。再劑痰出數盂。其病若失。遂能平臥矣。

風溫入營治驗

季少三

客歲北坎鎮陳姓子甫十齡。患風溫時邪。失於清解。延及旬日。始召余診。按其脈浮數有力。視其舌中絳少津。周身亢熱。從未得汗。且神昏耳聾。齒乾唇燥。余曰。此風溫之邪。未得從衞分透達。鬱蒸化熱。內迫心營。津液被刧。故如此耳。但其治法純進寒涼。則客邪不得外達。徒用表散。則津液勢必愈傷。似非泄衞透營不可。姑仿神犀丹及雙交散大意出入加減。方用烏犀角五分(磨冲)大麥冬四錢。湖丹皮一錢五分。連翹二錢。鮮生地一兩。玄參三錢。知川貝各一錢五分。廣鬱金一錢五分。淡豆豉三錢。銀花三錢。生山梔二錢。生甘草五分。引用鮮蒲草三分。青竹葉二錢。蘆根一兩五錢。服一劑後。身得微汗。肌熱略減。舌絳少淡。神志漸清。惟兩顴紅赤。乾咳無痰。復診其脈。依然浮數。余曰。心營之燔熱雖退。外感之風溫未解。肝肺之熱甚熾也。遂以原方除去犀角豆豉鮮蒲草。易以羚羊五分。炒牛子三錢。薄荷八分。花粉二錢。桑葉二錢。再服一劑。而周身汗出。紅疹外達。神志全清。唇齒俱潤。後以甘涼濡潤之品。調理數日而愈。

溫溼治驗

季少三

掘港東六總陳德明。今秋九月。初患溼溫症。經三候外。始召余診。彼時狀況。神志模糊。不能語言。周身壯熱。纖毫無汗。渠家已治棺木。以爲必無生理。惟請余一決而已。余切其脈。細濡而滑。一息五至。以物撐其齒。見舌上苔灰濁且厚積。如膠漆。望之若乾。手捫之原有津液。且舌本四邊。微有一路白色。余曰此症係濕與溫合蒸變濁痰。蒙蔽於上清竅。爲之壅塞。與火邪直入心胞有間。似非芳香化濁不克。若一以寒涼從事。則愈治愈閉矣。渠家以前方示余。果然始則白虎增液。繼則至寶丹犀角方諸水等類。寒涼諸品。靡不悉投。余思此症。原非不治。因誤服寒涼多品。致邪氣愈伏愈深。欲泄無由。故有如此之險象。宜先治其藥。然後治其病。庶克有濟。處方用蘇合香丸。合琥珀抱龍。以開其閉。復以蔻仁廣藿。法夏菖蒲。鮮佩蘭。芳香辛泄之品。以醒豁上中二焦。佐以瓜蔞薤白以行痰。梔豉鬱金以化濁。服後果一劑汗出熱減。而神志稍清。再劑便下垢濁。而語言略展。後卽以此方減去溫燥之品。一以輕辛微苦。宣泄氣機。胸腹白瘖大透。病遂霍然。

(附誌)此症尤有異者。及後諸險象均脫。大便通暢。飲食漸開。而舌上濁苔堆積。依然不退。余竊疑之。如果濕濁未化。何以知飢欲納乎。想必神志昏糊時。所服丸藥渣。末得下咽。留於舌上。與痰互結而成。因令用輭絹。拭以薄荷湯揩之。濁痰果然揩去。亦不旋生。舌中心方見粉白苔。與四邊相同。因憶數年前一孫姓婦患溫熱症。經前醫溫燥太過。致津脫液涸。後以大劑鹹寒清熱。甘涼救液。已得轉危爲安。惟旬餘日後。諸恙均退。唇齒津液皆復。而舌上燥黑苔不脫。結果舌上脫一黑殼。方見舌本紅肉。二症舌苔如此脫去。頗爲罕見。故錄出以告同道。或爲臨症之一助。(賈挹淸曰舌脫黑殼古已有言之者)

休息痢驗案

盧震春

客有問於余曰。前日閱如皋醫學報。端見章君晉軒鳴謝先生一則。鄙人雖知病爲休息痢。而不知究用何藥得愈如此沉痾。請詳述之。余曰唯。(病因)章君身體素强。酷嗜烟酒。民國十一年。初患水瀉。忽轉痢疾。紅白相間。腹痛後重。醫者用健脾利濕補氣養陰固澀諸品。均鮮效果。延至今年。已三易寒暑矣。勢難支持。於五月下旬始延余診治。(症候)精神與飲食均如平人。腹不痛。所下單紅。其味甚臭。小水黃赤。每食後必便一次。(診斷)脈沉數而有力。舌邊尖紅。中部白上罩黃苔。按此症乃濕熱蘊蓄於曲腸之中。以致經年不愈。陰分固傷。脾陽亦不健運。(療法)清熱益氣。用張君壽甫天水滌腸湯加減治之。列方如左。(處方)生山藥五錢。飛滑石五錢。潞黨參三錢。生箭耆三錢。川黃柏二錢。生地榆三錢。白頭翁三錢。生甘草一錢。扁豆子三錢。(結果)一劑赤色即無。臭味仍然如故。再劑加金銀花三錢。因熱未盡而腐氣未脫故加以敗毒也。連服三帖。竟愈十之六七。因照方爲丸。未盡劑而其病若失。章君之病既愈。即造門致謝。余曰否。此非余之能也。乃張君壽甫之功也。余曾瀏覽衷中參西錄。頗有所獲。使非用張君之法。奚能愈先生之病乎。

暑溼伏氣內外俱閉案

叢言志

辛酉夏。顧某之子。於聞雷後。頭痛寒熱。神識昏迷。服杏蔻滑通地黃紫雪等益甚。至十三日始召余診。脉伏。苔黑。肢逆無汗。渴不多飲。溺閉。腹脹大如覆盆。勢極危殆。余曰。暑濕伏氣。因驚而發。寒熱頭痛。又爲外感之現象。前藥未中肯綮。故外不得汗。內不得溺。愈治愈閉。今兩太陰俱病。理宜發表清裏。用黃連香薷

飲。佐五苓散加味治之。服下三句鐘。汗出疹達。厥囘溺暢。後進養陰清熱。諸恙漸次而愈

寒溼挾積

陳愛棠

十年前從先業師黃文欽先生遊。見診一病。嚴姓。江西籍。年五十。患寒濕夾積。蘊脾結胃。中陽窒痺。脘痞不納。疊進香砂平胃理中。枳朮諸法。脘痞雖舒。惟兩旬餘未更衣。改用大黃附子溫下之不應。診脉沉濇而遲。舌苔白而垢膩。據云腹脹肛墜如裂。數至圊而不得便。予乃建議傷寒有三物白散之條。金匱有備急丸溫下之例。何不仿而行之。黃師韙其言。遂以附子理中。加巴霜三分和服。當夜下白色如堊長三四寸者數條。次日復診。腹脹尻墜均減。胃納漸增。仍宗原法去巴霜。數帖而安。

胎前痙厥治驗

陳愛棠

甲子午月二日晨曦甫上。聞剝啄聲甚厲。呼童啓戶詢之。乃左鄰叢君也。蓋曰內子病危。速先生往救。當隨之去。方入門。叢君之母之姊。爭相告余曰。病者妊娠已足月。昨晚眠食如常。臥至黎明。忽然手足搐搦。目斜齒齘。痰如曳鋸。口內血沫四濺。覩此狀態。倉皇失措。特邀先生診治焉。余諦視良久。見病者抽掣雖平。神尚昏憒。診脉兩手均沉濇。苔白微灰。舌邊齧破。問腹中動否。彼亦不答。余曰。脉苔如此。胎難保全。痙厥時發。內風已動。症頗危險。急進平肝熄風之劑。服後神志漸甦。少焉竟能坐起食粥。家人咸相慶曰。可保無虞矣。詎料午後體倦欲睡。及至牀沿。陡然目斜口噤。連瘈六次。適延蘇君鶴臣至。乃公訂一方。羚羊角八分。大白芍三錢。條黃芩一錢五分。雙鈎藤三錢。炒山梔二錢。象貝母三錢。鮮鐵皮石斛四錢。粉丹皮

二錢。石菖蒲八分。硃茯神三錢。生龍骨三錢。生牡蠣五錢。青竹茹四錢。卽令煎服。服後尙安。夜分仍痙七次。初三日早復診。照原方加陳膽星八分。薄橘紅一錢。以開其痰。自後遂不再痙。初四五兩日。步原法。略爲損益。病者云。連日胎全不動。時覺腹中如氣行之狀。腰際重墜。至初六日。旣墜且痛。約半日。胎已墮矣。據云。小兒頭面已形損傷。胎墮後。諸恙頓失。

胞宮下墜治驗

陳愛棠

本邑東廂有李姓婦。年方念四。家境淸貧。嫁後遇人不淑。情懷悒鬱。生趣索然。偶得一症。每當日中至日晡。卽覺少腹重墜。上連腰背。下及尻臀。痛苦莫名。其狀甚則昏厥。入夜則安。纏綿兩旬之久。諸治不瘥。邀余往診。時適在午前。見起居如常。毫無病象。診脈沉弦。苔色白潤。汛阻兩月未行。閱前服之方。不外溫通調經之品。均未見效。余竊思之。婦人之病。首重調經。調經之法。必先明衝任之脈。經云。衝脈起於氣街。並少陰之經。挾臍上行。至胸中而散。任脉起於中極之下。以上毛際。循腹裏。上關元。又云。衝任皆起於胞中。上循背裏。爲經脈之海。此皆血之所從生。而胎之所由繫。今現症若此。顯係二經失其升陷任載之力。致胞宮下墜。臥則氣上。故痛緩。晝則氣不固。復如斯。卽西醫所謂子宮脫出症也。急宜溫補奇經。佐以升攝之品。服數次。亦無大效。良由病久正虛。一時難以恢復。改用大劑補中益氣湯。合吳氏通補奇經丸。出入加減。連服數劑。痛墜均緩。後用補中益氣丸。早晚三錢。約至四兩。諸恙盡退。

腹脹治驗

陳愛棠

邑東錢家橋王姓婦。年逾三旬。因鬱躁後。即覺腹脹微痛。脘悶太息不伸。延醫診治。服藥後脹及滿腹。不克安臥。始延予診。其脈弦強鼓指。兩關尤甚。腹大如抱甕。兩脇脹痛。食僅糜粥半盞。閱其所服方藥。大半消導破耗之品。予細思之。肝病善痛。脉循兩脇。脾病善脹。脈絡胃脘。既因鬱躁而兩脇脹痛。明是木不條達。繼則腹脹。土受木制。脾不升。胃不降。清濁淆亂中宮。所以不欲食。且不安臥。內經有言。胃不和則臥不安是也。果係虛寒致脹。其來必緩。脉必沉細。如脾實致脹。便必結。腹脹必痛而拒按。服消導藥無增脹之理。脉症細參。其為木鬱土困無疑。內經曰。木鬱達之。因進逍遙散加減。方用醋炒柴胡一錢半。酒炒當歸三錢。沉香磨汁三分。炒白芍二錢。茯苓三錢。枳殼一錢。炒白朮二錢。水炙甘草五分。青陳皮各一錢。製香附三錢。川楝子三錢。白檀香一錢。佩蘭二錢。照方服後。翌日再診。脉弦強漸緩。腹脹硬亦消。病者云。昨晚服藥後。竟酣寐達旦。醒後覺飢。食粥碗許。而脘亦不悶。腹亦不脹矣。再以原方稍為增減。續進數劑遂痊。

脚氣治驗

陳愛棠

本邑八字巷邱姓婦。年逾不惑。患足痺。業經數日。始延余診。甫及門。即聞呼號之聲。入室見其赤雙足。不著寸縷。以手捫之。冰冷。自言痛如刀刺。熱如火灼。不食不臥已兩晝夜矣。恐成脫疽。望先生速賜良方。以免殘疾。切脉沉弦。舌苔白膩。余曰。乃寒濕凝於足三陰經而成脚氣症也。經云。傷於濕者。下先受之。又云。地之濕氣。感則害人皮肉筋脉。聖訓彰彰。可為明證。因以雞鳴散加味治之。令其天明時冷服。方用蘇葉一錢半。木瓜三錢。吳茱萸一錢。橘皮一錢半。桔梗一錢半。檳榔三錢。桂枝八分。煎水炒木防己二錢。蠶沙三錢。鮮生薑三錢。次日復診。痛勢大減。稍寐能食。仍由原方損益。再投數帖而瘳。

癃閉治驗

陳愛棠

鎮江張某年屆古稀。精神矍鑠。健步善飯。一日與二三知己。彳亍道旁。意欲小解。因左近無隙地。即忍溲而行。逮抵園所。忽溺閉不得出。再四按摩。亦涓滴不爽。急返就醫。醫進五苓八正加減。而脹墜如故。反增淅淅振寒。經友人介紹。邀余往診。察其色。異常憔悴。按其脉。弦而帶濇。視其苔。白而膩厚。余曰此高年氣虛。因忍溲致膀胱氣機阻滯。即西醫所謂括約筋痙攣症也。緣太陽主一身之表。氣閉則灑然毛聳。宜仿修園老人。開其上竅。則下竅自通之法。擬補中益氣原方。略加疏通之品。服後熟寐半夜。兼得微汗。醒即欲溺。溺器甫就。溲已衝激而出矣。次日復診。寒退脹消。再劑而痊。

臨產喘腫治驗

陳愛棠

本邑曹姓婦。患子腫數月。及產期將近。又增喘咳。初起守妊娠不輕服藥之戒。繼見症勢加劇。不得不延醫調治。迨邀余往診時。已隱几不能平臥者數日矣。視其面腫如盆。目細如絲。腰大若甕。腿肥似桶。唇舌均現慘白。腕腫不堪按。脉氣急難言。飲食不進。危險萬分。一時頗難措手。家人敦促立方。余再四研究。此症三陰俱病。肺既不能通調水道。下輸膀胱。脾又不能堅固堤防。運行水濕。腎復不能化氣行水。任其水液氾濫。橫決四射。遍體盡成澤國。似此危候。非大劑溫化。何能挽回狂瀾。即擬眞武合瀉肺湯加減。方用製附片二錢。土炒白朮三錢。茯苓三錢。白芍三錢。半夏三錢。廣皮錢半。桂枝水炒防已三錢。炙甘草五分。

葶藶子一錢。乾薑八分。大棗三個。濃煎頻服。服後氣喘稍平。略能倚息。次日復診。右脈重按弦滑。漸能納穀。面腫較消。咳吐稠痰。仍照原方再進一帖。夜分覺腹部墜痛。家人知其將產。即行佈置。所幸分娩頗爽。胎已受傷。惡露盡係白濁。改用生化湯合健脾滲濕之劑。連服兩次。諸恙漸平。腫消安寐。隨用六君子湯增減數服而瘳。

疝痛治驗

陳愛棠

城南定慧寺某僧。憎寒壯熱。綿延四五日。服諸表藥不效。由友人轉紹余診。見其面赤如妝。厚覆重裘。膚熱炙手。脈象浮而弦數。舌苔膩白少液。詢其有無痛苦。初尚隱諱。再四問之。始云少腹有筋下連睪丸墜痛。不堪轉側。他無所苦。余曰得之矣。果係外感。服表藥焉有不效之理。此乃古人所謂疝氣類傷寒是也。病由寒濕內蘊。復感外邪。肝不疏泄。致成疝痛。書云七疝不離於肝。肝脈絡陰器。下抵少腹。憎寒壯熱。又爲少陽之現證。蓋膽內附於肝也。仿金鈴子散合小柴胡加減。金鈴子三錢。延胡索一錢半。水炙柴胡一錢。桂枝五分。煎水炒大白芍三錢。吳萸八分。青陳皮三錢。宣木瓜三錢。胡盧巴三錢。青木香一錢半。荔橘核各二錢。煎服得微汗。次日復診。熱減脈緩。睪丸雖小。墜痛未已。照前方加升麻五分。旋愈。

噤口痢治驗

李慰農錄

吾友盧君毓如精於醫，臨證多奇驗。今歲八月初。家君患噤口痢。日夜下數十次。兼又嘔吐。余進藥兩服。病不稍減。乃函邀君診。投藥三帖。病即若失。余心感之至。并服其手眼之超。因將方案披露於左。

八月初三日初診。脈虛細輭。兩關雙紘而浮。皆帶數。苔水白滑厚。喜呑酸作噁。裏急後重。濕邪蒙蔽三焦。肝陽鬱勃。不得條達。擬馴肝開濕以觀後效。鮮薤白二錢。宋半夏一錢。金鈴子三錢。生白芍二錢。鹽水炒香附一錢。老蘇子六分。鹽水炒廣橘紅一錢。福澤瀉二錢。風化硝冲服五分。竹二青三錢。綠萼梅二錢。

初四日次診。各恙皆減。痢亦漸爽。嘔亦見稀。方用鮮青蒿根二錢。薤白二錢。宋半夏一錢。風化硝五分。製香附鹽水炒一錢。南沙參二錢。鹽水炒廣皮一錢。老蘇子包六分。生白芍二錢。生麥芽三錢。竹茹一兩。姜汁少許。

初五日三診。素平之肝陽又發。方用薤白二錢。生石決明五錢。廣皮白一錢。番瀉葉二錢。白微三錢。鮮石斛三錢。風化硝冲六分。連心麥冬二錢。南北沙參各三錢。淡秋石三分。化水炒白芍五錢。懷銀花三錢。生穀芽四錢。硃染燈心三分。鮮竹二青四錢。鮮蓮子五粒。鮮藕片一兩。

初六日各恙已平。未服藥。

初七日脈虛紘輭稍數。苔薄黃。作噁全止。飲食亦進。痢未全盡。稍覺不爽。氣血未復。稍有餘邪。擬補正以勝之。西洋參一錢。焦苡仁五錢。廣皮白一錢。硃染苓神各三錢。生白芍三錢。鮮石斛三錢。生牡蠣六錢。潤元參四錢。生甘草六分。生穀芽五錢。淨小麥一撮。鮮蓮子五粒。服後全愈。即停藥。

十二日脈虛紘細輭。苔薄稍黃。口仍黏膩。大便又溏瀉。色黑。餘邪未盡。氣血未復。擬通補兼祛餘邪。西洋參二錢。焦苡仁六錢。廣橘紅錢五。生白芍三錢。肥玉竹二錢。硃苓神各三錢。金鈴子三錢。川貝母錢五。薤白一錢。生穀麥芽各四錢。地栗五枚。覆杯而愈。

臌脹治案

黃星樓

唐右瑱類素有氣癭。胸脘兼疼。痛痛及脇肋。書以肝脈循乎兩脇。胃脈貫於胸中。經又曰土位之下。木氣承之。因躁傷肝。肝木善動善升。犯胃貫膈。濁陰凝塞。脾陽鼓舞無權。因是愈困愈鈍。脾虛作脹。脹急臍凸。青筋外露。鼓之如鼓。脈象左絃右緩。舌苔淡白。噯氣則舒。失氣亦鬯。木乘土位何疑。治之非易。先擬抑木扶土。代赭石八錢。淡吳萸一錢五。磨沉香三分。全福花錢五。炙鷄內金三錢。磨靑皮三分。法半夏二錢。焦白朮三錢。磨玉金三分。千搥木二錢

二診　肝有横逆之威。脾失健運之職。肝脾相侮。氣滯不和。以致痛脹並見。內經以肝病善痛。脾病善脹。脹未旬日。勢如覆箕。臌脹已著。昨藥幸合機宜。痛減脹鬆。第慎鬱怒。再擬原法進步。代赭石八錢。磨靑皮四分。蓬莪朮二錢。全福花錢半。磨沉香四分。高良姜一錢。淡吳萸錢半。京三稜二錢。鷄穀袋四錢。陳葫蘆五錢。

三診　木賴土培。土以木達。於是欣欣向榮。一有所偏。則人嬰非常之疾。今切左部脈如循刃。右部遲緩。益見肝旺脾虛。脾虛不運。積聚成形。而患臌脹之疾。仍議厥陰太陰同治。土炒白朮三錢。製香附二錢。炒扁豆衣三錢。麩炒枳壳錢半。京三稜二錢。廣皮錢半。廣木香一錢。代赭石八錢。鷄肫皮四錢。陳葫蘆五錢。

嘔吐治驗

黃星樓

西門外。劉合盛猪行。行夥劉姓之子。年十五。患嘔吐病。納穀必傾囊而出。彌月不瘉。延醫診治。謂肝氣逆

胃。投以降逆和胃食愈不進。復倩予治。兩關脉濇。乃詢之曰。汝肆何業。答謂習鐵工耳。予又詢曾失紅否。答云前忽吐血兩口。其色稍紫。予忖之顯係努力傷血。血傷凝注不散。胃脘因之窄狹。不復用事。氣不下達故也。擬理氣消瘀。兼通血絡法。當歸。桃仁。丹參。木香。半夏。蕊石。赤芍。橘絡。貝母。復診去丹參。蕊石。加玉金。枳殼。服後嘔吐頓止。飲食得進。安然無恙。觀諸醫家對於斯症。知之者亦甚鮮也。故錄出以質同志。

賈揾清曰。此證脘中必窒痛。

咳嗽治驗

黃星樓

李右　外感咳嗽。由肺傳於他臟。內傷之嗽。由他臟而傳及肺。久咳不已。則三焦受之。故經謂五臟六腑。皆令人咳。非獨肺也。每咳必先欲嘔。嘔之不出。而咳愈劇。猶難平臥。脉象弦勁。面黃且浮。納穀不香。一派肝木鬱勃。直上無制。乘胃射肺。夫肺爲嬌嫩之臟。胃爲容納之器。一臟一腑。皆以和降爲宜。厥逆不平。則肺胃不得司其和降之權。既嘔且咳矣。擬以柔肝肅肺。肺主一身之氣。化氣舒則胃醒也。叭噠杏仁三錢全福花錢半。生白朮三錢。炙紫苑二錢。象貝母三錢。薄橘紅一錢。白石英四錢。大白芍三錢。浙茯苓三錢。炒香枇杷葉三錢。

二診　天氣下降。地氣上升。淸明晦塞之道。寓於內焉。苟上焦失於淸化。中焦受以戕尅。升降不得和協。出入機逆。病在土。不生金。金衰則不制木。木旺反扣金鳴。綿咳不已。精神解㑊。必使手太陰肺無賊邪之患。足厥陰肝有返本之意。尚可希冀。若論見病治病。誠恐不能却其疾也。全福花錢半。叭噠杏仁三錢。杜蘇子六分。代赭石六錢。炒冬瓜子四錢。川王金二錢。靑蛤亮二錢。生白芍三錢。馬兜鈴二錢。炒香枇杷葉三錢。炒扁豆衣三錢。

三診　內經云。肝生於左。肺藏於右。左升右降。出乎天然。故經又謂左右者。陰陽之道路也。而肺屬金。令主於秋。其位最高。爲五臟華蓋。肝屬木。令主於春。爲生發之本。由此類推。則知肺從右降。肝從左升。升已而降。降已而升。正如天地相交。雲行雨施。然後萬物化生。升之太過。則降不及。於是氣逆爲咳。咳延匝月於玆。前服柔肝肅肺之品六帖。已奏功效。仍議原方加減。再服四帖。庶免功虧一簣之歎。全福花錢五。炒冬瓜子四錢。白茯苓二錢。代赭石六錢。叭噠杏仁三錢。橘皮絡二錢。馬兜鈴二錢。炙紫菀二錢。象貝母三錢。降香屑二錢。

痘證治驗

賈挹清

章姓女。年十七。今春佈痘。僅十數點。其家視爲輕微。未經醫治。漿行未足。痂落如麩。一月後。復見發熱煩痛。坐臥不甯。傾囊嘔吐。滴水不能下。急延醫治。數日不效。頭傾目陷。危急萬分。其族人星如囑延予治。予診其脉滑實數急。舌苔膩厚色黃。謂曰。此痘毒內蘊。邪火蒙蔽。必得痘瘡再發。或有生機。立方勉希萬一。方用酒蒸大黃三錢。薑汁炒黃連三分。（另煎和服）酒炒黃芩三錢。炒牛子三錢。連翹三錢。銀花炭三錢。炒山梔一錢五分。酒炒丹皮三錢。枯荷葉一角。蘆筍尖兩莖。各長三四寸。（顧云方中炮製具有法度。學者宜玩）服藥時已經半夜。至黎明。身忽大汗。嘔止熱減。周身發出痘瘡。非常稠密。所喜地界分淸。顏色紅活。如法調治。數日後。灌漿結痂而愈。閱前醫方藥。並不知爲痘毒。徒以辛溫發散。顢頇施治。雖欲無危。其可得乎。

顧仰之曰。世醫治痘。大率以辛溫宣託。荆防升葛是投。不知痘至毒邪錮蔽之時。非大劑苦寒。瀉火泄毒。則痘無由透發。此費建中救偏瑣言所由發憤而作也。然不問是何脉舌。不審是何病情。一概以苦寒從事。則又費氏之罪人已。

冷結治驗

賈挹清

南鄉王君啡亭居恆嗜酒。脾胃陽傷。六月七日。節交大暑。炎威正盛。午膳後。迎風納涼。不覺伏几睡去。醒來。卽覺不適。頭微痛。身微熱。脘中微悶。至夜半。四肢厥冷。脘中結痺。漸加乾嘔。醫治數日不效。始延予治。診脉沉遲微細欲絕。舌苔微白。舌質紫黯。乾嘔呃逆。氣短音微。冷汗淋漓。大便祕結。年逾六旬。證象異常危險。勉擬通陽化結方。用瀉心瓜蔞八錢。鮮薤白五錢。拍炒白芍三錢。安南桂八分後下。枳實炭三錢。製半夏三錢。淡乾薑一錢五分。全葱四莖。拍一劑後。汗斂陽回。嘔止食進。大便亦行。惟中脘仍覺窒塞。方用鮮薤白三錢。拍瓜蔞皮三錢。炒白芍一錢五分。淡乾薑一錢。桂枝一錢。鷄內金三錢。炙沉香刮屑八分。兩服而康。

顧仰之曰。交大暑節。炎威正盛。而方用薑桂辛熱。分量又大。見者莫不爲之咋舌。設病者服之不效。則論者必不見原於證象之危險。而譁然於薑桂之爲禍烈矣。噫。此俗見之不可破。而名醫之所以不易爲也。

蟲臌治驗

賈挹清

北鄉陳姓子。年十四五。患奇證。每腹痛逾時。卽脹大如鼓。甚則痛極暴厥。或二十餘日一發。或十餘日一發。發至三五日或七八日。痛亦自止。脹亦自消。愈後能食易飢。每餐飯二三碗。行動不異常人。閱年餘。肌肉瘦削。精神略形倦怠。更醫十數。有言食積者。有言寒濕者。有言脾虛肝乘者。中外藥品。偏嘗無效。丁卯九月。其父及子與予邂逅於友人李君處。偶談及此。卽煩予診。予曰。能噉飯兩三碗。是脾胃無病也。豈可以前法治。以予診之。殆所謂蟲臌也。立方用鶴虱雷丸使君子海南子各三錢。煎湯一小盞。調入生明礬末三錢。老山明雄黃研末一錢五分。囑令照方先備一帖。俟舉發時。急煎服之。陳如教。至十月初旬。果舉發。服藥一帖。瀉下之物。有衣膜相連。如池中螞蜞子然。少頃起溺。以盆盛之。下黴白蟲數十條。進二帖。復下虫一二十條。卽痛止脹消。三帖後。便溺色皆轉正。數月以來。竟不復發。陳喜出望外。托李君致謝云。

產後血祕治案

賈挹清

吾鄉謝婦。產後數日。二便忽祕。多醫治之罔效。腹脹喘急。勢已垂危。始延予治。予診視畢。謂曰。爾病初起。腹中覺痛乎。曰。然。腹痛既劇。而後惡露不行乎。曰。然。惡露不行。而二便遂致閉結乎。曰。然。爾病殆血祕也。方書謂先腫脹而後經停者。治在水分。先經停而後腫脹者。治在血分。又方書所載二便祕結。原有風祕。濕祕。痰祕。虛祕。熱祕。冷祕。氣祕。血祕之分。此必血分爲寒所襲。致惡露凝瘀阻塞隧竅。二便不得通行。醫者不察。而惟知通便。宜其愈治愈劇也。『顧仰之云。產後以惡露通行爲順。故產後百病。一見惡露不行。

舍通瘀別無良策。諸醫但知通便。而置惡露不行於不問。成何治法。』今勢雖危險。猶有一線之生路。因仿仲景法。用歸芎。桃仁。大黃。芒硝。蝱蟲。䗪蟲等。加入靈脂之以濁導濁。艾葉之溫煖下元。照方配藥。成刻煎服。至次日寅卯時。下部微有點滴。以敝衣墊之。須臾盡濕。亟令再煎滓服。至巳刻。腹中大痛。下惡露瘀塊甚多。申刻。大便始行。次日再診。囑定脹消。惟腹中時覺微痛。因去硝黃二蟲。加入澤蘭葉。炒小茴。炒白芍。二服而平。

非非室驗方選

沈仲圭

▲治水腫

取黑魚二尾。（每尾約斤餘）將肚內各物除去。洗淨。用大蒜頭及青葱。塞滿魚腹。外將枯荷葉包好。再塗以黃泥。置火上薰之。至泥乾將落。魚香溢出時。即將泥與荷葉。幷蒜葱一倂除去。給患者食之。每日一尾。重則十餘尾。輕則六七尾。腫水由小便排出而愈。

▲治久痢（張石頑）

石榴皮燒灰。人參湯下一錢。屢驗。（榴花曝乾。研細吹鼻。止衄最速。）

▲治腹內絲蟲

石榴皮煎汁（不限多少）愈濃愈妙。乘肌時服下。但服後宜禁雜食。則見效愈速。（按藏器云。酸榴皮煎服下蚘虫。酸石榴之形較小。絲虫蚘虫同為人體寄生虫。既克下蚘。必能下絲。此不難連想而知也。）

▲治凍瘡

用大白蘿蔔一個。切成兩截。用小刀將其肉挖爛。(切勿把外面的蘿蔔皮挖破)卽將切下的一截蓋上。再以竹釘插緊。(因免灰土侵入)乃置炭火內煨熟。取出其肉已化爲汁。將此汁頻頻搽患處。破皮者卽結合。紅腫者卽消散。洵神方也。

▲喘嗽面浮

蛤蚧尾一對。約三五錢。酥炙化蠟四兩。和作六餅。每用一餅。化糯米薄粥內。熱呷。(此方治肺腎虛喘良效)

▲治痰疾

胡桃三枚。薑二斤。臥時嚼服。卽飲湯。復嚼桃薑。靜臥必愈。(此方治寒痰甚佳)

▲代蔘湯　氣血雙補功埒人參。

黃芪　甘草(炙)　杞子　龍眼　(此方補而不膩。虛人最宜。)

▲治遺精

核桃仁四兩。搗爛。黃蠟二兩。化開合丸。桐子大。每服一錢。滾水下。

急救誤吞燐火驗方

傅驛其

凡服火柴頭者。先以灶上所用之抹布煎湯。服一小碗。使之探吐。俟燐毒嘔出後。再用童便一小碗服之。

以解火毒。更用雪水調蜂蜜二兩服之。解熱和胃。最後服建蓮湯一大碗。以補正氣。

癲狗咬傷毒良方

孫效成

癲狗咬人。自古無善法。世所傳出虎符及加味人參敗毒散爲最妙。然毒輕者。或有效。毒重者。不足恃也。此外單方。不可勝計。而禁忌者多。如百日內。不可聞金鼓聲。一年內不得食肉之類。守之甚難。皆法之未盡善者也。歲己丑。象邑多癲犬。遭此害者。十死八九。諸方無效。適有耕牛。亦遭此患而斃。剖其腹。獲血塊大如斗。色紫黑。攪之蠕蠕欲動。一方驚傳異事。有陳君者。曉醫術。聞之悟曰。仲景云。瘀血在裏。其人發狂。又云。其人如狂者。血證諦也。下血狂乃愈。犯此症者。大都如癲如狂。得非瘀血爲之乎。不然。牛腹中何以有此怪物耶。吾今得其要矣。於是用仲景下瘀血湯治之。不論毒之輕重。症之發與未發。莫不應手而愈。輕以告人。百不失一。乃知此方實此症之要治也。夫癲狗之患。自古而有。或謂腹中生小犬。蝕臟腑以死。非藥所能挽回。此因苦於無法。始作此謬言。以欺人耳。陳君既洞悉其病原。又濟之以此方。天其憫斯人之無辜。而假手於陳君以治之。爰將此方廣爲傳布。俾天下咸免此患。錄藥方於后（服藥愈速愈妙）

生軍三錢。生桃仁七粒。䗪虫七個（卽地鱉虫也）右三味研末。加葱白三根。用黃酒（黃酒卽紹興酒）一碗。煎至七分。連渣服之。如不能飲酒者。用水對和亦可。小人減半。孕婦不忌。

（一）空心服此藥後。別設糞桶一只。以驗大小便。必有惡物。如魚腸豬肝之類。小便如蘇木汁。數次後。藥力盡。大小便如常。再服則無物。或又下。總之不拘帖數。總要大小便中無纖毫惡物爲度。不可中止留餘毒於腹中。以致復發。切切牢記。(一)此症既發。切不可吃班毛等毒藥。蓋此時腹中惡塊已積大如斗。不化其瘀血。而反以毒攻毒。必致悶亂而死。戒之戒之。(一)患發之期。大都四十九日爲多。近則二三十日。遠則六七十日。百餘日不等。受毒有輕重故也。(一)此症最毒。不必飢膚皮肉受傷。即衣服鞋襪一被咬過。雖毫無損傷。其毒亦能傳染。余曾遭此患。不過棉鞋後跟。次日服藥。下有惡物無數。三劑方淨。可知其毒之烈也。倘因言淺而忽之。其後患可勝計哉。(一)被咬者倘不明其狗之癲與非癲。不妨服藥以驗之。若是癲狗。必下毒物。若是好狗。則大便略溏而已。藥性和平。決無妨礙。(一)仁人貴弭患於無形。倘有家畜被癲狗所咬。即以此藥灌之。既可救一物之命。且可免數十人之患。其德莫大矣。(一)此藥較仙方爲靈。便服者但忌房事數日而已。如鑼聲等事。一概不忌。(一)倘疑此方有礙於孕婦。是未知立方之意。夫桃仁春生。得生陽之氣。地鱉得穀食。得中和之性。酒以養陽。蜜以和陰。大黃能推陳致新。得蜜與酒。化苦寒爲馴良。其成去瘀生新之功。則邪去正安。於孕婦更爲有益。況被癲狗咬者。命垂頃刻。豈可拘泥而有誤耶。經云。有故無殞。願智者深思之。

賈挹淸曰。此方固爲有本。然不拘帖數。此說未免太過。昨聞我友宋秀升君言。見人服此十餘帖。仍下血不止。其人氣血太傷。萎頓不堪。因勸令停藥。設再進一兩帖。未知其變端爲何如也。按此方至多不過三五劑。不可混服。又云孕婦不忌。究屬可危。不服爲佳。孕婦有益之說。恐未可深信也。

小兒初生臍風秘方

陳其華

凡小兒初生先天不足者。無論男女。或四六日卽得風症。或六九日卽得風症。其症一發。或鎖喉。或撮口。形出不一。小兒有此症。卽先不食乳日夜啼哭。如得此症。一二日後未有不夭亡者。此皆先天帶來之風。或父母患梅毒後及白濁。此症亦要遺傳小兒也。不先行預防。臨時無法治之。往往十不育一。嘗見俗醫之治鎖喉風撮口風。將口內兩旁多用刀破之。治四六等風。多用燈火將小兒前心後心諸處點燒。甚至將風毒歸心。卒至不救。殊爲可惜。予家前二十年。因此症夭殤小兒數人。予苦無術救之。予友雷君紹卿印金聲。湘省名醫也。素稱岐黃妙手。予因以此症爲詢。紹卿先生告予一方。凡小兒初生半日夜。卽用鷄蛋一枚。打開一小孔。將蛋淸傾入碗內。不用黃。再用麥子麵兩餘。合成一塊。如荔枝大。放在手內。將小兒衣服解開。在前心後心腰際兩膀兩腿臂上。每處手持麵團輕輕揉之。以一二百下爲度。每日三次。揉後。小兒自睡。揉時小兒哭數聲。亦不要緊。第一日揉過後。分破麵。見麵內必有白毛長寸餘者。卽風毛也。第二第三等日再揉。內有紅白綠黑各色之毛。皆風毛也。若有紅綠色之毛。則臍風症甚重。倘遲揉二三日。始照此方治之。必有黑毛。卽不能治矣。惟防患未萌。先照上法治之。後用驅風消熱飲服之。方用生川軍五分。黃連三分。黃芩二分。勾藤五分。炒白芍五分。蟬退三隻去頭足。僵蠶三分去頭。茯苓六分。陳皮七分。連翹四分。甘草三分。老薑一片爲引。用水煎半盃餘。以小勺徐徐灌之卽愈。如初生小兒啼哭不已。乃屬臍氣繞痛之故。用乾黃牛糞錢餘。瓦焙存性。海參腸三分。瓦焙存性。荷葉蒂三個。同煎服卽愈。外用蛋麵方治之。揉過可保無慮。永無風症。將來牛痘亦稀。此方雖不見新奇。予家近十年之間。小兒賴以育者三四人。屢試屢驗。百不失一。此等風症。各省皆有。臨時無法可治。坐視不救。豈不可惜。予不敢自祕。錄出公諸同好。庶黃吻嬰兒。同登壽域也。

按臍風一症。驗方頗少。頃讀三三醫報二卷第七期。載有此方。法良意美。誠保赤之慈航。故錄之登諸本報。凡撫育嬰孩者。幸注意焉。

臍風驗方（二）

陳愛棠

治兒科難。治初生小兒之臍風尤難。古今方書。治法雖衆。而收效殊鮮。惟邑南某村媼療治此症。如養由基之射。百發百中。余曾目擊不爽。爰錄報端。以告世之育嬰者。

客臘舍親劉君新舉一男。甚雄健。吾邑之習俗。初生小兒須裸體置地上數分鐘。冀去胎毒。値天氣嚴寒。時間稍久。次日即撮口唇青。面晦肢涼。便閉溺少。腹脹音低。危候畢露。雖經種種治療。卒無效果。後有隣人介紹南鄉某媼。善治此症。隨飛輿往迎。須臾媼至。診畢據云。症實重。幸未開乳。猶可爲。否則殆矣。囑用「天竹黃殭蠶各五分硃砂二分冰片麝香各五釐」共爲末。以白蜜調塗兒口中。徐徐吮下。外以艾葉煎水傾盆內。上罩以篩。將兒放篩上。覆以棉衣。受熱氣薰之。再用手按摩週身。間以三黃湯喂之。如斯者凡九日。肢漸溫。口漸舒。脹消。便暢。諸恙全退。方令開乳。食量頗大。體亦漸健。據媼云。余平生治此症極多。救活嬰孩無數。然均在未開乳之先方可救。即遲至十朝半月後開乳亦無妨

梅毒勁敵

陳愛棠

查梅毒一證。由於花柳者半。根於傳染者亦半。此證兇險酷烈。盡人皆知。蓋其毒鬱於經絡。漬於筋骨。侵

於肌肉。斷非即時可能盡去。世人往往徒用刧劑。耗其氣血。敗其精神。而餘毒仍鬱於經絡。漬於筋骨。留於肌肉也。積久再發。不可救藥矣。茲有郁君祖傳祕方。神效捷如桴鼓。爰披報端。以廣流傳。法先酌服峻利之藥一二帖。繼服緩劑。緩劑者何。瀉而不瀉之一法也。寓瀉法於不瀉之內。庶使血氣勿耗。精神勿敗。而毒可漸減。方中用大黃瀉藥也。九製大黃則瀉而不瀉。務使經絡筋骨之間積毒掃除。再用他藥補佐盡善盡美矣。

內服煎劑（峻利之藥）

白僵蠶三錢。蟬退四個。猪牙皂三錢。皂角子七分。土茯苓一兩。生甘草二錢。生大黃三錢。穿山甲三片。右藥八味。用水三杯。陳酒一杯。煎服。共服兩劑。服後腸鳴。須掘深坑為圊。避風而蹲。旁人尤不可在側。此藥服二帖。大勢已緩。再服第二方。（和緩之劑）

九製大黃（用好陳米酒蒸九次烘九次）三錢。全當歸（酒洗）二錢。赤芍三錢。防風錢半。金銀花二錢。花粉三錢。川連四分。犀角四分。木通一錢。猪脂油五錢。服數帖後。接服第三方。

九製大黃一錢。當歸錢半。川連二分。羌活五分。蒺藜三錢。防風八分。生首烏三錢。猪脂油四錢。（如輕者不服上二方。常用第三方煎服亦愈）

接服丸方

土茯苓一兩。生苡仁三錢。忍冬藤三錢。防風一錢。木瓜錢半。木通一錢。白蘚皮一錢。皂莢子六分。眞奎潞黨三錢。全當歸錢半。忌食鷄鴨魚蝦鷄蛋鴨蛋韭葱竹筍一切生冷腥羶。否則不效。

外搽方藥

如遇玉莖破爛先用皮硝。黃柏。苦參。甘草。四樣煎水洗去垢膩再用西黃二分。琥珀四分。濂珠四分。冰片二分。滴乳石一錢。辰砂四分。蘆甘石二錢。飛麵二錢。右藥八樣煆煉研極細末過絹篩名『加減八寶丹』摻玉莖破爛處。每天一二次自愈。假如喉中熱氣薰蒸疼痛。用開水服此末藥一錢卽愈

又方（如玉莖不爛不必敷搽末藥）

蘆甘石一兩半。川連七錢。同入砂鍋內水煮一宿。去川連渣不用。加入冰片六分。橄欖核灰一錢。兒茶末一錢。搽瘡上。或用杏仁去皮尖研爛和勻末藥敷上亦可

按社會上治此症者多用輕粉。刼劑。功能速效。將毒氣升發從口內吐涎而出。但多餘毒深入骨髓。每成廢人。西醫治此毒門亦屬治標之策。如依此方次第治之。包能全愈。永無後患。傳者曾誓如有虛言鬼神共殛。願我醫界份子以及染斯痼疾者。胥莫忽諸。

臨症經驗談　季少三

夫望聞切三者。以決病之寒熱虛實。洵確切不磨。然脈有時而變遷。舌苔有時而染色。卽聲音面色。亦有時而失其本真。醫者不可不知。如浴後而脈來躁急。酒後而脈象洪數。勞倦後而脈形輭弱。吸鴉片後而脈反有神。此脈之變遷也。食醋及橄欖。而苔見灰色。食枇杷蘋果。而苔見黃膩。食辛辣之物。而舌紅起刺。食藕汁糕粉。而苔形粉白。此舌苔之染色也。他如着青布衣。或臥青布枕。而面部及手爪微帶青色。點煤油燈而鼻生烟煤。嘷罵後而聲嘶。哭泣甚而音啞。此又聲色之失其本眞也。臨症者當細心體察。有疑必問。當合四診以處方。未可憑一部分。而爲其惑也。

藥物

與沈仲圭論溼溫暑溫諸病宜以青蒿冬瓜爲主

虔修居士

(上略)鮮青蒿越郡醫學會方案亦有。惟冬瓜恐方書無之。弟取其淡寒清利。既可通肺氣。亦可調水道。無壅滯之患。有利溼之能。合青蒿之解暑清熱。的爲善中之善藥。夏秋之交。濕多暑盛。試問另外之藥有完美如此二味否。且濕溫暑溫類多便溏。清之(如鮮斛)溏反甚。燥之(六神麯茅朮半夏麯)灼津動風。斯醫者所棘手。而誤治害人者也。吾選茲二味。使脾不受寒。卽不至中虛不支。而釀成不可收拾之勢。矧冬瓜之寒。不至助脾濕。青蒿之苦。正可泄胃熱。對於暴注下迫之利。尤爲中肯。法以鮮青蒿一握。冬瓜半個(切片去皮)用大罐先煎。後加佐使藥。如連喬三錢。苦桔梗錢半。象貝二錢。炒牛蒡二錢。淡豆豉二錢。紫蘇錢半。廣皮錢半。葛根二錢。柴胡八分。川朴(如舌燥者不用)五分。等共十味。有青蒿之苦寒。山梔淡芩可免。有冬瓜之甘淡。赤苓米仁可免。外加柴葛。不患其升。間用廣朴。無嫌其燥。因二味盡力於陽明。故疊以牛蒡桔梗象貝豆豉紫蘇柴胡等表散之品。以透邪外出。既無燥性。復不寒涼。(表藥雖燥。青蒿性寒)互相監制之功也。故弟治暑溫溼溫伏暑諸症。誠有立杆見影之效。蓋按諸學理既圓滿。施於實際。自見功也。然必須多服。以大罐煎冬瓜青蒿半時許。再入佐使藥。煮一小時。共吃五六盌。如一日不盡。次日再吃。弟令病者大約三天食兩大罐。一診卽愈。重者不過二診。可奏膚功。此就初病而言。倘已爲他醫所誤。津液耗損。舌焦而黃黑者。當盡去表藥。留連喬一味。易西瓜川貝元參生玉竹可也。西瓜已過用梨三枚（切片）代之。以上所述。係年來屢試不爽之方。望足下刊入醫誌。廣爲宣傳。以救人命。功德無量。

論三七有殊異之功能

張錫純

三七善治血證。拙著藥物學講義已詳悉言之。乃今於治血證之外。又得其殊異之功能。由自身試驗而知。既知之而不敢自祕。因急欲貢諸同人。以備採用。特詳錄其事實如左。

乙丑孟夏末旬。愚寢室窗上。糊紗一方以透空氣。入夜則以窗簾障之。一日寢時甚熱。未下窗簾。愚睡正當窗。醒時覺涼風撲面。襲入右腮。因睡時向左側也。至午後右腮腫疼。知因風襲。急服西藥阿斯必靈汗之。乃汗已出透。而腫疼如故。遲至翌晨。病又加劇。以手重按其處。連牙床皆腫甚。懼成骨槽風證。且覺心中發熱。於斯連服清火散風活血消腫之藥數劑。心中熱退。而腫疼仍如故。手撫之肌膚甚熱。遂用醋調大黃細末。屢敷其上。初似覺輕。遲數日又無效。轉覺其處畏涼。因以熱水沃巾熨之。又見輕。乃屢熨之。繼又無效。因思未受風之先。頭面原覺發熱。遽爲涼風所襲。則涼熱之氣凝結不散。因其中涼熱皆有。所以乍涼之與熱相宜。乍熱之與涼相宜。而覺輕也。然氣凝則血滯。腫疼久不愈。必將化膿。遂用山甲乳香沒藥粉草連翹等藥。迎而治之。服兩劑。仍分毫無效。寖至其疼徹骨。夜不能眠。躊躇再四。恍悟三七外敷。善止金瘡作疼。以其善化瘀血也。若內服之。亦當使瘀血之聚者速化而止疼。遂急取三七細末二錢服之。約數分鐘。其疼即見輕。逾一句鐘。即痛愈强半矣。當日又服兩次。至翌晨已不覺疼。腫亦見消。繼又服兩日。每日三次。其腫消無芥蒂。愚於斯深喜病之得愈。且深歎三七之功能殊異。內子王氏。因語余曰。余在東洋留學時。曾傷手出血。數西藥黃碘（一名沃度仿謨）少許。其疼立止。後歷三日始愈。迨來奉又傷手出血。數三七細末少許。移時疼方止。歷一日夜傷處全愈。由斯觀之。三七之治金瘡。遠勝於黃碘也。又在東洋時。嘗見東人恆以物類試藥力。迨在奉僦居。居停杜氏所畜之犬。糞門潰爛流膿血。杜氏婦笑問有法治否。因思此正可爲試驗藥力之資藉。遂答曰可治。俾用三七末錢半。黃典少許。糝粥中飼食。日兩次。連飼三日。其犬竟愈。觀此二藥並用。如此效驗。想以治人腸中生癰潰爛。亦必有捷效也。愚因曉之曰。黃碘內服。（一次之極量爲六厘劇烈之品愼勿多用）其性原善解梅毒。犬因食含有梅毒之人矢。所以潰爛流膿血。治以黃碘甚的。而與三七之化腐生新者并用。所以見效尤捷。然能治腸癰之兼有梅毒者。速愈。其治無梅毒之腸癰。當更易。由腸癰而推及肺癰。想用此二藥治之。亦堪奏效。（此尙待試驗）爲此段商榷頗有益於醫學。故并錄之

賈揭清曰。據張氏說一則曰三七善化瘀血。再則曰三七化腐生新。是三七乃一種消散之品。絕無兜濇之患。而諸書言三七治血證每致兜濇留瘀。眞荒渺之談也

復李尉農論冬葵子

張錫純

尉農仁兄雅鑒。拙著衷中參西錄中冬葵子。誠卽貴處俗呼餅兒花子。蓋此花子嫩時。形如小白餅。析之約三十餘枚。狀如楡莢。其向外之邊。較楡莢稍厚。一名衞足花（北地俗名守足花）一名一丈紅。詩經所謂烹葵及菽。孔子所謂葵猶能衞其足。司馬溫公所謂惟有葵花向日傾者。皆此物也。古人以之績麻。（

皮可作麻）以之救荒。（葉可充饑故爲百菜之長其根古人蓄爲火種。鑽火時代。用其根燒作炭灰。埋之可十餘日不滅。）入藥可治痢。其花亦治痢。其子善催生。（根葉皆有利產之效。）而名爲冬葵子者。因此花原有兩種。有春日下種。至仲夏開花者。（奉天多有此種。）此可名爲葵。而不可名爲冬葵。以其未嘗經冬也。有季夏下種。至明年孟夏開花者。其宿根已經冬。故可名爲冬葵。其所結之子。卽冬葵子也。（大約自直隸以南皆有此種。）至貴友謂卽錦葵。則非是。錦荍也。（詩經視爾如荍）其花一名錢花。（花小如錢）一名荊葵。（俗名南守足）莖高不過二三尺許。與冬葵迥異。其葉作羹。勝於冬葵。本草未收爲藥品。氣味與冬葵相近。想亦可作藥用也。

與尹天民論金匱硝石礬石散中之藥品

張錫純

天民先生雅鑒。山西醫學雜誌第二期。鄙人登有內傷黃疸皆宜治以金匱硝石礬石散之末論。至第六期先生對於拙論。大加獎譽。且於立說未妥之處。又爲指正。更兼引西法以匡其不逮。是先生誠爲鄙人之知己。更爲鄙人之諍友矣。然他山既可攻磋。麗澤亦資講習。先生論中曾推究皂礬之原質。而鄙人衷中參西錄原文。亦曾有皂礬係礦強水化鐵而成。又可藉金鐵之餘氣。以鎮肝膽之木也云云。又有卽此一方論之。礬石既含有鐵質。硝石又具有金味。既善理脾中之濕熱。尤善制胆汁之妄行。中西醫學之理。皆包括於一方之中。仲景所以爲醫中之聖也云云。登誌時因其冗長。節去。至先生謂皂礬白礬胆礬之功用。大同小異。鄙人恐閱者不加細察。謂此方中礬石。任用白礬胆礬皆可。此實不得不辨。按胆礬之性。

入口卽吐。因其爲黃强水化銅而成。銅之鏽原善吐者也。故胆礬止宜外用。若內用只可作吐劑。至於白礬似可用矣。然金匱原文有小便正黃色。大便正黑色。病從大小便去矣之句。此方中礬石。若用白礬。其大便必不能成正黑色也。蓋必食含有鐵質之物。大便始能變黑耳。至於西人所論鉤蟲病。亦甚有理。然如西人之所云云。止可名爲黃病。不可名爲黃疸也。蓋鉤蟲惟在心腸內壁。耗人精液。其人雖發黃。小便不能染白衣爲黃。此黃病也。若鉤蟲蕃衍蟠聚。並充塞胆汁入小腸之路。以致胆汁妄行。其人不但色黃。其小便更可染白衣爲黃。此黃疸也。二證皆可用硝石礬石散治愈。至西人治法。先用瀉鹽二兩。未免太過。瀉鹽原用朴硝製成。減半用之。亦不少矣。然近在奉天有陸軍軍官王級三得黃疸症。軍中醫者。用西法治之。半月病轉增劇。豈軍醫猶不知治鉤蟲之法歟。抑或知其法而用之無效歟。後來院求爲診治。其脈左右皆甚微細。遂用黃芪白朮山藥薏苡諸藥煎湯。代大麥粥汁送服硝石礬石散所作丸藥。（摻熟麵一半作丸取其易服不嘔）二錢。日兩次。旬餘全愈。此卽先生所謂肝木不達。胆陽不升。宜加黃芪煎湯送服此散之理也。又西人謂胆汁結爲胆石。阻塞胆汁入小腸之路。亦可逼胆汁妄行。成黃疸。時賢高思潛君。曾登紹報。發明此病。並欲與醫界研究治此病之方。若治以硝石礬石散。礬石必然能消。蓋硝石之性。原能化七十二種石質。硯硝石雖名爲石。其質原非石。較諸石實易消化乎。鄙人與先生素昧生平。而文字作緣。神明契合。故敢以芻蕘之智識。質諸先生。若不吝金玉。而更爲指正。則尤幸矣。

石膏煅用卽爲鴆毒之警告

張錫純

石膏之性涼而能散。爲寒溫證有實熱者之金丹。是以傷寒諸方。若白虎湯越婢湯。大小青龍湯。（傷寒小青龍無石膏而金匱則有小青龍加石膏湯）竹葉石膏湯。皆用之。至金匱竹皮大丸中有石膏。竟以治婦人乳中（生子之時）虛煩亂嘔逆。是蓋遵用本經石膏可治產乳之義也。至千金用治中湯。（卽理中湯）以治霍亂。若轉筋者加石膏。後賢江筆花治一時疫發斑。共用石膏十四斤。吳鞠通治一四肢拘攣疼痛八閱月。共用石膏過百斤。是誠深知石膏之性。而善用石膏者也。蓋石膏性本微寒。本經原有明文。不知者竟誤認爲大寒。而煅用之。則辛散之性。變爲收斂。（所以點豆腐者必煅用）若遇痰火充盛者。用至一兩。卽足傷人。因其收斂之力。能凝滯痰火於胸胃之間。而固結莫解也。迨至用煅石膏而僨事。流俗之見。不知其誤在煅。不在石膏。轉謂石膏煅用之。其猛烈猶至如此。而不煅者更可知矣。嗟呼。以石膏如此良藥。竟因此埋沒其功能。洵可慨也。僕臨證四十餘年。重用石膏治愈之病。當以數千計。有治一證。而共用生石膏至十餘斤者。其人病愈後。飲食有加。分毫不覺寒胃。又曾見用煅石膏數錢。其人之脉卽數動一停。寖至言語遲澀。四肢痿廢者。有服煅石膏數錢。卽覺胸脅瘀疼。服通氣活血藥數劑始愈者。至於傷寒瘟疫熱入陽明。痰火充盛。服煅石膏後而不可救藥者。尤不勝計。世之喜用煅石膏者。尚其閱僕言而翻然改圖哉。或問同一石膏也。何以煅與生者其性迥然不同。答曰。石膏之原則乃硫養鈣化合而成。其能散者。硫養之力也。煅之則硫養之氣飛騰。所餘者惟鈣。鈣之性原澀而且斂。煅之則成石灰。其斂澀之性愈甚。所以服之不宜也。或問丁仲祜譯西人之說。言石膏不可作藥用。因其不能治病也。今既言用石膏治病如此效驗。豈西人研究猶未到乎。答曰。西人工作之時。恆硫養鈣並用爲工作之料。迨工作之餘。即可得若干石膏而用以治病。分毫無效。故謂石膏不可作藥用。後用天產石膏。功效異常。遂將石膏列於石灰基中。爲上品妙藥。今西人灰基要藥有三種。炭酸(酸即養也)石灰。牡蠣也。燐酸石灰。鹿角及茸也。硫酸石灰。石膏也。西人可謂善補過矣。豈吾中華醫界。猶信西人未審定之初言乎。

金豆子又治喉症

俞鑑泉

金豆子。其葉其子。均可煎服。消腫退毒。大有殊功。惟拾遺但言其能治疔癰。其治喉症。乃後人試驗。此草得之會稽喉科名家。已經屢驗。清明時佈種。苗高約可二尺。拾遺本云苗高二寸。想是誤刊也。

麥奴止血之略說

俞鑑泉

近閱(西藥形性及效用新編)係上海交通路新學會社出版。中載有麥角一物。可用以止血。前者承張壽甫先生亦曾指示其功用。近復攷辭源。知麥角即麥奴。爲田中麥穗之自行霉黑者。色如墨煤。云可止血。與該西藥書所載略同。惟本草綱目於麥奴條下。無止血之說。故特將此說披露報中。望諸同道留心採備。於血症上增一藥品也。至該書麥角之形色與效用。今不備錄。特摘錄其止血內服方如左

麥角末〇〇〇五〇即中權一分三厘二毛。桂皮末白糖各二分六厘四毛。爲一包。內服止血。

述臭屎茉莉根之歷效

劉蔚楚

此樹。小者高一二三尺。大者高至丈餘。葉如向日葵。頂結穗花。如玉繡球。色有桃紅者。有水紅色者。花有悶

氣。故俗名臭屎氣。辛味甘。通經絡。逐風濕。通瘀痺。定驚風。壯筋骨。生新血。初入跌打藥。漸入肢節腹背痛藥。佳品也。余年四十外。有友由美國帶回一水電筒。能治百病。壯以電力。轉弱爲强。筒約長一尺。兩端俱有兩帶。帶端各有環扣。法用水一大桶。浸電筒約半時。如手足痺痛者。即各以兩帶扣手足上下。身亦以扣手足分之。每日三次。每次扣二小時。友請治效不知凡幾。勸余試用。時余實毫絲無病也。惟聞轉弱爲强。甯不欽羨。僅每晚一次扣兩手足一小時。友謂至少扣四星期。效極。余扣至兩星期。兩足忽軟。再扣三晚。竟痿廢不能行。遂輟扣。問之友。莫名其故。白藥及求教諸同道。並西醫亦無效。荏苒三月。無辜病廢。憤悶甚。而終無由發其鬱氣也。園丁黃寬告余曰。園東有臭屎茉莉根。最善治此等病。盍試之。余曰。聞之久矣。其往取來。先十日。每用鮮根四兩。煮水。小鷄一隻。宰後放盆中。勿近地。勿沾水。去毛全體。淡酒洗淨。即以鷄燉藥水。由三鉢至一大鉢。時取飲之。十日後。即用樹根之九蒸九曬者。約四十日。始能强立。七十日能行。百餘日則健步如初矣。後以告人。服者多效。花子落地。次年繁茁。氣盛可知。根以大佳。嗣後囑園丁年冬盡去其幹。春生則根大。小者連幹上可取五六寸。大者可取幹上尺餘。連根斬片。可以久儲。今此園此樹。恐踐爲將軍試馬之場矣。但上海一帶多有此。而不如粵產良。上海廣東街山草店。虬江路德安堂長備。價不甚貴。性味甘平。人人可飲。鷄肉亦隨便可食。今因老友關揆生翁函言手足痺痛。記及而告也。

論中西藥物亟宜混和研究

李進修

當今之世。談新藥者。皆以東西藥物某藥含有某原質。「實芰答利斯浸」。「斯篤洛仿司丁幾」。可作用於循環系而爲興奮藥。「攝涅瓦根」可作用於呼吸系而爲祛痰藥。鎮咳劑。「臭素加里」可作用於神經系而爲麻醉劑。此外「安知必林」有退熱作用「金雞納霜」有治瘧作用「硫苦」有瀉利作用。「硝酸蒼鉛」有收斂作用「珊篤甯」有殺蟲作用等。卽疑中醫中藥爲無用。殊不知我國藥品。有隱其功用者有功用特著者。不可不詳加研究也。竊查吾國二十二省之版圖。豈無特別藥料。夫歷經四千餘年之經驗。豈無特效之良方。譬如秋石赤石脂等。毫無功用者。宜淘汰之。人參實可健胃補氣。燕窩功能滋潤。皆有興奮之性。宜斟用之。遠志之成分與「攝涅瓦根」相似。宜列入祛痰劑。（本草載謂善豁痰）刻之醫者。僅用以爲補藥。是誤其功用矣。宜糾正之。百部草能減氣管之興奮。乃鎮痰之聖劑。曼陀羅花茉莉花根爲麻醉神經止痛之要藥。（此種藥品之功用。已詳見各古籍本草）今之醫者。多不敢用。宜揭明而發揮其功用。梔子竹瀝爲退熱之特效藥。宜時用之。檳榔能殺麻拉利亞菌。治瘧有奇效。較「金鷄納霜」爲優。此西洋藥物學者。尚未知其功用者。（東洋刻正從事研究）爲吾國所特有者。宜表彰之。大黃爲瀉利之上品。少食尤可開胃。宜倡明之。石榴皮爲收斂之劇劑。宜愼用之。使君子爲殺蟲之良藥。能代「珊篤甯」。宜推廣之。由此以觀。我國藥物。若再以精確之研究。當有進化。不學如余。尚互相比例。冀將中西藥品混和研究。以資互輔。海內同志諸大雅。當能羣起而討論之。以爲融洽中西醫藥之初步耳。

藥林新語

王西神

年來飽經憂患。世事滄桑。人心鬼蜮。豈有文章驚海內。枉拋心力作詞人。我生之後逢此百罹。實命不猶。茹鯁難吐。近惟研索岐黃之書。以舒結轖。蒲柳之姿。十日九病。藉此爲安心立命之助。學海初駕。左右逢源。賓朋聚語。創獲遂多。摘錄一二。小留鴻雪。

▲中醫之特長　西醫偏於科學。中醫主於神理。偏於科學者。按圖索驥。如響斯應。起危症於頃刻之間。而於傷寒內病。徒事寒者暴之。暴者寒之。無益也。主於神理。言寓實於虛。精析毫芒。窺元機以妙造自然。而於急症外科。有若探囊取物。剖蚌得珠。無能爲役也。故兩者各有特長。不可偏廢。豈第偏廢之不可。且有相維相繫。合則兩美。離則兩傷之懼焉。譬之戒行李者。南適楚。北首燕。或駕飈輪。或乘汽舟。出發之點各異。而殊途同歸。日臻於目的之地。則一。醫者所以治病。第求病愈而已。如謂西醫效廣。中醫效寡。是猶駕飈輪者。謂汽舟之必不可乘。可乎哉。近頃日本醫學界。咸唱恢復漢醫之說。而吾國雷允上所出之六神丸。年銷於東瀛三島者。金以十餘萬計。六神丸非祕方。合麝香等六味爲之。特雷允上所製。選材精審。效驗較著。爲治心臟衰弱之特效藥。東人勤而好勞。視是藥爲普通用品。亦猶之仁丹等類。好神其說者。乃謂此丸有胎兒云云。是眞捫籥擬槃。高談日影者類耳。

▲新本草之需要　藥之功用。具詳本草。然地不愛寶。珍奇日出。長生不死之藥。爲本草所不載者。何限。卽爲本草所有者。其所稱特效。未必一一可信。必執古書以爲鐵證。則有盡信書不如無書之歎矣。例如白芨之爲物。人皆不甚重視。然最近蔡君濟平在本林著文。述其有治肺病之特效。又如遠志。自來醫家皆照本草用之。不知其有治咳之特效。余近患咳甚劇。就診於同鄉華君實孚。華君處方。用遠志肉服之

如皋医学报五周汇选

果效。諸如此類。能薈萃各種藥味之特效。著爲新本草一書。於吾國醫學界上。必有相當之價値。不禁跂予望之矣。

▲山藥爲治糖尿病之聖藥　糖尿病。劇症也。患此者必廢穀食。並將食物中含有小粉質者。一律免去。然迄未有特效之療治藥。最近德醫發明猪體內之膵子油。爲治此疾之特藥。膵子油者。俗稱日本人名之曰膵臟。吾國家庭婦女嘗於冬令貯此油。與紅棗同搗成泥。塗於手背。可以去垢避瘃。極著效驗。又懷妊者垂免身時。日服此油。可以早產減痛。却未知其更有此一重特別之功用也。搬製味精某君。近患糖尿病。遍服各藥無效。某君固留學西土。專攻化學者。日事化驗藥品。冀得神效之劑。一日有中醫某告以可服黃蓍山藥二味。某君從之。先服黃蓍不効。乃日進山藥一甌。病象日見減輕。日內已差告霍復矣。夫山藥含小粉質最多。何以能治糖尿病。此中化合尅之理。前此殊未有人注意。惟張仲景因漢武帝患消渴病。爲處七味方。方中即有山藥一味。然則此藥之特効。張仲景固已在數千年之前。早爲發明。惜後人未加深察耳。實孚謂患糖尿病者。其體中糖質泌洩過多。正賴他物補充。故山藥雖含有小粉質。而與相生相合之理。却甚吻合。亶其然乎。

辨妊娠用半夏之宜忌

陳子才

有是病則用是藥。故無論藥性之補瀉溫涼。有毒無毒。惟在察其確實合宜與否耳。俗傳無謂之宜忌。不足憑也。古今稱半夏墮胎。爲妊娠所忌。及考諸家方書。往往於妊娠方中見之。如金匱有乾姜人參半夏丸。治妊娠嘔吐不止。於妊娠養胎法。心煩吐痛。不能飲食者。以白朮散加細辛半夏。千金立半夏茯苓湯。

茯苓丸。青竹茹湯治妊娠阻病。而諸方中均任用半夏一味。寗不懼半夏之墮胎乎。醫通治妊娠惡阻。而胎動不安。嘔逆不食者。理中湯加茯苓木香半夏。中脘停痰。二陳枳殼。飲食少思。六君加紫蘇桔梗。頭暈體倦。嘔吐不食。六君倍苓半。治胎動脾氣虛弱者。用六君。治子煩脇滿寒熱者。用小柴胡。妊娠病瘧。因痰而兼客邪者。治以二陳湯。隨經加透表藥。亦嘗以半夏施諸妊娠者矣。餘如千金菊花葱白半夏旋覆花等湯。爲妊娠立法。而方中亦皆有半夏。初不聞有隨胎之處。是何故哉。蓋原夫半夏氣味辛溫。利水益脾。專散一切飲痰。故凡有痰濕爲患。而脾胃不運者。皆得而治之。無論其妊娠與雜病也。經曰。有故無殞。亦無殞也。斯言誠得之矣。婁全善曰。余治妊娠阻病。纍用半夏。未嘗動胎。薛立齋謂半夏爲惡阻良方。高鼓峯謂與參朮同用。不獨於胎無礙。而且大有健脾安胎之功。徐靈胎治孕婦胎壅痰滯。或氣血虛而痰飲不化。或脾虛氣滯不能運化而生痰者。皆用半夏以行痰運脾。是則半夏之於妊娠。固無所謂禁忌也。然則妊娠禁用半夏之說。究何所謂歟。蓋以半夏辛散。而胎胚初結。根蒂未固者。不足以當其鋒。與夫胎燥無痰。或陰虛火旺者。是津液已虧。胎氣尚難取養。方滋潤之不暇。矧復用辛溫之品。耗其津而益其火乎。故一經孟浪。必墮其胎矣。此半夏所以有墮胎之禁。而古今所謂妊娠忌用半夏者歟。不特此也。凡陰虛羸瘦。火鬱津傷。肺胃焦燥。而痰不易出。或無濕痰之邪。或有痰而爲腎虛水泛者。半夏皆不可服。服之必致大傷。是雜病亦忌矣。推而言之。黃芩白朮爲安胎聖藥。而氣滯不運。寒冷內生者。芩朮亦不堪用矣。桂附硝黃爲動胎猛劑。而沉寒虛冷。實熱內結者。附桂硝黃亦有安胎妙用矣。吾故曰藥在確實合宜與否。無謂之宜忌不足憑也。

雜說

學醫瑣談

沈仲圭

吾人學術約分二法。一爲從源及流。一爲從流溯源。所謂從源及流者。先讀本經內難等古書。以次博覽各家也。所謂從流溯源者。由後賢淺近之書入手。而後上追素靈。詳究傷寒也。陸九芝先生曰。學醫者從傷寒論入手。始而詳。終而易。從後世分類書入手。初若甚易。繼則大難矣。（推陸氏之意。蓋謂不從內經傷寒金匱等古書入手。則學無根柢。遇難治之症。必致束手無策）　可見從流以溯源。不若從源以及流也。惟古書文義奧窔。必賴注釋。始能領悟。自來疏之注之者。無慮數十家。瑕瑜互見。尙待抉擇。茲錄裘吉生先生指示法於左。足爲學者之導師焉。蓋先生研醫三十二年。讀書三千餘種。學識之超。經驗之富。求諸今世。不可多得也。（本經）本經疏證（鄒閏安著）（內經）素問識（聿修堂叢書之一）（難經）難經正義（葉子雨先生遺著）（傷寒）傷寒論輯義（聿修堂叢書之一）（金匱）金匱要略論輯義（聿修堂叢書之一）（脈學）脈義簡摩。脈簡補義（周澂之醫學叢書之二）前列各書。猶儒家之經書。爲學子所必讀。待相續讀畢。而後博覽約取。自有主宰。學說縱紛。莫能惑我矣。特是項著述。搜求綦難。深願吉翁倣叢書例。印行於世。則不但保存國粹。尤嘉惠后學也。　素靈之言生理病理。恒略形跡。而詳氣化。學者必參證西學。始獲其全。高思潛君謂研究醫藥。必明小學。以讀軒岐越人仲景之書。必通西學。以窺解剖生理病理之奧。洵不誣也。　張壽甫先生曰。讀古書人。（卽軒岐越人之書）有不可解者。祇須存疑。毋庸强解。蓋益我神智。啓我性靈之處。在彼而不在此。斯眞經驗之言。學者當書諸紳也。東醫多紀桂山曰。俗所傳奇方。多出於本草附方。學者研究本草。宜將此種附方錄成專書。以供臨床之參攷焉。吾人讀書不能無疑。問載籍浩繁。難保無浮議。故必備擷菁質疑二書。一爲臨症之助。一請名師解釋用力省而獲益大。同志盍倣行之。

古方宜活用說

江雋侯

古人立方。大都主治一症。各走一經。故藥少而氣純。力專而效速。一方有一方之妙用。一方有一方之特長。豈可妄行增損。致失本旨。然時有古今。地有南北。人有强弱。邪有淺深。病有輕重。若氣虛概進以四君。血虧概補以四物。風寒概施以麻黃湯。瘧疾概投以小柴胡。曰此古人成法。古人不任其咎也。夫同一解表。桂枝湯解風邪之表。三仁湯解濕溫之表。六一散解暑邪之表。銀翹散解溫邪之表。非一方所能賅也。同一祛寒。理中湯祛太陰之寒。眞武湯祛少陰之寒。當歸四逆湯祛厥陰之寒。四逆湯通治三陰之寒。亦非一方所能盡也。且一病而主兩方者。金匱尤不一其例。如同是溢飲。大青龍湯主之。小青龍湯亦主之。蓋水飲流溢。亦隨人臟氣寒熱而別。飲從熱化。則以辛涼發其汗。而主大青龍。飲從寒化。則以辛溫發其汗。而主小青龍。又同是胸痺。苓杏甘草湯主之。橘枳生薑湯亦主之。蓋一則水盛於氣。故主苓杏以行水。一則氣盛於水。故主橘枳以行氣。且也同是承氣。而用意各有不同。大承氣通治三焦。小承氣不犯下焦。用胃承氣不犯上焦。猶之同是陷胸。而所主又各不同。大陷胸爲足太陽藥。小陷胸爲足少陽藥。此皆犖犖大端。顯而易見者也。更有藥味皆同。而主治不同者。如小承氣湯。與厚樸三物湯。厚樸大黃湯。三方同用大黃。厚樸。枳實。三味。而命名既殊。主治亦異者何哉。則以藥味雖同。而分量不同。君臣不同也。小承氣意在蕩實。故君大黃。後二方意在行氣。故君厚樸。而厚樸之分量。一則僅用二兩。一則多至八兩或一尺也。吾人於此中區別。苟不細心研究。烏知古人製方之妙哉。然若墨守古方。不知變化。膠柱鼓瑟。削足適履。其弊亦復相等。須知運用古方。貴通其意。而不必泥其迹。師其法。而不必襲其方。即如仲景復脈湯一方。生血之源。導血之流。可謂補血第一方。楊西山亟戒加減是也。然葉天士先生治血症。常用此方去薑桂而加白芍。近代唐容川先生。亦有加減諸法。但能不失仲景遺意。又何不可者。即人參養榮湯。亦從此方套出。可見初無一成不易法。神而明之。存乎其人耳。試觀有小建中湯。而歸脾湯。即從其重濁處套出補中湯。即從其輕清處套出。有葶藶大棗湯。瀉肺中之火。即有人參瀉肺湯。瀉肺中之水。有大陷胸湯。下胸中之火。即有厚樸大黃湯。下胸中之水。蓋通其意則泛應曲當。得其法則觸處皆通也。又成方之附列加減法者。如仲景之理中湯。小柴胡湯。東垣之補中益氣湯等。亦復不少。古人亦既以活法詔我矣。孟子曰。能與人規矩。不能使人巧。古人立方示人以規矩而已。善學者取其方而圓用之。其庶幾乎。

風寒與人體究有何等的關係

葉勁秋

西醫崇實。中醫務虛。故中醫以風寒暑濕六氣爲百病症之主因。西醫以各病症之特種病菌爲主因。以風寒暑濕者無形無跡。目不可而得而見。而病菌則可按鏡而窺也。然病菌之不足以爲主病之主因。我中醫界對之懷疑者最深。終不能得其要領。故目下治醫者所急欲當知而最宜深究者。卽爲「風寒與人體究有何等的關係」是西說謂傷風症云「傷風雖因受冷而起。然必須染著特種之細菌。方得成傷風症。因此種細菌於人體忽然受冷時最宜於舒長而顯其致病之作用也」此謂傷風之症乃成於未受風冷之前之傷風細菌感受風冷特其透因耳。但風寒之與傷風症。亦非全無關係者。再觀中醫內經則曰「邪之客於形也。循毫毛而入腠理。或還復或留止。留而不去。入舍於孫脈。留而不去。入舍於絡脈。留而不去。入舍於經脉。內連五藏。散於腸胃。此邪從皮毛而入。極於五藏之次也」此邪字大概指風寒而言。言之鑿鑿。一若亦有形跡可尋。但風寒可以入客體內。深入藏府而爲病。則治之者祛其風可也散其寒亦可也。在皮膚者。祛散皮膚之風寒。在藏府者。祛散藏府之風寒。法至簡易。祇此數語可畢。但病都始病風寒而終不以風寒藥收功者。其故何也。蓋別有生理的關係故也。今欲明「風寒與人體的關係」當先明肺與皮毛的關係。中醫之學說曰「肺合皮毛」皮毛者肺之合也」此說徵之實驗。確屬不妄。但肺如何與皮毛相合。此理非旁參生理學。則不能明晰。生理學云「據精細試驗。發現皮膚之作用。有同一於肺者。謂其吸收空中之酸素。放出炭酸瓦斯是也」吾人之身體。無數汗腺發汗無或間息。然出於皮膚直蒸發散去。不觸於人目者。是曰潛發汗。若因運動及溫熱。發汗激急。則見多量成滴凝結於皮膚上者。是曰顯發汗。夫汗腺專收血液中之老廢物。送之於體外。其中之成分爲百分之中。水分九十九。固形物僅一分而已。發汗之作用。無論其方法如何。若瞬息間斷。則精神頓覺不爽。若全身俱止。久則必主於死矣。汗之多寡無定。大概壯者每日約出二磅汗。管爲身體之泄水管。苟有阻塞。人卽不快。或且危險。如全身塞沒。則人立死。古時羅馬城舉行大賽會。以一小兒全身裹金箔。以表天使之榮。越數小時。小兒即斃。時人至愚。尤以爲有干神怒。致遭譴罰。其實則因皮膚之管有被阻塞。故有此禍。皮膚肺腎三者。異體而同功。俱任身內掃除之役。皆自血中提出水液廢料。是故三者病其一。則餘二者必分任其工而加勞。謂皮膚出汗之功有礙。則肺腎二經各增其工。往往因疲乏而致病。此西醫學說之論肺與皮膚的關係頗明。繼再觀我中醫界中之學說。唐氏容川曰「今人但知口鼻出氣。而不知周身毛竅亦無不出氣。鼻氣一出則周身毛竅皆張。鼻氣一入則周身毛竅皆歛。若毛竅之氣。不得外出。則反入於內。壅塞於肺。上出口鼻而爲喘。寒傷皮毛。衞氣不外出。是以返於內。而上壅爲喘。治法但將皮毛發散。使氣外泄。不壅於內。則喘自止」趙晴初曰「人知息道從口鼻出入。不知徧身毛竅俱暗隨呼吸之氣以爲鼓伏。所以外感實證毛竅阻而氣機不能相引。則發喘。內傷表虛證汗多亡陽。毛竅開而氣機過泄。則息微」

肺與皮毛的關係既明。然後當明風寒與皮毛的關係。西籍云「通常由於著薄衣服。或始全體生熱。忽處於寒冷之場。所皮膚冷却而止發汗。於是血液不能復因汗腺作用排除不潔物。故欲遂其目的。即赴肺藏。肺藏爲之壓迫。呼吸甚困難。由其粘液膜分泌多量之粘液。發咳嗽而咯出之。鼻腔之粘液膜亦生此同樣之感應。是曰感冒。凡外感寒熱。汗管壅閉。大病多由此起。發表之劑。爲治標之急務也」觀此從可知風寒與人體的關係。確爲致病之主因。其不能循毫毛入腠理。盤踞腸胃。亦可以明矣。因感冒而變生百病者。其大概情形如下「人體之肌表受風冷之戟刺而起反應。因反應而障礙自然之生理。因障礙自然之生理而變化爲病」傷寒論首篇以中風傷寒爲兩大綱。但風之與寒。辨別頗難。且可以不必辨別。嘗攷各家註解如下。「風寒二氣多相因而少相離。有寒時不皆無風。有風時不皆無寒。」「惡風者必兼惡寒。惡寒者必兼惡風。」「冬月風寒。本同一體。故中風傷寒。皆惡風惡寒。營病衞必病中風之重者。卽是傷寒。傷寒之淺者。便是中風。不必在風寒細分。須當在有汗無汗上著眼。」「不問其爲中風傷寒雜病。但見此病。卽用此方。風寒本是一氣。故湯劑可以互投。論中有中風傷寒互稱者。如青龍是也中風傷寒並提者。如小柴胡是也。仲景細審脈證而施治。何嘗拘拘於中風傷寒之名是別乎。若仲景既拘拘於中風傷寒之別。卽不得更有中風見寒。傷寒見風之渾殽。」我故曰中風及傷寒。是假定的名詞。非實在的名詞也。蓋風之與寒。無形無跡。又無一定準則及憑證。故凡發熱汗出惡風脈緩。便是中風證。可用桂枝湯。凡發熱惡寒體痛嘔逆脈陰陽俱緊者。便是傷寒證。可用麻黃湯。究竟體內有風與無風。有寒與無寒。病者不知。醫者亦不知也。治醫者不明此理。不特不足以讀傷寒。并不足以讀一切中醫書籍。先前治醫者。大都强作解人。妄爲註釋。以致中醫不能有進步。鄙人近閱生理書。因有感而作是說。未識有當於萬一否。當望有識者進而敎之。

攷中西脈學異同

沈崇斌

夫既知中醫解剖失傳。自當取西醫之解剖詳備。以辨其得失。一爐而冶。則世界醫由此而獲大全。奈之何又以粗淺詆西醫。妄生分別。是何異欲明而蔽目。欲聽而塞耳乎。然非謂攷正於西醫。則中醫學說可盡廢也。夫生理解剖。不過醫學入手之大端。若夫脈法之精微。病情之變幻。淺深表裏寒熱虛實無形可見•有理可尋。苟非有中醫之三都九候。察色觀形。消息盈盈。旁通曲達。又豈能見微知著。窮究病形哉。況夫執中西醫之學說。兩兩比較。其中義理同者十之七八。異者十之二三。餘如稱謂之殊。主張之異。正如猪都登得。同爲一理。二五一十。莫非一數。若能融會貫通。奚必盈庭聚訟。他不具論。即如論脉一端。中西醫所主各別。而窮其究竟。無非似異而實同。試臚列而舉之。詳究其所以然。論脉之所由起。中說謂脉氣流經。經氣歸於肺。肺朝百脉。輸精於皮毛。西說言脉之總名。曰循環系統。謂以心臟如中樞。一言肺。一言心。此論脉之發源者。其異一。論脉之所由分。以中說言。正經之脉十二。手三陰三陽。足三陰三陽是也。奇經之脉八。衝任督帶陰蹻陽蹻陰維陽維是也。以西醫言。不外動靜二脉。大動脉起於左心室。分上下二大枝。上行者爲頭部大動脉。自左而之右。則爲頭部大靜脉。下行者爲下部大動脉。復分二枝。一入於肝者爲肝動脉。一不入肝而直趨於下者。爲腹部動脉。俱自左而右。會於下大靜脉。上下大靜脉同注於右心耳。由右心耳注於右心室。既入右心室後。發起一肺動脈。中多毛細管。所以傳送血液精華。分布於全身筋絡。肺動脈自右而之左。是爲肺靜脉。由肺靜脉注於左心耳。由左心耳注於左心室。左右流注。如環無端。一言陰陽。一言動靜。陰陽顯分表裏。動靜祇言上下。此論脉之派別者。其異二。由斯以談。中西醫論脈。其說不大相左乎。抑知否否。中說雖言肺朝百脉。而其論淫精於脉者。必曰食氣入胃。濁氣歸心。是肺雖爲脉之朝宗。而心實爲脉之所出。雖西說心爲循環系統之中樞。而其論大靜脉血。必經肺動脉之澄泌。乃能復化爲大動脉血。是心雖爲脉之來源。而肺實爲脉之作用也。言肺與心也。非一亦非二耳。陽主動。陰主靜。凡諸動脉皆屬於陽。諸靜脉皆屬於陰。言陰陽而動靜已賅。浮而上者爲表。沉而下者爲裏。凡脉之走上者皆屬於表。脉之走下者皆屬於裏。言上下而表裏可悟。既經毛細管以分布全身。則所謂手足六經皆藉毛細管以相挹注。陰陽也。動靜也。上下表裏也。同類而名異耳。若夫西說之言脈搏也。謂血管埋藏體內。與骨爲隣。而腕關節筋頭部等處。則與皮膚相連接。是中說寸關尺之部位。又曰脉搏者。僅動脉之運動也。起於心藏之鼓動。而彼及其枝幹。故以脉搏之正否。得推知心藏之强弱。及身體之狀態。是卽中醫猶取寸口之說。至其言脉波也。謂抑揚高低。關繫於心臟作用。血液之充盈。脉壁之性質。定一分時之脉數。而分稀脉繁脉。由脉波經過之緩急。而分急脉緩脉。驗血管之大小。而分大脉小脉。以指壓血管。按摩輕重。而爲堅脉柔脉。致彈力性之餘震。而分一擊二擊脉。至數擊脉。又何莫非中說浮沉遲數大小長短等類之各爲差別哉。又曰通常之人。均係二擊脉。此則更與中醫一呼脉再至。一吸脉再至之說。有大同而無小異矣。誰謂中西醫脉說之不相侔哉。是故溝而通之。則異派莫不同源。强而分之。則同胞可等秦越。彼謬執成見。以中西醫爲風馬牛不相及者。譬猶兩盲相遇。甲盲詆乙盲爲面目可憎。乙盲譏甲盲爲狀貌奇醜。其實彼此皆未嘗一見。不亦大可笑乎。方今世界寖趨大同。中西醫必有融會貫通之一日。願貢一言。以爲先河。

發汗攻下之法當診斷確實而施倘不守其禁忌卽生枝變說

楊燧熙

當汗者。用攻下之法。易成結胸漏下症。當下用汗。易於舌乾氣喘。汗脫等變。故醫者貴在辨而精、最忌疎而忽也。昔有范雲患傷寒症。頗爲險惡。請文伯診治。曰。若施汗劑。其病可退。恐二年後不復起矣。因元氣不足之故也。雲曰。火燒眉睫。且顧眼前。况二年乎。遂以蒸法取汗而愈。後二年果卒。故虛者汗之。常見有虛脫之變也。四診上疑有表者。及脉沉或脉微弱。尺脉遲者。或尺部較他部小者。脉弦細面赤而熱。雖頭痛屬於少陽。不可汗也。咽中閉塞者。諸動氣者。及淋家濕家。亡血虛家。厥家。以上雖惡寒。不可汗也。倘已汗者。亦勿再汗。更有太陽與少陽合病。雖頭項强痛。或眩暈。心下痞等。均當守其禁忌。不可汗也。至下法不當。其病反致增劇。而不傷耗者。未之有也。按表未解者。腹脹按之快者。(卽喜按)諸虛者。陽微者。咽中閉塞者。諸動氣者。脉弱者。及脈浮大者。或寸尺獨小者。溲清白者。陽明病面赤。心下雖鞕滿等。均當守其禁忌。不可下也。至當下之症。勿云下不嫌遲。一經延緩。則危亡立至。每有汗後身熱不解。而邪傳入腑者。或潮熱腹痛。脈實。或陽明多汗。有燥糞譫語。(非胞絡譫語)或潮熱手足腋下汗出譫語者。或吐後腹滿者。或臍腹硬痛拒按者。結胸脉不浮者。少陰病下利清水。其色靑黑。心下必痛。口乾唇燥者。太陽證熱結膀胱。小便不利。小腹拒按。其人蓄血如狂者。陽明證其人善忘。大便黑必有瘀血者。陽明證無汗。膚乾。小便不利。心中懊憹。發黃者。胃失降令之所致也。種種情形。下症已具。均當下也。下至糞無穢色。爲腸胃邪淸。倘黑色醬色老黃色。或如羊矢豆。或如栗子者。爲邪未淸。而腸胃之陰。及他臟之氣血。未得恢復。至恢復之時。則糞如疊帶也。

說神功濟衆水

盧育和

近時上海耀華施德之所製之神功濟衆水。銷行甚廣。各埠有售。余觀其仿單。謂能治傷風。傷寒。咳。喘。水瀉。寒。痢。霍亂。瘟疫。急痧。中風。中痰。吐血。水腫。肝胃氣痛。小兒急慢驚風等症。(尙不止此僅錄數種)並謂此水服後吐出。務須服至不吐爲止。常有大症。須服六七瓶始愈者。大症多服自能起死囘生。未斷氣者。皆可救囘云云。綜據上述。如此神效。惜未一試。不敢深信。究仿單所載主治功用。係因射利起見。故大吹法螺。以欺世惑人歟。抑眞有神功能救人生命歟。吾不得而知也。嗚呼他症無論矣。若夫吐血一病。多因火盛。迫血上僭。淸降始屬相宜。又霍乾末候。吐瀉雖止。氣液大虛。滋補猶虞不及。之二者。何堪再服斯藥以取吐。能不損人元氣。使陰陽離脫。而暴絕乎。愚意此項藥水。係取諸西藥。重用吐劑。(如吐酒石吐根等)合麻醉與奮刺戟諸品而成。故云服後吐出。又云能吐爲佳。該藥全注重在吐。如遇風痰上湧。及急痧。竅閉。食中。昏厥。或乾霍亂症。欲吐不得吐者。方可服之。以其能開泄氣分。先哲云。邪在上者。因而越之是也。又心胃氣痛等症。亦可服。以其有麻醉神經藥也。至云服此水。縱不對症。亦有益無害。惡。是何言也。無論中西何藥。用之得當。病者方能受益。設與症不合。貽害亦卽無窮。可不愼哉。雖然。該水內容。究竟何藥。余隘於見聞。未敢論定。想海內外諸大方家。必有知其底蘊者。倘希勿吝敎言。披露報端。匪特育之幸。亦吾國病夫之幸。

愚按施製神功濟衆水。與哥羅顚相彷彿。(見西藥略釋)不過再加吐藥。然乎否乎。敬以質諸當世育識。

六神丸不宜吹喉說

趙海周

醫家十三科。咽喉居其一。豈不以咽喉爲氣機出入之會。生死所關。而不可輕忽乎哉。內經曰。喉主天氣。咽主地氣。氣欬論篇曰。心欬之狀。欬而心痛。喉中介介如梗狀。甚則咽腫喉痺。厥論篇曰。手陽明少陽厥逆。發喉痺咽腫。痓論篇曰。厥陰所謂甚則嗌乾熱中者。陰陽相搏而熱。故嗌乾。骨空論曰。上氣有音者。治其咽中央在缺盆中者。其病上衝喉者。治其漸漸上俠頤也。謬刺論篇曰。邪客於手少陽。令人喉痺。客於少陰。令人嗌痛。諸如此類。不可枚舉。此論喉之濫觴也。至於今日。人之稟賦益薄。氣質削刻。兼之食飲不節。起居不常。外邪由口鼻而入。首先犯肺。繼乃散行諸經。邪氣上觸咽。當其衝。因之喉科各症起矣。醫者每以六神丸吹之。以爲第一要方。不知一經吹入。咽間立時腐爛。不堪心中煩躁不安。而成爛喉風不治之症也。查六神丸中之藥。珍珠西黃麝香蟾酥明雄硃砂。以百草霜爲衣。麝香香竄。蟾酥強烈。咽間寸許之地。嬌嫩之肉。能受其竄烈乎。故吹之而致死者。不知凡幾。目擊心傷。痛何如之。是以六神丸敷服尤可。吹則萬萬不可。惟願同道　諸君子。起而更正之可也。

經驗難產良法

趙海周

夫產者。天地自然之理。不待勉強。而今之世多難產者何耶。豈天以生人之道。而轉以殺人耶。吾知天必不然也。草木之甲生。鳧鷇之卵出。不假人力。自然生長。人爲萬物之靈。其生產之難。有百倍於草木鳧鷇者何哉。人事未得其宜也。臨產諸法。達生編中一字一珠。卽胎前產後諸法。古人先我言之。無庸贅述。茲就管見所及。難產之故。蓋有三端。謹略陳於諸君子之前。幸垂鑒焉。

(一)產婆之無識擾亂。閨人當臨產時。每每點燈著火。上呼下應。房中擁簇多人。內外嚷成一片。產婆絡繹。無識無知。且有視爲奇貨者。故脉未離經。胎未轉胞。即坐草者有之。兒未欲下。用手推蕩者有之。更有兒胎倒轉。歷時不下。不審何因。輒用刀鉤強迫取兒者有之。謂保大人不保小兒。試問母子一氣。安有偏存偏亡之理乎。竟致大人亦不保者多多矣。在旁觀者。方且酸鼻痛心。號泣悲傷。而彼尙詡其功。吾不知此人心理果何在也。

(二)家庭之驚恐無主。生產一事。宜安靜。切忌擾亂。故臨產時。家庭宜自有主張。使產婆聽命於我。不可受命於彼。產婆無事陪伴產婦。談笑議論。以寬產婦心胸。則氣血調和。胎自下矣。每見產婦臨盆。胞胎不下。家中不知所爲。焚香拜佛。問卜求巫。種種擾亂。致產婦驚惶畏懼。氣血因之不調。更兼親戚來問訊。言人人殊。家庭反爲所惑。奇方珍藥。紛紛雜投。以致母子兩誤。諉之於命。嗚呼。天豈以殺人爲心哉。如此之舉。與揠苗何異。雖曰愛之。其實仇之。難產豈足怪哉。

(三)產婦之自養失宜。產婦自懷胎至臨產。固不可過勞。然亦不可不勞。宜常常行動。令氣機不致呆滯。庶免橫生倒產之危。夫橫生倒產之發生。因產婦平日嗜坐臥。不甚行動。致氣機呆滯。或坐臥失宜。灣腰屈背。致兒胎或偏後。偏左偏右。轉胞時小兒忽然倒轉。不能順生。逆生手足先出。頭偏一邊。臍帶絆肩。子腸先出等症。皆由產婦平日將養失宜之故。又有產婦年齒稍大。從未生育。初次臨盆。筋骨緊結。至轉胞兒頭抵子門。交骨不開。或由產婆試水時。寒邪侵入使然。用紫蘇二兩。煎透。絨巾蘸水熱熨子門數次。即開。設或不開。可命精細產婆。用手探入產婦子門。緩緩撥開。輕輕將兒扶正。俟來陣時。順手取出。惟取兒時須令產婆極端注意。萬勿抓住兒之腸臟及頭部。須握兒之肩骨處。可保無虞。更有三五日不產者。非胎死也。乃胎兒口中含有血繩。用吸血液。轉胞分離。然後乃產。若未經分離。血繩早斷。則小兒無以吸液。必煩悶不堪。手足亂揚而死。其取死兒之法同上。如產婦一二日不食。昏沉不語。乃未產時用力太早。產時反致無力。宜先服八珍湯。或臨產多日。交骨緊結。產門不開。產婆以同上之手術取之。如產婦難產多日。力盡氣衰。全無陣來。即服兔腦催生丹一粒。其陣即至。忌用刀鉤等無情之物。有傷母子。此爲切要。茲將方案列左。

方案

余內子年二十九歲。從未生育。一旦懷娠。足月臨盆。腹疼時作時止。三日不產。余時在維揚。聞信馳歸。產婆數人。咸言大人可保。小兒難保。余不應。姑診脈症畢。而產婆則礪刃以須。余急曰。此何症。敢如是潑胆。曰胎死腹中。非手法不克。何謂潑胆。余曰。此交骨不開。非胎死也。產婆不信。曰余業此數十年。如是之症萬無生理。余知難以口舌爭。乃命產婆先用熨法。緩緩撥開子宮。內服兔腦催生丹一粒。陣來三次。仍然未產。產婆曰。吾言如何。又服兩丸。陣來五次。產婆乘機將兒帶出。兒果產下。但兒面青無氣。咸謂無生。余先命產婦休息。用吹藥嗃兒鼻中。又用烟噴入。須臾聲出。即長子明德也。似此重症。母子俱全。不幸之中大幸。雖曰天佑。豈非人事哉。

又金陵朱婦。年逾三十始娠。八月間忽發腸癰。臨盆而癰潰。八日不產。飲食斷絕。產婦已屆悠悠一息之間。適余至金陵友人挽余代診。其症與內子相仿。治法同上。內用催生丹。開骨散。並進。越一小時產生一男。產後產門腫痛。用枰條樹上生的乾木耳五個。煎水薰之。數次腫消痛止。母子平安。闔家喜出望外。同慶再生。此二症皆效之速者。其他經驗難以枚舉。世之難產者。照此施行。萬無一失。爰書之俾難產者家庭。及醫學道中。有所問津焉。

臨產常識

吳慕陶

(一)產婦腹部。少有酸痛。不必驚慌。先去按他脈象。如其一分鐘內。脈跳或有停頓。即是分娩預兆。應即整理床褥。使產婦安睡。一方面喚穩婆來家。(二)緊握產婦中指。查驗有無指脈。大凡產婦臨盆時候。一定中指先有脈現。脈過三關。小兒下地。所以當指脈透過二關時候。應囑穩婆坐床邊。靜心伺候。(三)穩婆接生以前。應令翦除指甲。再用肥皂洗淨手指。(四)臥床生產。比較坐溺器生產爲穩當。(五)捉包最是危險。事前應叮囑穩婆。嚴禁動手。(六)產房切忌人聲嘈雜。凡旁觀不做事的人。一概禁止入室。以上六條。關乎生產。最爲緊要。凡逢產事之家。照此辦理。絕無危險發生。產後即飲安茄脫。(西藥係麥精專下瘀血以及收縮子宮)一匙或半匙。或中藥生化湯。(其中性味嫌燥熱度高者宜請醫生斟酌用之方可)產婦照常平臥。自覺非常安適。閱者諸君。如其贊同鄙人辦法。可於產婦指脉透過一關時候。速爲預備。誠盡善之法。

砭失傳

吳慕陶

時屆夏令。天氣漸熱。痧症漸漸發生。患斯症者。腹痛吐瀉。甚至目陷螺癟。實爲危急。古有砭法。今已失傳。

南社社集中有某君古風一首。題爲「砭失傳」三字。其論頗詳。爰特錄出。藉供醫林。砭失傳。砭失傳。太古良法今不全。豈知村嫗善持家。治病利用背上爬。不須纖纖麻姑爪。大類銅杓刮南瓜。紫血斑斑復條條。疾病之去由皮毛。勿藥卜今夕。健飯慶來朝。古人砭以石。字從偏旁猶存跡。今人以錢或以磁。竊取其意自得師。學在四野失求野。我亦不賢識小者。此法鄉里固常存。不知何故說與醫家不贊成。

西醫得華扁遺法

孫效成

古人有言曰。不爲良相。則爲良醫。蓋良相有調變陰陽之責。而良醫有挽回造化之工。勢位雖殊。事權則一也。溯自神農嘗百草而醫學以興。厥後代有名家。探源窮流。無所不至。乃自道光季年。海禁宏開。西人來華互市。而西醫之航海至者。亦實繁有徒。考西國醫理。爲格致之一端。其始興於羅馬。自化學明而醫學爲之大變。於是好奇者。謂西醫割治之法。實爲中國人見所未見。聞所未聞。而不知中國已先行之矣。如列子扁鵲爲魯公扈趙齊嬰二人互易心。抱朴子張仲景穿心而納赤餅。後漢書方術得華陀刳破腹背。抽割積聚。若在腸胃。則斷截湔洗之。考之史册。紀載甚詳。特其法不傳耳。今西國頗用此法。而不盡得手。故有需刀鋸從事者。不能一人獨治。必延數人商確。兼作證人。倘有不測。醫師不任其咎。然則西醫割治之法。亦未必著手成春。百無一失也。竊謂中西醫學本不相同。中國素尚乎王道。西醫每矜夫霸功。有中國所長而西國斷不能及者。有爲西國所長而中國萬不能行者。何以言之。中國醫家。如岐黃盧扁之流。皆能洞見本源。允推醫中之聖。降及後世。名家著作。如傷寒論。金匱要略。千金要方。外台祕要等書。亦皆和平中正。不倚不偏。用能有起死回生之術。唐孫思邈有云。凡欲爲大醫。必須諳素問甲乙黃帝針經。明堂流注。十二經脉。三部九候。五臟六腑。表裏孔穴。張仲景王叔和阮河南范東陽張苗靳邵等諸部經方。又須妙解陰陽祿命。諸家相法。及灼龜五兆。周易六壬。並須精熟。如此乃得爲大醫。若不然者。如無目夜遊。動致顛隕。醫理之難有如此者。乃視西國醫書。多繪圖立說。詳載臟腑之大小部位。經脉之動息短長。與夫血氣多寡。筋骨尺寸。徵引詳明。誠足補華醫之所未備。然其治法。該於病狀而略於病原。得解者實症。失考者虛神。故其藥苟對症。一二滴立可見功。倘或有失。則毫厘之差。謬以千里。蓋因切脉之道。非彼能通曉也。此則中國所長。而西國斷不能及者也。西國醫學以識人全體爲要。謂治人如治鐘表者。須明腹內之機輪。乃能代人修理。治病者亦須明全體之方位。始能與人療疾。故西國醫書論全體者頗多。如全體新論。合信氏譯。全體闡微。柯爲良譯。全體通攷。德貞譯。全體圖說。稻維德譯。此類是也。其說皆由剖驗而得。蓋英國自道光十二年始開剖驗之禁。凡伏法之人。暨養濟院之病歿無歸者。皆許醫士剖驗。是以西人之四體百脉。無不洞悉其微。即病者自知不起。亦願捨身於醫院。以教生徒。以救同病。此中國人所不爲者也。無論人既死以後。豈肯捨此身軀。任使醫生剖視。即或死者自願。而父陷子於不孝。兄陷弟於不悌。實有出於不忍者。況人死之後。臟腑已敗。經脉已絕。即使剖視。難審其致病之由。醫理至精且微。如於診脉一道。尚未能透。而譁然剖視爲實診。視爲虛竊。恐新法過奇。而難於施用也。此則西國所長。而中國萬不能行者也。雖然。聖人代出。醫學昌明。沿至於今。日就淪替。大抵讀書畢業不成。即遁而學醫。略識數味湯頭。詡詡然自以儒醫自命。故有誤認病症。妄投藥餌。以致於殺人者。吁可慨也。已西國則不然。凡欲行醫者。必先入醫院中肄業四年。學成乃應攷試。如可給以文憑。方得以術行世。所以重民命也。近年來各處設立醫學研究會。以重中國醫道。倘各縣設有醫塾。由官傳考。其取再上等者。方准懸牌。庶幾症必詳其原委。脉必辨其精微。藥必知其底蘊。不致有庸醫殺人。而中國醫道不且蒸蒸日上哉。蓋剖驗之法。既不可行。而醫塾之設。要當取法乎泰西也。敢問以爲何如。

論保赤散之利害

周礎磁

散爲保赤。卽康誥如保赤子之義。論其功能。在於通胃達腸。故對於小兒邪氣深結。痰滯膠固。樞機不運。升降失常之實症。施以急轉直下之法。認的而射。原不難一擊功成。其如不明醫藥常識之士。貪保赤之美名。味保赤之作用。濫施妄投。致有邪在經用之。以傷腑氣。不終朝而轉陷大腑者。有裏氣素虛。一經攻下。庚金之氣。卽隨之而不固者。是欲保赤。適以害赤。可勝歎哉。須知用藥之道。必當勘察症之實據。對症施治。則雖極毒極猛之品。終不至夭枉人命。若徒見甲服此而愈。安知乙不服此而危。矧藥中其病。卽爲良藥。藥不中病。卽爲毒物。例如小兒痰迷昏厥之際。確係腑實。宜通以此散。通其腑。痰滯不任攻擊。腸氣一轉。邪卽退却。此勘症確。取效速之幸事也。脫令風寒襲肺。溫邪上受。激動痰飲泛濫。以爲某兒痰邪服之而安。不問對症與否。亦卽尤而效之。幸者獲其效果。不幸而斲傷元氣。勢必病勢支離。經所謂用藥無據。反爲氣賊者此也。今人徒見其利。未見其害。勘症不實。斷乎不可輕試。余目擊其流弊滋深。故不得不著於筆端。

誤服杏仁之警告

章達鏞

皋邑東馬塘北鄉。有農民馮姓者生三孩兩男一女。惟女稍長。均素寵愛。今夏五月間。將家植杏菓聚核一筐。取淨仁約四兩之譜。一日欲負而售諸藥肆。忽天雨阻行未遂。嗣即以砂炮熟。三孩喜爭食。該農爲分給之。各服兩餘。初未覺其然。越三小時。小孩發現異狀。肢冷仰臥。不能言。呼之亦弗應。再越兩時。次孩又如是。及暮女孩亦然。宛如氣絕。該農倉皇無策。莫知何所致。由夜達旦。竟不復甦。該農悲痛之極。按三孩死於非命。聞者無不惋惜。抑是服杏仁之過歟。殊不可解。將誌報端。敬希海內明達賜教。

（愛棠按）杏仁生熟食之。都不爲害。若火炒不透。半生半熟者。服數十粒即死。其屍眼閉舌唇耳竅指趾肚腹俱現青色。中其毒者。急宜探吐。吐出即解。用杏樹皮煎湯飲之。雖迷亂將死可救。或用麝香一分沖服亦愈。惜當時不知此法。致演慘劇耳。

誤服金陀僧之警告

賈挹清

鄰人朱姓子成美。年十八。患間日瘧。本不甚重。一好事者傳以單方。用黑棗七枚。每枚剖去核。另用金陀僧研末。塡入核中令滿。飯上蒸透。白湯嚥下。朱如法服之。胃中即覺不安。嘔出痰涎。悉作陀僧色。經兩晝夜。嘔不能止。續加呃逆。始延醫治。已成不救。歿後週身皮膚色黃如菜花。其不死於病。而死於陀僧。斷斷然矣。鄉愚不諳醫理。而妄傳單方。與操刃何異。病家信之。甘自殘其生命。可惜可恨可怪可歎。

（挹清按）誤服陀僧。惟刺黑羊血。乘熱生飲可解。然過遲亦無及矣。

醫話

景景醫話續

陸晉笙

▲男子亦有天癸天癸非卽月經

經云女子二七而天癸至。任脈通。太衝脈盛。月事以時下。又云男子二八而腎氣盛。天癸至。精氣溢瀉。天癸非卽月經。甚爲明瞭。蓋天癸乃天一之眞水。七般靈物本屬同源。瀉出陰竅卽爲精。男女皆有之。易曰男女構精萬物化生。又曰二五之精。妙合而凝。可以引證。沈堯封俞東扶曾有論說。大致相同。惟俞謂指天癸爲精不該。又云精氣溢瀉。是乃精血之源頭。夫曰精血源頭。空無所指矣。

▲男子亦有熱入血室症

汪訒庵集解小柴胡湯註云。血室卽衝脈。男女皆有之。在男子下血譫語。皆爲熱入血室。

▲男子亦有血風症

汪訒庵集解四物湯註曰。王海藏生地黃連湯。治婦人血風症。去血過多。因而燥涸。循衣摸床。撮空閉目。揚手擲足。錯語失神。脈浮弦而虛。男子去血過多。亦有此症。

▲男子亦有風消症息賁症血蠱症

石子章患腹脹。肌日削。脈數。舌色紅乾。嗆氣急。王孟英曰。此陰虛熱脹。誤服溫補。陰愈耗。絡愈痺。與女子風消息賁無異。張柳吟曰。喻氏始言男子亦有血蠱證。可見男女雖別。而異中有同。同中有異。臨症者不可膠柱以鼓瑟也。

◀男子亦有乳汁

孫執中患脇痛流乳汁。肝陽動也。見王孟英醫案。

◀男子亦有交腸症

俞東扶曰金姓縫人道滑仆坐地。遂矢氣。大便從前陰出。糞逼細如稻稈。余師金尙陶用補中益陰湯。愈未幾再發。仍用此湯不效。溺行不帶糞。糞來不雜溺。痛苦莫名。大腸竟廢而不用。王孟英謂此係氣錯妄行。先宜理氣。懷抱奇曰交腸者大腸與膀胱破裂也。必大腸所破之孔與膀胱破孔相對始成此症。曾見一輿人。少腹生瘡潰出大腸而成此症。愚按交腸爲大小便易位而出。此二案皆大便倂歸前陰出。似是而尙非。

◀男子亦有陰吹症

俞東扶治一舟人。蚘蟲從陽具出尙活。三日出蚘五條。從此陰吹甚喧。投以補中益氣湯得愈。按此陰吹乃前陰出氣有聲。非後陰也。

◀婦人亦有疝症

戴人謂婦人亦有疝。凡血涸不月。少腹有塊等症皆是。要不離乎肝經爲病。愚按昔賢本有腹中疝睾丸疝之說。腹中攻擊作痛。控引上下。爲腹中疝。然則婦人所患皆腹中疝耳。

◀婦人亦有孤陽病

王士乾室花甲外。嘔吐。服溫補。津液涸竭。噦逆空嘔。不能納穀。便祕不行。脈弦無胃。舌痿難伸。蘊隆蟲蟲。王孟英診之曰。可謂女人亦有孤陽之病矣。

▲外導大便不通法各有所宜

豬膽導法。用豬胆汁和醋少許。灌入穀道。蜜煎導法。用蜂蜜熬如飴。成條。摻皂角末。納入穀道。此兩法人皆知之。而實有區別•濕熱病。濕從熱化而燥糞不下者。本由濕來。須用苦寒。故豬胆爲宜。津液不足而大便燥結不下者。須用甘潤。故蜂蜜爲宜。再有寒燥症。大便祕者。用烏鹹導法。以蜜鹽同煎。加草烏末相合成挺。納入穀道。此王海藏方。實脫胎於仲景兩方而出。惟寒祕病罕見。因而用之少。知之者亦鮮矣。

▲外治小便不通法亦各有所宜

熱症小便不通。用活田螺一枚。去殼。加鹽同搗爛。貼臍及臍下。此古方也。周小農君加車前葱鬚。更效。寒症小便不通。用連鬚葱頭川椒麝香搗餅貼臍濕熱症小便不通。用豬胆連汁籠住陰頭此古方也周小農君用梔仁食鹽二味。佐入蒜肉搗爛貼臍。兩方可一時同用。氣祕小便不通。用皂角麝香末填臍。再用葱白餅炒熱蓋之。溺積轉胞。腹脹欲死。小便不通。在男子用葱管吹鹽末入玉莖中。在女子用豬脬吹脹。以鵝管安上插入陰孔。捻脬氣吹入。此亦古方。蓋大便法通。雖經月無害。小便不通。曾不能以數日。此等良法。審症而治。不可不預爲熟記。若關乎氣化之源而溺閉者。則非以上諸法之所能治療。

▲坐導婦女少腹瘕塊方亦各有所宜

濟陰綱目載坐導法甚多。然體質有水土木火之殊。卽瘕塊有寒濕燥熱之別。余卽其數方而酌定之。凡寒瘀濕痰冷積而成瘕者。用蜀椒桂心半夏皂莢末。熱瘀燥痰熱結而成瘕者。用戎鹽郁李仁大黃朴硝瓜蔞霜皂莢末。均盛以三寸絹袋。納陰中。可隨意坐臥。而不可行走。如塊在少腹以上。即藥力之所不及。勿用上法。

非非室醫話

沈仲圭

▲首烏補腦（一）

楊景時。黔人。幼年讀書。性極鈍。年十五。四子猶未畢也。父督教嚴而期望切。恆以夏楚從事。以景時常逃學故耳。一日逃至山中。不敢歸。至日午。腹饑無所得食。偶以所帶小刀掘地。得一物略似乎芋。食之頗甘。掘十數枚。悉食之。日將晡。家人縱跡至。乃歸。其後漸靈敏。父異之。叩其所以。景時謂無他。不過獨至山中。掘得一物。食之味尚可口。遂多食以充飢。既而稍覺讀書有悟耳。父遂命景時偕至山中。掘而視之。則首烏也。於是命人悉掘之。得數十百斤。常食之。遂變爲敏明之質。後竟馳譽文壇。（圭按）西人恆嗤中醫不明腦主思想。無補腦之藥。此實信口雌黃之言也。蓋天一所生之水。循督脉上行入腦。以養腦髓。故患遺精之病人。每苦記憶銳減。先天不足之兒童。輒多愚暗無智。是皆腎水虧耗。不克源源上輸之故耳。然則補腎即所以補腦矣。吾國本艸縱無補腦明文。但數千年來。已發明腦與腎之關係。深知腦病之源委。施以根本的治療。無不迅奏奇績。又豈西人僅知腦含燐質者。所可幾及耶。　首烏添精益髓。補腎良藥。生服力尤巨。故景時食此。克化愚魯爲穎悟也。

▲霍亂險症治驗(十一)

沈奉江醫驗隨筆曰。僕於光緒壬寅正月病春溫。綿延三月。始進糜粥。至四月間。吾錫時疫盛行。沿門闔境。死亡者踵相接。僕亦傳染疫症。吐瀉暴作。指螺皆癟。目眶黑陷。聲嘶呃逆。煩燥轉筋。險象疊生。羣醫束手。危在俄傾。衣衾棺木齊備。咸謂生機絕望矣。當一息奄奄時。向家慈索食甘蔗汁少許。服後心煩撩亂稍定。吐瀉呃逆肢冷如故。一晝夜連飲數十碗。嘔任其嘔。服還是服。而呃逆吐瀉心煩撩亂頓止。病勢爽然若失。(圭按)霍亂大吐大瀉。最傷身中水分。水分既耗。血液濃厚。艱於運行。遂致心藏衰弱。肢冷脈伏。危象畢露。生機且絕。此際之惟一急救法。厥惟注射生理食鹽水。補充水分。俾復原狀。庶乎脈伏漸起。吐瀉隨止。而化險爲夷矣。沈君於一晝夜間。飲蔗漿數十碗。殊與注射鹽水同意。用克迅奏膚功。特病在初程。毒勢方盛。吐瀉未久。則宜偏重驅邪。毋煩汲汲顧本。且蔗漿有功。凡富於水分之果品。亦可酌量措治也。

▲瘧疾驗方(三)

曩閱廣濟醫刊載瘧疾方。用砒霜一錢。菉豆粉一兩。以麵糊和丸。如菉豆大。每服五丸。至七丸。一次即愈。重者再服一劑。無不瘳者。惟愈後宜忌米飲。據云其邑富戶某施送此藥。迄今三世。名聞遐邇。濟人無算。(圭按)砒石燥痰。(丹溪云。無濕不成痰。無痰不成瘧。故治瘧首當祛痰。)截瘧諸家本草原有明文。惟性熱而毒。故佐以菉豆之甘寒解毒。且菉豆之量十倍於砒。每服又祇五七粒。自無中毒之虞。攷瘧之病源。係痲拉利亞原虫侵入血液。滋生爲害。惟砒與桂林能殄滅之。故金鷄納及六〇六爲本病之特効藥。此丸以砒爲主。猶西醫之注射六〇六也。揆諸病理。既無扞格。施之臨床。旨顯殊功。

▲猫犬之傳染病（四）

至戚抱璞君。夙有嗜貓癖。余每顧其家。輒見所蓄諸貓。或蹲或臥。若者爲玳瑁種。若者爲日月眼。若者爲雪裏拖槍。烏雲幕月。（皆貓種名）種種名稱。不一而足。又有尾短而軀體較小之外洋種。更爲珍貨。余日前返里後。卽造其廬。數月闊別。未能屏棄繁文。寒暄之餘。絕不睹貓蹤跡。異而詢之。彼曰。「向有之貓。因沾染毒黴菌以致靡有孑遺。已試爲子述其巔末。余有姪。年未弱冠。忽攖羸疾。顧食量一如常人。每飯非饜肥甘不可。進食時。輒以牙齒嚼咀之物。唾棄於地。以飼其所豢之洋犬。不數月。姪卒因瘵疾不治。而犬亦轉瞬就斃。尤可異者。斯時余所蓄諸貓。餵之食。輒嗅而却步。知必有疾。乃延西醫。施以清毒之針。迄無所効。無何。諸貓亦相繼斃命。於是大惑不解。欲研究其原委。窮思竟日。始悟傳染所由來。蓋犬食病者唾餘。致染微生蟲蔓延之毒。而余與姪所居僅隔一進。以是諸貓每至犬食器中。競嘗其食餘殘瀝。致輾轉傳染。同歸於盡。吁。可畏也。」（錄申報）（圭按）肺結核爲慢性傳染病之一。其傳染之途。縱非一端。要以痰涎唾津爲最易。蓋其中含結核菌甚夥耳。故有肺癆病者。痰宜吐入器內。（器內加消毒藥水）進食勿與人共。二事最宜遵守。否則一家之人。鮮有不傳染者。觀斯篇之犬貓俱盡。可以憬然悟矣。

▲牛乳性涼（五）

客有詢余曰。俗謂牛乳性溫助火。然耶否耶。曰。牛乳味甘。氣微寒。功能養心肺。潤大腸。解熱毒。澤皮膚。主治消渴熱噦勞損。按三症皆原於火。而牛乳並治之。其性非溫。灼然可見。矧陳藏器有冷補之明文乎。此物潤燥生津。獨擅勝場。病後調理。尤稱佳品。余素體陰虛火亢。飲用牛乳。將及一載。祇見其利。未蒙其害。尤足破俗說之荒謬焉。惟據西人云。牛乳含維他命甚富。不可多滾。致失此質。又與酸物相反。誤和食令人腹中癥結。此飲牛乳者所當知也。

▲水之清潔法（六）

人可數日不食。不能數時輟飲。蓋不食體中積蓄之暫可供給消耗。若輟飲。縱有脂肪。無由分解。勢必營養停止。危險立現。然飲混濁之水。無益有害。故清潔之法。不可不講。茲分蒸溜沙濾礬清各法略述如次。

（甲）蒸溜法　此法須購蒸溜器一具。方可施行。所得之水。至為純粹。久藏不腐。可供工藝醫藥等用。

（乙）沙濾法　此法及下法最適用於家庭。以設備甚簡單也。取大號木桶一隻。底穿一孔。下承以缸。桶中厚鋪砂石三層。約半米突至一米突。下層用如馬鈴薯大小之石。中層用如黃豆大小之礫。下層用如米粒之砂。水由此桶經過。凡浮游物有機體等。均為砂石所阻。清澄澈底。可供飲用。惟濾水數次。即應清潔砂石耳。

（丙）礬清法　凡不潔之水。可投入明礬而攪之。逾時汚物為礬所斂而沉澱。其水自清。

▲白芨對於吐血之特效（七）

嘗閱某醫誌。有中西醫相通一則。略謂余於辛亥夏自杭返里。忽患咯血傾盆者三日。家人惶甚。嚴君素知醫。即以白芨數兩煎汁治之。尋愈。今年春以感冒咯痰。久又引起舊疾。趨浙江病院求治。錢崇潤先生令服白阿膠和食鹽水一、劑。亦愈。攷白阿膠之性。厥能促血液之凝結。使不至再有破綻。而中醫治法之白芨。其汁中亦含膠汁。此其所以有同效歟。　圭按白芨性苦平。入肺經。有補肺逐瘀生新之功。凡吐血咯血腸風金瘡皆可用之。聖惠摘玄云。吐血水內浮者肺血也。沉者肝血也。半浮半沉者心血也。各隨所見。以羊肺肝心蘸白芨末日日服之最佳。據此可見白芨之治吐血。昔賢早已實驗。而筆諸簡册矣。而近世醫工。反鮮采用。坐令特效方藥。湮沒不彰。詎不惜哉。

仙芝堂藏稿

盧逸軒

木鬱達之義

五藏分配五行。而五行皆有鬱。獨屬木之肝。其鬱也爲最易犯。而最難治。奚以明其然也。肝主怒。愈怒而其氣愈鬱。故曰易犯。又肝藏血。多氣而復多血。氣鬱則血隨之而鬱。病情極爲複雜。故曰難治。是以內經素問於六元正紀大論篇。詳言木鬱之發。民病胃脘當心而痛。上支兩脅。咽膈不通。食飲不下。甚則耳鳴眩轉。目不識人。善暴僵仆。於木鬱之形證。繁稱不略。誠重之也。雖然。固無其難法也。六元正紀大論又云。鬱之甚者。治之奈何。曰木鬱達之。註家遂謂木鬱則舒達之。言吐之令其條達也。愚按此僅以形質言。若以氣化而論。亦不盡在乎吐。卽如春爲木氣當王之時。春寒太久。則木氣夭閼而不伸。遏抑而不遂。斯卽鬱之象。如一遇和風甘雨。麗日照空。必將生意盎然。頓呈欣欣向榮之狀。斯卽達之義也。且夫軒歧聖人也。惟聖法天。天之於木也。日夜所息。雨露所潤。皆求有以暢其生機。而順其生理。如尚書洪範云。木曰曲直。謂曲者而使之直也。戴記月令云。萌者盡達。謂萌者引而達之也。是雖或言達。或不明言達。要之無非達其鬱遏之意。俗醫動言平肝。甚且昌言伐肝。豈知愈平愈伐。肝之鬱象愈增。何如舒達其氣之爲治哉。不惟是也。肝木不宜平。不宜伐。抑無須於補。以故醫經本草。從無補木之品。蓋達之卽所以補之也。仲聖製方。其關係肝木之病。必用柴胡以達其鬱。洵爲深合乎經旨者也。

秋燈醫話錄

潘子建

故友潘君子建。諱德鴻。清末佾生。與挹清同出劉祉軒先師門下。每風雨聯床。研求妙義。著秋燈醫話錄二卷。今潘棄世已十餘載。偶繙舊帙。爲之慘然。謹摘錄數條。登諸報端。以見其大略云　挹清附誌

鄉農朱氏子。年二十餘。患疝。睪丸偏腫。筋連小腹。痛墜異常。醫以爲寒濕也。附桂丁萸。佐以川楝盧巴等味。服二帖。筋益腫痛。墜益甚。幾無片刻之寧。更醫多人。附桂八味丸。橘核丸之屬。無不備嘗。竟無一效。然勢已不起。其父某爲治凶具。招木工於前村。木工曰。令郎素强健。胡遂一病至此。某因以病之情狀及前後服藥之法告。時日甫三竿。一瞽者借宿木工家。尙未起。聞之笑曰。此非寒濕病也。前藥烏能治。某因詣瞽求治法。瞽曰。此惟香連丸可治。惜多服熱藥。危險至此。恐無及矣。某思證已垂危。何妨姑試。因往購香連丸。歸用白湯送服五分。服後稍覺安適。逾六時許。再進五分。三進。痛漸稀。作止有時。前後計服丸兩許。病始霍然。後某詢之木工。竟不知瞽爲何許人也。（潘曰。）醫者讀書。往往物而不化。方書治疝。大率以辛熱香燥從事。醫者宗之。致朱氏子誤而再誤。向非瞽者。幾不免矣。愚謂一切百病。皆有寒熱虛實之分。不獨疝爲然也。脉舌具在。惜醫者不之察耳。（賈曰。）濕熱爲疝。本不多覯。余僅見孫氏子。患淋濁

下痔。甫愈而痂作。蓋濕熱之邪未淨也。切其脉沉細數。舌中浮垢色黃。投三黃龍薈一啜而安。

丁姓子患肺癰。咳吐膿血。腥穢異常。胸脇痛楚。寒熱減食。多醫治之罔效。勢甚危殆。時有一丐者。年近七旬。筇籃竹杖。步履强健。遠近人多識之。呼之爲老丐。嘗自謂行萬里路。識萬般事。蓋其閱歷爲最多也。一日過丁門。聞丁呻吟聲。叩其故。丁告以病狀。並言諸醫束手。百藥無靈。丐者笑曰。此等證余驗之屢矣。試取海蜇荸薺煎湯。終日恣飲。當無不愈者。丁以無法可治。姑從其教。恣飲一日。寒熱漸減。穀食漸增。三日後。咳嗽漸稀。膿血漸少。旬日而愈。浹月而起。後丐者復來。丁感再生之德。奉養以終云。 （潘曰。） 海蜇荸薺。即雪羹法也。王氏孟英嘗喜用之。然必配合他藥以成方。獨用多用於此僅見。 （賈曰。） 海蜇荸薺。本在理法之中。乃諸醫竟莫之審。致使丐者得以邀其功。醫學之陋。良可浩歎。

李叟年五十許。患頭風二十餘年矣。向年舉發。五六日至十日。輒自愈。故未經服藥。今歲八九月之交。頭痛大作。較向年倍甚。且經月不愈。醫按風寒法治之。痛益甚。他醫按風火法治之。亦罔效。病者日夜呼號。幾於求死不得。安東有難民百餘。過吾境。索米於其家。內有劉姓者。問其所苦。其子具以告。劉曰。若給米一斗。吾爲若治之。李大喜。延之診視。劉笑曰。此腎虛火炎。所謂厥巔疾也。若輩烏乎知。及疏方。藥僅六味。而分量極重。生取龜版。鼈甲。（炙） 各八錢。阿膠。（烊化和服。） 生地。各五錢。白芍。（秋石化水炒） 三錢。靈磁石 （生打） 一兩。李按方於晡時煎服。至半夜。略能安睡。及醒。痛已大減。再服一帖。遂安好如常。時劉所治怪證甚多。皆人所不能治者。竟被衆難民擁簇以去。鄉人挽留不得。爲之惋惜者累日。 （潘曰。） 醫不細審其脈舌病情。而徒狃於頭風之舊疾。宜其誤也。若劉某者。豈眞有仙術哉。不過於脉舌病情能細心體認耳。

又曰。二十餘年之頭風。未經醫治。其是否尚未可知。又現病情變幻。多有前日患頭風。而今日非頭風者。奈何聞李叟之自述。便據之以爲治乎。（賈曰。）依樣畫葫蘆。爲我中國醫士絕大弊端。予同里宋氏子。陰分素虧。曾服鼈甲阿膠而愈。次年患濕溫。醫者不聞長短。放膽滋陰。致脘中窒塞。腹脹肢腫。水漿不入。勢已瀕危。始延予治。診視舌苔白膩滿佈。脈來歇至。詢述初起頭疼身熱。自汗不解。周身痛楚。大便微溏。予勉用辛苦宣通。佐以淡滲。身發數痦。遷延兩月而愈。此與李叟之危險正復相似。附錄於此。以爲孟浪者告。

高某平素陽虛。常服附桂鹿茸之屬。妻盧亦孱弱。墮胎者數矣。後高爲某縣教諭。赴任之廿。盧孕已兩月餘。高臨行囑之曰。汝向歲妊身。多服保胎藥。卒無效。今我他去。汝切勿服藥。胎幸而得全。亦未可知。盧曰諾。詎行未踰月。盧忽腹痛。久之痛甚。下紅。其姑驚慌無措。急覓向歲保胎方。不得。良久。於鏡匣中得一方。急令購藥。連煎兩服。痛止胎安。既彌月。產一男。郵報至任所。並將藥方函寄高。啓函視方。則高向所服桂附鹿茸方也。始悟盧之墮胎。乃衝任虛寒。以致胎元不固。醫皆狃於胎前宜涼之說。而投涼藥。是欲保其胎。而反速其墮也。高深憫醫術之陋。潛心內難之旨。遂以儒醫著名於時。（潘曰。）舊說胎前宜涼。產後宜溫者。謂胎前宜於涼。不石輕用溫藥。產後宜於溫。不宜輕用涼藥。兩宜字本是活字眼。奈讀者死煞句下。一似胎前決定用涼。產後決定用溫。萬萬不可變易者。如此讀書。豈非魔障。（賈曰。）胎前有不得不溫者。予昨治一婦。胎前帶下如注。腰腹痛墜。脈沉遲細。與溫煖下元。佐梅攝納。三服而平。今讀高某案。益信予昨方之不謬也。

梅莊程姓婦。患癥塊。延丁姓老醫治之。投當歸。桃仁川芎牛膝等。月餘。病不少減。適當四月下旬。農忙吃緊之時。苦無閒人入城購藥。西村萬姓。以他事入城。過程門。因託代爲購藥。出方與錢交付。訖。萬前行至朱莊。有朱姓子患腹內癥。周醫診治。用斑蝥樗雞芫青蝱蟲䗪蟲山甲大黃等大劑峻攻。亦托萬代爲購藥。出方與錢交付訖。萬入城照方購藥。歸已昏暮。匆匆付藥去。朱程得藥後。隨卽煎服。程婦服後。至二更許。腹痛大作。昏悶欲絕。急爇炬往追丁醫。未至。婦已瀉下惡血瘀塊數升。而癥消痛減。翌日。丁醫至。見方詫曰。此非我寫方。何得訛錯。程因疑萬誤。往詢萬。萬曰。他無錯誤。只朱莊朱姓亦託購藥耳。復往詢朱。則朱腹痛已減。癥亦漸消。出方視之。蓋兩人方藥互易也。後程朱均得調養而康。事亦奇矣。　（潘曰。）程婦之癥塊。本仲景抵當湯丸證。朱氏子之腹內癥。則千金牡丹皮散證也。兩人方藥互易。始恰與古法脗合。而兩人均以告愈。噫。亦危矣哉。　（賈曰。）丁醫庸懦。周醫鹵莽。設兩人方藥。不爲互易。則程婦之疾終弗瘳。而朱氏子必增劇矣。我中國之醫若此。無怪西醫得售其技也。爲之擱筆長歎。　（又曰。）斑蝥樗雞。芫青。皆極毒劣。沾皮膚卽起泡。甚則潰爛瘇痛。豈宜內服。此等方不知剏自何人。誤入不淺。程婦服之不死。亦幸耳。（去此三味較妥）

潤州郭某。避亂至吾鄉。僦屋而居。逾年。死妻。撫孤食貧。備嘗艱苦。子長而狂賭。衣履輒償戲債。母閑之不得。惟有涕零。郭亦頓悔。誓改前非。執友某聞其改紘。薦至城南某村。設帳課蒙。居數月。故態復作。日夜飄蕩。索債者如蝟毛。郭不得已。乃棄母亡至金陵。面目黧黑。手足重繭。衣敗絮。沿門託鉢。時爵帥劉公峴莊夫人高年患崩。多醫罔效。一靑衣自署中出。適街談。郭聞之笑曰。胡遂狼狽至此。以予治之。直著手成春耳。靑衣睨其窮薄。呵叱之。郭素不知醫。陰念凍餒且死。不若行險徼倖。乃歷炫其長。靑衣異之。相扶入署白諸公。公亟命取袍服賜郭。延入診視。郭診畢。卽索紙筆。以橘皮甘草。雜附桂洋艾等爲方。蓋嘗聞俗傳治婦人天癸病。洋艾最驗。又嘗見市醫療腹痛。多投桂附故也。服後逾時。腹中和。次日崩頓止。公以郭治病有功。援引軍功。給三品獎。藍頂藍翎。巍然巨紳。而故態終不可化。尋以丐終。（潘曰）聞之郭。言諸醫治此證。有謂血熱妄行者。則用犀角生地。有謂氣虛不攝者。則用人參黃耆。有謂腹中虛痛者。則用山藥枸杞。有謂下焦滑泄者。則用龍骨牡蠣。獨未有用桂附者。故予得以收其功。夫以金陵省會之地。而諸醫若此。又何怪僻壤窮鄉。無特出之醫也。噫。（賈曰）夫人之崩。乃命火衰微。衝任失職。本鹿茸桂附證。諸醫不審。遂使素不知醫之乞兒。得倖中而邀功。醫術之陋。可笑可歎。

愛棠隨筆

陳其華錄

▲彩色糖須愼食

日前邑有賣糖某甲。善手技。以糖製成各種瓜果模型。色豔如鮮。驀見之。幾可亂眞。另備多數彩籌。藏布囊中。令兒童納一銅幣。探出一籌。比對獎品。適有餅店某兒摸得頭彩。欣喜若狂。例得西瓜一枚。捧之雀躍而去。次日糖漸溶化。羣兒擊碎分食。詎料食約炊許。均覺頭眩嘔吐。肢冷唇白。各家長驚惶失措。細細詢問。始悉食糖瓜所致。當經隣人慫恿。尋賣糖者根究。隨卽偵騐四出。少頃竟將某甲擁至。詰問毒質。伊狡稱係轉購。藉此稍覓蠅頭。非敢作鴆毒也。再三泥開湯網。該家長等均不承諾。爭執多時。結果將某甲扭送警所拘留。待孳兒病愈後。再行釋放。一面將病兒抱赴醫院療治。據云須服解毒藥水。或不致有生命危險也。然經此一番波折。而賣糖者已損失不貲矣。查從前德國顏料。本有兩種。一爲食物用者無毒。一爲染色用者有毒。自歐戰發生後。食用者來源久絕。商鋪每以染色者代之。往往發生吐瀉等症。似此情形。可爲一般兒童好食零物者炯戒。

▲五虎下西川丸須慎服

如邑北門外仇姓。本農家子。業鋸工。偶患右臂痠痛。不堪工作。後經走方者針之灸之。愈治愈劇。迨至近日。已成殘疾。求愈之心久懈。一日在茶肆聚飲。忽有市儈曹某。自言善治此症。祇須丸藥數粒。愈期可計日而待也。仇姓心爲之動。又經旁人撮合。遂議定先繳番餅一枚。俟全愈再酬。返家後。即將該丸服下。私心竊喜。從此痼疾可以頓除。詎料翌晨。初覺齒痛流涎。繼而喉腫。上齶腐爛。齦肉盡脫。牙縫血出如注。唇鼻高腫。勺水難進。危急萬分。家人見此狀態。知爲丸藥所誤。除與曹姓嚴重交涉外。並延西門某君調治。據云係服黃升輕粉發毒所致。非大劑敗毒不可。即處方大黃八錢。石羔二兩。銀花二兩。黃連二錢。人中黃一兩。大青葉二兩。蘆根八兩。用菉豆半升煎湯。急火煎藥。令其頻服。限一日夜盡劑。次日便下紫黑瘀塊頗多。溲行亦如敗血。唇鼻腫勢漸消。再診照原方分量減半。加生地六錢。麥冬八錢。元參八錢。又服兩劑。諸恙始漸次平復。然而此症亦云險矣。嗚呼。庸醫之誤人。一至於此。可不慎哉。

▲社會習俗亟應禁止

社會上有一種習慣。名曰抹驚。業此者皆村氓鄉媼之流。無論小兒寒熱虛實。是外感是內傷。祇要一見發熱氣粗。睡中驚悸。卽曰起驚。非抹不可。法用兩拇指蘸香油少許。在背後額際胸腹手足灣。用力推抹。雖至皮破血隱。亦不稍息。反謂驚已出矣。可保無礙。假使角弓反張。四肢攣急。更神其說。妄立豬子驚。羊子驚。鯽魚驚。老鴉驚。等怪名目。並掐人中。咬脚跟。種種野蠻手段。不顧小兒肌柔質弱。任性摧戕。每見推抹移時。腹脹如鼓。面青氣促。亦有隨抹隨斃者。卽微倖病愈。肢殘體廢者有之。精神痴呆者有之。此等陋習。若不積極革除。貽害社會匪淺。或謂驚既不能抹。豈古之推拿。近之按摩。皆可廢乎。曰否。果有推拿之手術。按摩之功夫。足以救人濟世。極力提倡之不暇。烏可廢。所欲禁止者。一般無知之村婦盲推瞎抹耳。

(按)角弓反張。手足攣搐。錢氏謂之驚風。後賢力闢其非。證之古籍。亦無斯說。內經謂之厥。傷寒謂之痙。有剛痙柔痙之分。千金謂之驚癇。有陽癇陰癇之別。吳鞠通亦謂之痙。有急痙慢痙之不同。大都風熱傷陽謂之急。嘔瀉亡陰謂之慢。二者有虛實之殊。治法亦有攻補之異。每見市上廣告。此藥專治急慢驚風。不知何所本而云然。

▲服仙方之危險

寒夜無聊。歲事將闌。回憶幼年親炙於黃師之門。見一婦人就師診。視其疾。不過情志悒鬱。兼受感冒所致。診畢。書一解表舒氣之方與之而去。事則已矣。數日後。忽聞人言嘖嘖。僉謂某婦已因病而長逝。吾師甚爲詫異。再四籌思。不得其解。經多方調查。始悉其眞相。緣該婦服藥後。病勢未見動靜。因惜省金錢。故不復就診。卽向附近某廟處求仙方。期邀神力扶持。方用鴉片煙灰。和陳酒燉服。家人咸謂仙方斷無謬誤。盡量飲之。誰知當夜竟演成慘劇。聞之痛心。言之可歎。嗚呼。神道設教。㠯古有之。第爲一般頑劣愚民。作爲懲戒。使激發天良。以補法律所不足。而緇衣黃冠輩。反借此爲斂財計。設有各種籤筒。而鄉人信之彌深。一有疾病。卽望塵膜拜。偶獲有效。則遐邇傳頌。無知病家。遂趨之若鶩焉。夫平淡之藥。本不離奇。若涼如羔連。熯如桂附。補如參芪。瀉如硝黃。及其他含有毒素之品。假使誤服。禍不旋踵。何世人懵懵若斯。願犧牲其生命。以冀射弋之效。可不儆懼乎。如此婦之喪生。豈鬼物之揶揄耶。抑天數使之然耶。噫。誠堪憫而堪嗤矣。後該廟已知肇禍。立將此方條掣去。以免再誤。今特錄此爲喜求仙方者告。

笑鳩叢譚

嚴禹門

▲虱瘤奇疾　邑南姜君。曾僱一傭。精易牙術。乳旁向贅一瘤。大如桃李。奇癢難名。每日非沸湯盥沃數次。莫能已也。一日姜君大烹宴賓。係渠單獨經理。煎熬燔炙。由晨至昏。未有片刻休息。而患處奇癢難耐。憒甚。引刀剜之。砉然而闢。渺無血汁。惟白虱滿處其中。蠕蠕而動。剔出不窮。旬日後。虱盡痂結。洵奇疾也。(按)徐鉉稽神錄云。浮梁李生。背起如盂。惟癢不可忍。人皆不識。醫士秦德立云。此虱瘤也。以藥敷之。一夕瘤破。出虱斗餘。卽日體輕。但小竅不合。時時虱出無數。竟死。又洪邁夷堅志云。臨川有人頰生瘤。癢不可忍。惟以火灸。一醫剖之。出虱無數。亦虱瘤也。附錄於此。以供參攷。

▲妄食毒物　前歲往吳陵。於輪舟中。聞乘客閒話。據稱皋甯某鄉有一豆腐店夥。常食一切毒蟲。以博好事者之酒食銀錢。一日有人捕一壁虎與賭。鷹餅四枚。該夥拾送口中。未及啓齒。壁虎本極活潑。倏已

下咽。當無他患。未幾漸覺消瘦。遂往孟河。詣某名醫診視。驚謂腹中必有動物。患者遂告以曾生吞壁虎。得毋斯作祟乎。醫曰是矣。將病者各竅閉塞。僅留其口而倒懸之。咽喉周圍敷以藥粉少須物從咽喉探出。立用鐵鉗夾住。衆人環視。壁虎通身紅豔。醫曰此物食時未死。彼卽涵養血中。人正血旺時不能翻動。偶或血枯。彼卽搖動。猶幸是雄物。苟食其雌。能於血中卵育。早已不可爲矣。聞者爲之咋舌。

▲藥名豔詞　陳亞宋人也。性滑稽。常用藥名作閨情生查子三首。香豔絕倫。爰刊報端。聊博莞爾。

(一)相思(相思子)意已(薏苡)深。白紙(白芷)書難足。字字苦參(苦參)商。故要檀郎讀(狼毒)分明記得約當歸。(當歸)遠志(遠志)櫻桃熟。何事菊花(菊花)時。猶未回鄉(茴香)。曲

(二)小院雨餘涼(禹餘糧)。石竹風生砌。罷扇儘從容(從容)半夏(半夏)紗廚睡。起來閒坐北亭(柏亭)中。滴盡珍珠(珍珠)淚。爲念壻辛(細辛)勤。去折蟾宮桂。

(三)浪蕩(莨宕)去來來。躑躅(羊躑躅)花頻探。可惜石榴(石榴)裙。蘭麝香(射香)將半。琵琶(枇杷)閒後理。相思必撥(蓽茇)朱絃斷。擬續斷(續斷)朱絃待這(代赭)冤家。按

▲瘍醫軼聞　周德元東台人。幼聰穎。好岐黃術。嗜靈素典籍。若啖蔗飴。有走方郎中遇之。賞其慧。納爲弟子。啓青囊。出抄錄祕本一卷。冑華佗五禽之眞傳。乃授之曰汝嫻此書。一生吃著不盡。問其姓名。曰吾孟河著名瘍醫馬某也。留月餘。盡傳其手術。周於是精於斯道。懸壺問世。委贄者踵接於門。一日有僧來。身著破衲。狀若丐。自稱係江甯某刹火頭陀。患項疽。逾年屢治罔效。茲聞天醫降此。叩求施診。周閱該僧頸間。墳起如拳。按之炙手。對證祕本已悉原因。謂斯症三日包痊。惟須酬金千元。不愈不取。不先措金。亦

不着手療治。僧現愁容。跽稱索千金於乞丐。有死而已。旁觀者頗代不平。周乃作鷓鷔笑曰。汝眞無資耶。此症非富不患。汝仍慳吝。恐不出三月。即往極樂國。項間舍利子。當亦脫穎也。僧聞言悚然。率爾而對曰。如能袪疾。何惜區區阿堵物。隨命伴者往寓。立呈兼金如數。周令該僧臥於榻。跣雙足。塗痲醉劑於湧泉穴。奏刀砉然。血流如注。幾盈盌。僧罔覺苦。敷藥包裹。飲僧以參湯。衆視項珠。已坦平矣。三日足心痂落。果如常人。僧復詢致疾之由。周乃從容曰。此食蘑菇所致也。蓋蘑菇爲濕化之植物。日食不問。濕毒內蘊。遂成斯症。不知療法。十無一生。毋再貪口腹。而貽伊戚。僧肅然而退。

▲水臌救星　皋邑西北鄉。距城三十餘里。有村范家莊。居民以農爲業。有韓叟名玉富。年逾古稀。前歲冬間。曾患臌脹症。醫治罔效。延至客夏。腹已便便然。艱於舉步。輾轉牀笫間。困苦異常。毛孔中日流腥黃臭水。涓涓不已。蠅蛆滿身。覩其狀者。靡不作三日嘔。媳乃爲縫一布囊。中實薪灰。令臥其上。子則終日隨侍在側。爲之糞除蠅蛆。玉富飲食減。腹膨如故。諸醫束手。委諸天命而已。適鄰村有老學究某。聞其症。乃授以祕方。令覓多年之老母鴨一隻。（按鴨愈老愈妙）宰而滌淨。去骨。和多年大蒜。不拘多寡。（愈陳愈妙）共同切碎。另用雄豬大腸一條。亦滌淨。將大蒜鴨肉。同納腸中。白水煨之。（切勿放入鹽油酌料爲要）。納十六小時之久。取出視之。糜爛如飴。日飲其汁。鴨汁未盡。腹當更高。鴨汁盡而腹消矣。韓子姑作背城借一之計。效果捷如桴鼓。韓叟迄今精神矍鑠。健啖如壯歲。此項事實。韓國銀親爲予言。國銀者。即叟子名也。　按乙丑孟夏。繼室曾患臌脹。中西醫治。未匝月而溘逝。竊意斯症。無可效藥。中心歉歉。刻未去懷。今聆韓語。尙有神效之方。爰亟披露報端。俾染斯症者。早登壽域云爾。　笑鳩君甫將此稿撰成。遂

社。適接社友叢君班侯函述近來用西藥『洒利汞』注射靜脉。醫治臌脹。效力甚大。據云。經驗多次。囑予購用。按此藥宜靜脉注射。起初用一瓦。繼用一瓦半。陸續加增。至多不得過二瓦。注射五針至八針。無有不愈。茲附錄之。望各地同志臨症采用。此後臌脹症又多一救星矣。（愛棠附誌）

▲誤食蜈蚣　張萬富。東亭西鄙農家子也。年逾弱冠。身軀魁梧。能負重遠行。赳赳氣概。迥非常人所能及。鄉人以渠富有膂力。咸錫賽孟賁之徽號。互相稱述。萬富之名。反不彰焉。曩夏溽暑。適有長途行。黎明卽起。取隔宿冷飯。恣飽就道。詎飯防饑。露未蓋。夜間曾有蜈蚣經過。遺子於內。萬富未覺。悉吞腹中。數小時後。驟覺腸絞。疑爲發痧。恃強盪返。服藥旋愈。嗣后腹日膨脹。體日枯瘠。肢倦乏力。雖帶鈎之舉。不啻若千鈞之重。迭延醫士診視。謂爲寒濕者有之。謂爲蠱脹者有之。遍嘗藥餌。毫無效果。呻吟牀第。間已非一朝一夕矣。迨暑往寒來。歲聿云暮。該鄉忽來一鈴醫。療症效驗如神。遐邇病夫。趨之若鶩。張亦匍匐往求療治。問切一過。決爲蜈蚣蠱。幸在壯年。氣血均盛。可以包愈。令張絕食經日。復將手足拘攣。伏臥榻上。另宰雄雞一隻。熬汁盈鉢。置榻前。熱氣蒸騰。香味觸鼻。鬪吻侯之喉癢涎垂。須臾蜈蚣墮雞湯中者。數以百計。旋解張之束縛。投以藥末調治。數日體健如初矣。（按）夏季爲百蟲滋生之時期。張姓露食。蜈蚣卵育其中。固其所也。非遇鈴醫。萬富已登鬼籙。漠視衛生者曷鑒諸。（笑鳩附誌）

惕廬醫話

周小齋

清同治間。余鄉有葛仁坤仁輅昆仲者。專痘科。俱名於時。尤以仁坤爲最。決生死。恆不爽。因有活痘神之稱。曾視掘港某鹽商子三歲出痘。延掘區痘科診視。發熱見點。次序頗順。毫無逆象。因慕仁坤之名。邀其一決。以寬懷抱。詎料葛至一視後。卽目爲不治症。鹽商驚駭之餘。再三懇求治法。葛決絕無法。商仍請前醫診視。醫云。葛君一生英名。將敗於斯症矣。此孩若死。吾畢生不業醫。繼而果然灌漿結痂。已至百日以外。兒頗強健。商設筵謝醫。並邀葛君。葛欣然往。至則延之上坐。葛亦不卻。席間掘醫語言譏刺。葛君不聞。俄頃商率子親至席前叩謝。禮畢。兒仍跳躍向後堂而去。未片刻。葛起立向其親隨云。余急欲返船。商以爲人情難卸也。不料一僕自後堂疾趨而至。云公子死矣。商驚惶失措。莫知所之。及至後堂。兒眞氣絕矣。詣葛舟。究詢其何故。葛云。令公子有痘一粒陷於肺。無法能達。謂余不信。請看令郞髮際。有痂一粒未脫。此卽絕命之故耳。商回循髮視之。果然其言。歎曰。斯眞不愧有活痘神之譽。　記者按。一望而能預斷其必死。固神矣。更知其髮際有痂難脫。眞精妙莫測。愚蒙若偶。實難窺探。願海內名賢有以賜教。

穿山甲有止血奇功

黃星樓

癸亥秋余客次燕川。時當淫雨。溝壑成流。有秦飯店次子者。晚歸涉水，齊膝之下。腿膕之旁。忽生小瘰。似乎作癢。搔之卽破。血如湧泉。彼時家人無措。以棉花燒灰掩之無效。面色漸脫。典鼓已敲三更。遂來延余而往。視之滿地皆血。猶湧出不止。余卽以山甲末摻之。用布扎之。其血立止。次晨該子經過余門。行走如恆。午後覺得頭昏神疲心慌不安。又復延余進以八珍等味。兩劑而愈。前日長巷冒公館內陳老太。乳房患肝氣瘤。已歷十數年。因於作躁。突然流血不止。余亦以此末摻之。而血立止。回憶早年余佃張鴻儀。在田割麥。不意刀傷其腿。亦是血流不止。延醫治之。竟未有效。遂喪其命。此症謂之肌衄。俗曰血箭是也。今錄於此。以備參攷。

衛生

衛生却病法

楊燧熙

凡人處世必當講求衛生。衛生者何。愼起居。『每日以下十句鐘安睡。以上六句鐘起身。極遲七句鐘。人之安睡時間以八句鐘爲限。不可多寡』節飲食『不可未飢先食。亦勿已飢未食。食毋求飽。過飽累及脾胃。則消化不良。而病生焉。每食年老者八分之數。年壯者九分可也。則易於消化。身體方可健康。何病之有哉。否則大半由於病從口入。然亦不能受飢。反傷脾胃也』少思慮『思慮最能傷脾。脾傷則中州及四肢易受病也。諺云。神傷思慮則肉消』止暴怒『怒則傷肝。血脈逆行。每有因此而病生。可不加諸意乎。』捐憂忿『意傷憂愁則肢廢。憂傷肺。肺傷則氣分先病』除急躁『急躁則陽旺。陽旺則陰傷。陰傷則心肝之陽皆失旣濟也』節勞苦『勞則傷於陰陽。尙不知有節。則心脾腎未有不傷也。傷何不復謂之損。外國華工每日工作多則八小時。少則六七小時。至勞心倍於勞力。故於作止有時。否則暗傷心腎之脂也。』遠房幃『書云。夫婦有別。夫精爲人之至寶。人賴生存世界者。皆腎液之滋榮。無水何能令百體皆潤。故守身如執玉。經以陰精上供。其人乃壽。常見中年之人。年四十。陰氣自半。起居衰矣。或富貴之家。廣置姬妾。縱情色慾。以致精傷。而不夭扎者鮮矣。經以冬不藏精。春必病溫。故保精卽是保壽也』戒烟酒『現今世界。乃香烟之世界也。人之交際。以此敬客。而爲時髦。不知內有泥哥靑毒質。使人吸之成癮。不吸則飮食難下。傷身耗財。莫此爲甚。前淸有不吸捲烟會。入會者頗不乏人。改吸八寸旱烟筒。已屬戒除。因光復軍興。吸此人民士女效尤。漏巵甚鉅。猶甚阿片也。酒乃亂性之物。內有鬧楊花。每見過量者。釀成莫大禍端。故早有勸戒烟酒會。入會人云。爲之討造化。因其勉生意外之虞。現在紹興城內。有醒華報出版。有太白之嗜好者。可以訂一份看看。於身心最爲有益。較之閱小說。高其十倍矣』忘名利。無貪嗔『名利比之普通嗜好品。余覺爲之二妖魔。倘能打去妖魔。則可超凡入聖。每見因此成病而傷生者。指不勝屈。故必須無貪嗔。方可逍遙於世界也』勤洗浴『夏時每日至少沐浴一次。冬時四五日一次。春秋之時。間日一次。能行氣和血。舒筋活絡。增長精神。且衛生之道。先宜清潔其身。勤於洗浴。然亦不得過量。恐汗泄過多。而傷氣血。但人體中。無論四季。有一種鹽質及廢料汗垢是也。常常排出毛竅。倘不洗去。一經閉塞。致生內外等症。裏衣亦須勤換』却疾病。蠲除七情。而避六淫。遵守衛生。防患於未然』此乃衛生之士所能。今人每易忽也。

論細嚼之理

沈仲圭

吾人消化之途。大要凡三。一曰口腔。飲食入口。經齒牙之咀嚼。唾涎之混和。變爲碎屑。且將澱粉質分解爲糖。二曰胃。碎屑由咽頭經食道而入於胃。胃壁遂分泌胃液。并起收縮作用。以溶解蛋白質。而化碎屑爲食糜。三曰小腸。食物經二度之消化。猶未盡淨。故輸入小腸。以行最後之化分焉。他若膵液胆汁。注於小腸之上端。(卽十二指腸)以助消化之不逮。乃消化系之相傳也。徵諸中說。昔賢言飲食有三化。一曰火化。二曰齒化。三曰胃化。三者並者。不可缺一。而經曰。小腸者。受盛之官。化物出焉。則相合而爲四化矣。

據此以言。口腔爲人身消化之第一步。齒牙之盡責與否。關係於胃腸之强弱甚大。蓋未經細嚼。遽爾嚥下食物不曾十分細碎。澱粉何由充分溶解。胃腸必出全力以代口腔之勞。言其結果。一則以少用而朽腐。一則以過用而致病。胃腸既病。穀納必減。各組織之消耗。莫由補償。而衰弱貧血諸病。相因蜂起矣。是以狼吞虎嚥。縱曰細事。而一究其害。竟足影響全體。吾人安可漠然視之。而不加意乎。昔英相格辣斯頓食物一口。嚼至二十四五次。壽至九十。德國哲學家康德。日食一餐。每餐至一小時之久。老而彌健。其他因實行細嚼緩嚥。而享遐齡者。亦所在恆有。西諺曰。以其齒牙。掘其坟墓。中諺曰。病從口入。雖屬警誡過食之詞。而速食之害。與茲奚有異耶。細嚼緩嚥。學理既圓滿。功效又卓著。原爲人類正當之食法。獨惜世人狃於積習。未能改良。則提倡宣傳之功。烏容一日已乎。

論沐浴之原理

沈仲圭

人體由數多細胞集合而成組織。更由數多組織相集而爲藏器。以行生活作用。其一舉一動。一言一笑。莫不賴於組織成分之酸化。而生活力。但酸化一多。廢物生焉。此種廢物。非惟無益。而且有害。故必放棄於體外。放棄之道有三。在上曰肺。在下曰腎。在全身曰皮膚。緣各組織產生之廢物。隨血液以運行。流至肺。藉呼吸以吹去之。流至腎。賴小便以排洩之。流至皮膚。由汗腺以發散之。夏令之汗。冬日之白屑。卽組織因酸化而生之廢物也。與空間塵埃相併。卽成污垢。黏附表皮。設不勤加沐浴以除去之。則纖小之汗腺。爲其塡塞。而一條排洩之路斷矣。此路既斷。血中廢物。轉輸於腎。假道小便而出。則與上論口腔不能盡責。以致胃腸成病。正復相同。是故怠於澡身。爲釀病之大原。而勤浴乃衛生之要着也。竊謂吾華養生諸書。備言不可數數沐浴者。當指熱水浴而言。蓋熱水浴溫度太高。一則血行失常。心臟易病。二則汗出溱溱。陰血易耗。（經云奪汗者亡血）三則浴時溫度高。而毛孔張。浴畢出外。忽觸風寒。多致感冒。故一般衛生家。咸認熱水浴爲不宜。僅用療病而已。至言沐浴之益。猶不止除垢一端。凡血行之促進。體溫之增加。疲勞之恢復。精神之爽快。何莫非其功用耶。

養生瑣言一束

沈仲圭

（一）平旦點心飯訖。卽以熱手摩腹。出門庭。行五六十步消息之。中食後。還以熱手摩腹。行一二百步。緩緩行。勿令氣急。

（二）食飽不得急行。及飢不得大語。（急行有害緩步則益）

（三）人性非合道者。焉能無悶。悶則何以遣之。還須蓄百卷書。易老莊子。悶來閱之。殊勝悶坐。（非唯解悶良法亦屬養心要旨）

（四）衣服但粗縵可禦寒暑而已。第一勤洗浣。以香霑之。身數沐浴。務令潔淨。

（五）常念善。無念惡。常念生。無念殺。常念信。無念欺。（衛生分身心二面此乃養心妙法）

（六）一日之忌。暮無飽食。一月之忌。暮無大醉。一歲之忌。暮須遠內。終身之忌。暮常護氣。

（七）凡新沐遠行及疲。飽食醉酒。大喜大悲。男女熱病未差。女子月血新產者。皆不可合陰陽。熱疾新差交者死。（以上俱千金翼）

（八）蝶交則粉退。蜂交則黃退。可悟保身之法。（成語）

（九）臥不及疲。不欲起晚。不欲多睡。（抱朴子）

（十）養生之法。約有五事。一曰眠食有恆。二曰懲忿。三曰節慾。四曰每夜臨睡洗脚。五曰每日飯後各行三千步。（曾

國藩）

（十一）飲食茹淡。祛病延齡。（明孝文皇后）

（十二）諸苦所困。貪慾爲本。（法華經）

（十三）力學與養生。兼營並進。則志强而身亦不弱。（曾國藩）

（十四）起居時。飲食節。則身利而壽命益。（管仲）

（十五）白髮三千丈。緣愁如個長。（唐人詩）

（十六）流水不腐。戶樞不蠹。動也。形氣亦然。（呂氏春秋）

（十七）無勞汝形。無搖汝精。乃可長生。（莊子）

（十八）新壯者十日而一游於房。中年者倍新壯。始衰者倍中年。中衰者倍始衰。大衰者之月。當新壯之日。（春秋繁露）

（十九）肥肉厚酒。務以自强。命曰爛腸之食。（呂氏春秋）

（二十）睡側而屈。覺正而伸。早晚以時。先睡心。後睡目。（蔡季通）（側睡屈體並治遺精）

（二一）服藥千朝。不如獨宿一宵。飲酒百斛。不如飽餐一粥。（尊生格言）

（二二）節食以去病。寡欲以延年。（尊生格言）

（二三）體弱者從眠食二字用功。眠所以養陰。食所以養陽。眠貴有一定時刻。而戒多思。食亦貴有一定時刻。而戒過飽。尤以起居有恆爲主。（曾國藩）

（二四）起居不節。用力過度。則脈絡傷。傷陽則衄。傷陰則下。（素問玄珠）（此與靈樞百病始生篇原文小異）

（二五）服丹石以快慾。腎水枯燥。心火如焚。五臟乾烈。大禍立至。（遵生八牋）

（二六）常習不唾地。有則含以嚥之。使人精氣常留。面目光彩。（孫眞人）

（唾、口津也。非痰涎之謂。蓋口津有消化澱粉之功。固宜含嚥。痰涎乃肺臟之排洩物。奚能不吐。是宜分別觀之。）

（二七）養生之道。不妄爲先。次寡欲。次愼寒暑飲食勞逸。（吳詢逸語）

（二八）不欲極飢而食。食不可過飽。不欲極渴而飲。飲不欲過多。飽食過多。則結積聚。渴飲過多。則成痰澼。（孫思邈）

（二九）飲食有節。起居有常。不妄作勞。故能形與神俱。而盡終其天年。（素問）

（三十）飲以養陽。食以養陰。食宜常少。亦勿令虛。不飢强食則脾勞。不渴强飲則胃脹。（延命錄）

（三一）飲食有節。脾土不泄。調息寡言。肺金自全。恬然無欲。腎水自足。動靜宜敬。心火自定。寵辱不驚。肝木以甯。（楊景明）

（三二）夙興夜寐。常使清明在躬。淡飱少食。常使腸胃淸虛。（推篷寤語）

（三三）張南軒攝生四要云。少思以養神。少慾以養精。少勞以養力。少言以養氣。

（三四）青州錄事參軍麻希憲。年九十餘致仕。唐太宗問攝生術。對曰。臣無他術。惟是少情寡慾。節聲色。薄滋味而已。

（三五）體欲常勞。食欲常少。勞勿過極。少勿過虛。（封君達）

（三六）重衣厚褥。體不堪苦。以致風寒之疾。甘味腓腊。醉飽饜飫。以致疝結之病。（彭祖）

（三七）食止行數百步。大益人。（攝養枕中方）

（三八）香美脆味。厚酒肥肉。甘口而疾形。曼理皓齒。悅情而損精。（韓非子）（曼澤也理膚理也）

（三九）飲食居處適。則九竅百節千脈皆通利焉。（呂氏春秋）

（四十）草鬱則爲腐。樹鬱則爲蠹。人鬱則百慝幷起。（亢倉子）

（四一）平易恬淡。則憂患不能入。邪氣不能襲。（莊子）

（四二）眞定梁公每語人曰。日間辦理公事。每晚家居。必尋可喜笑之事。與客縱談。掀髯大笑。以發舒一日勞頓鬱結之氣。（聽訓齋語）

（四三）多靜坐以收心。寡酒色以淸心。去嗜慾以養心。玩古訓以警心。悟至理以明心。（格言聯壁）

（四四）積神生氣。積氣生精。此自無而之有也。鍊精化氣。鍊氣化神。鍊神還虛。此自有而之無也。（醫方集解）

（四五）怒後勿食。食後勿怒。醉後勿飮冷。飽食勿便臥。（醫方集解）

（四六）飲食自倍。腸胃乃傷。膏梁之變。足生大疔。（內經）（足能也）

（四七）夜寢勿言語。大傷元氣。（醫方集解）

（四八）髮宜多梳。面宜多擦。目宜常運。耳宜常彈。（閉耳彈腦。名鳴天鼓。）舌宜抵齶。齒宜數叩。津宜數嚥。濁宜常呵。背宜常暖。胸宜常護。腹宜常摩。穀道宜常撮。肢節宜常搖。足心宜常擦。皮膚宜常乾沐浴。（即摩擦也大小便宜閉口勿言。（醫方集解）

（四九）早起露首跣足。則病身熱頭痛。納涼陰室。則病身熱惡寒。多食涼水瓜果。則病泄利腹痛。夏走炎途。貪涼食冷。則病瘧痢。（醫方集解）

（五十）養生之士。先寶其精。精滿則氣旺。氣壯則神旺。神旺則身健。身健而少病。內則五臟敷華。外則肌膚潤澤。容顏光彩，耳目聰明。老當益壯矣。（陸象川）

（五一）凡煮粥飯。而中有厚汁滾作一團者。此米之精液所聚也。食之最能生精。（眞詮）

（五二）盜爲男戎。色爲女戎。人皆知盜之劫殺爲可畏。而忘女戎之刼殺。悲夫。（呂新吾）

（五三）色惡不食。臭惡不食。失飪不食。不時不食。

（五四）肉雖多。不使勝食氣。

（五五）食不語。寢不言。（以上論語鄉黨篇）

（五六）寡慾固佳。淸心尤要。若勞心耗散心血。縱寡慾精氣難生。蓋精生於血也。（孫思邈）

（五七）內勞神明。外勞形質。俱足夭折。惟房勞較甚。爲其形與神交用。精與氣均傷也。（長生祕典）

（五八）穀氣勝元氣。其人肥而不壽。元氣勝穀氣。其人瘦而壽。養性之術。常使穀氣少。則病不生矣。（太平御覽）

（五九）人體欲得動搖。但不當使極耳。如動搖則穀氣易消。血脈流通。病不得生。譬猶戶樞不蠹。流水不腐。以其常動故也。（華陀）

（六十）善養生者。形要小勞。無至大疲。故水流則淸。滯則濁矣。養生之人。欲其血脈運動。如水之流。坐不欲至疲。行不欲至勞。頻行不已。然宜稍緩。卽是小勞之術也。

（六一）遠唾損氣。多唾損神。多汗損血。疾行損肝。

（六二）溼衣及汗衣。皆不可久着。令人發瘡。

（六三）春不食肝。夏不食心。秋不食肺。冬不食腎。四時不食脾。（金匱覆略）

（六四）肝病禁辛。心病禁鹹。脾病禁酸。肺病禁苦。腎病禁甘。（金匱要略）

（六五）流水之聲。可以養耳。青禾綠草。可以養目。觀書繹理。可以養心。彈琴學字。可以養指。逍遥杖履。可以養足。靜坐調息。可以養筋骸。

（六六）養耳力者常飽。養目力者常瞑。養臂指者常屈信。養股趾者常步履。（褚氏遺書）

（六七）善養生者。謹起居。節飲食。導引關節。吐故納新。不得已而用藥。則擇其品之上。性之良。可以久服而無害者。則五藏和平而壽命長。（蘇文）

（六八）食欲少而不欲頓。常如飽中飢。飢中飽。

（六九）道人蒯京。年百七十八。而甚丁壯。言朝朝服玉泉琢齒。玉泉者。口中唾也。朝旦未起。早漱津。令滿口。含之。琢齒二七過。名曰練精。（修眞秘訣）

（七十）導筋骨則形全。翦情慾則神全。靖言語則福全。（亢倉子）

（七一）世人奉養。往往倒置。早漱口不如將臥而漱去齒間所積。牙亦堅固。（雲笈七籤）（漱口刷牙。爲去積於齒縫之食屑。故宜每膳后行之。然有病其繁瑣而僅晨起滌牙一次者。毋甯夜間行之爲佳。此係西人新說。不謂昔賢早鑒及此矣。）

（七二）風寒謹防。嗜慾病薄。病可却也。（白香山）

（七三）惜氣存精更養神。少思寡慾勿勞心。（彭鏗）

（七四）飲食宜節毋多。起居務適毋强。（白香山）

（七五）量腹而受。量身而衣。（文子）

（七六）天時雖熱。不可貪涼。瓜果雖美。不可多食。（諺語）

（七七）食戒過多。多則癥塊成疾。（彭鏗）

（七八）寒煖無失適。飢飽無失平。（董仲舒）

（七九）早起有無限的好處。於夏月尤宜。（申涵光）

（八十）暮臥當習閉口。（孫思邈）（閉口而由鼻呼吸。則空氣冷暖適中。塵埃細菌不致入肺。無分晝夜。皆宜如是。）

（八一）坐不欲至倦。行不欲至勞。（蒲處貫）

（八二）晏安鴆毒。不可懷也。（左傳）

（八三）衆人之息以喉。眞人之息以踵。（莊子）

（八四）藥補不如食補。（仁伯）

（八五）調和筋骨。有運動之方。均齊勞逸。有作息之則。（葛洪）

（八六）熊經鵄顧。引挽腰體。動諸關節。以求難老。（華佗）

（八七）得康强之道無他。但能任意自適。不以外物傷和氣。不敢做過當事。酌中恰好即止。（文彥博）

（八八）美味腐腸。好色溺心。（鹽鉄論）

（八九）神氣淡則血氣和。嗜慾盛則疾疹作。（孫思邈）

（九十）天以日運故健。日月以日行故明。水以日流故不腐。人之四肢以日動。故無疾。（蘇軾）

（九一）精神愈用而愈出。體魂愈練而愈强。（曾國藩）

（九二）樂易者常壽長。（荀子）

（九三）少年之時。血氣未定。戒之在色。（孔子）

（九四）省憂愁。戒煩懷。是吾心上却病法。（顧體集）

（九五）慾寡精神爽。思多血氣衰。（紫陽君）

（九六）莫教引動虛陽發。精竭容枯百病侵。（孫思邈）

（九七）衛生切要知三戒。大怒大慾幷大醉。（眞西山衛生歌）

（九八）嬰兒之病。傷於飽也。（潛夫論）

（九九）不論粥飯點心。皆宜嚼得極細嚥下。（養病庸言）

（一百）眠爲眼食。弗貪過飽。（佛經）

（一〇一）冬夜勿覆頭睡。何得長壽。（孫思邈）

（蒙首而臥。不得吐炭吸養。最非所宜。是亦與西說相契也。）

（一〇二）才所不逮而强思之。傷也。力所不勝而强舉之。傷也。（李杲）

（一〇三）獨睡能治一切虛弱勞傷吐血痰喘等症。所謂等者。舉一可以類推焉。（醒世良方）

（一〇四）知塡精而不知寡慾。則藥焉有功效。（徐靈胎）

（一〇五）排泄少量的精液。其疲勞恆較失多量之血液爲甚。蓋一滴之精液。直抵四十滴之血液。（新內經）

（一〇六）勞心而不節慾則火動。火動則腎水日耗。火熾則肺金受傷。旋變爲勞瘵。必至夭亡而後已。（新內經）

（一〇七）慾心正熾時。一念着病。興便冰寒。（身世金丹）

（一〇八）色慾。烈火也。人身。乾草也。身被乾草。火來須避。（涅槃經）

（一〇九）腦力與肢體相間而用。實爲養生之無上妙法。（心潮錄）

（一一〇）酒似穿腸毒藥。色如刮骨鋼刀。（古訓）

（一一一）人之衛生也。勞苦不怕。拂鬱可怕。事實不怕。空想可怕。（韓瑞芝）

（一一二）口腹不節。致病之由。念慮不節。殺身之本。（高攀龍）

（一一三）精神不運則愚。血脈不運則病。（陸子）

（一一四）無過食。去肥釀。節酸鹹。減思慮。捐喜怒。謹房室。（封君達）

（一一五）昔有一人參一禪師。問修道之要。禪師曰。老僧只飢來吃飯。倦來睡覺而已。

（一一六）尊年之人。不可頓飽。但頻頻與食。使脾胃易化。穀氣常存。（奉親養老書）

（一一七）食欲少而數。不欲頓而多。食不欲急。急則損脾。法當熟嚼令細。（醫說）

（一一八）多言損氣。多記損心。多怒傷精。多笑傷神。（醫說）

（一一九）菊花枕久之。令人腦冷。以決明子置之枕中。最能明目。（瑣碎錄）

（一二〇）薄滋味。省思慮。節嗜欲。戒喜怒。惜元氣。簡言語。輕得失。破憂悒。除妄想。遠好惡。收視聽。勤內顧。（瑣碎錄）

（一二一）夫精者。身之本也。故藏於精者。春不病溫。（內經）

（一二二）病者所忌。自酒色勞役飲食。及一切例禁外。所大患者有二。認病爲眞。終朝侘傺。一也。求速効而輕用醫藥。二也。（黃履素）

（一二三）將睡叩齒則齒固。用溫鹽湯漱口。堅牙益腎。熱湯漱口及馬尾做牙刷。俱損牙。（調燮類編）

（一二四）人能清心寡欲。無暴怒。無過思。自然血氣和平。却病多壽。譬如火爐。置風中則易滅。置靜室則難燼。（史搢臣）

（一二五）獨宿之妙。不但老年。少壯時亦當如此。日間紛擾。心神散亂。全藉夜間安睡。以復元氣。若日裏心猿意馬。控制不定。及至醉飽。又復恣情縱慾。不自愛惜。如泥水一缸。何時得清。（史搢臣）

（一二六）世間惟財與色。最是耗人精氣。速人死亡。而方士之言曰。金銀可點化以濟壽。少女可采補以延年。既快嗜欲。又得長生。何憚而不爲耶。試以情理度之。恐無此太便宜事。不敢信也。不可惑也。（史搢臣）

養生瑣言續

沈仲圭

行作鵝王步。語作含鐘聲。眠作獅子臥。（右脇向下也）

人若欲窺衛生之宮牆。務先戒絕煙酒色三字。

痢症忌鴨。喉症忌蟹。

體弱人每事當知所節。節慾節勞節飲食。此其大要。

忍尿不便膝成冷痺。忍大便不出成氣痔。

睡不厭蹴。覺不厭舒。

莫强食。莫强酒。莫强舉重。莫憂思。莫大怒。莫悲愁。莫大懼。莫跳踉。莫多言。莫大笑。勿汲汲於所欲。勿悁悁懷忿恨。皆損壽命。若能不犯者則得長生也。

養性有五難。名利不去爲一難。喜怒不除爲二難。聲色不去爲三難。滋味不絕爲四難。神慮精散爲五難。

五者必存。雖心希難老。口誦至言。咀嚼英華。呼吸太陽。不能不迴其操。不夭其年也。

美味須熟嚼。生食不粗吞。

常以兩手摩拭面上。令有光澤。斑皺不生。行之五年。色如少女。

補錄十則養生圭臬。遵行不替。長壽可期。至采集所自。以千金方爲多。

食蟹去胆可免中毒

沈仲圭

前閱申報。見有此題。細讀之下。覺此法爲醫書所未及。而亦嗜蟹者不可不知之常識也。爰錄其文。貢諸醫林。攷蟹之生理。凡寒毒蟲菌。被蟹吸食後。經蟹胆之作用。除滋養其肌肉。餘則由腸排洩。故凡食蟹者。必須先去蟹胆。卽不虞中毒。鄙人一家自家叔景芝醫士之警告。數十年來。從未因食蟹而患病。卽族中亦互相警戒。食蟹必先去蟹胆。至今亦從未聞有患蟹病者。查蟹胆不論雌雄。均生在蟹黃之中間。如將蟹剝開。卽現有六角長方形之白肉一塊。因其形如鼈。故又名蟹鼈。爲外科中之聖藥。凡蟹小而胆大者。其吸收毒菌更多。間有大蟹而胆反小者。無論活蟹死蟹。祗要去胆。卽無妨礙。蒸熟後食時剝去其胆。卽可無虞。無須活剝。食蟹去胆。卽飲茶湯。亦不會患腹痛。蟹胆極甜。性又極寒。故凡胆之甜者必毒。如蛇胆亦甜。無毒之魚胆則苦。取出蟹胆。逾數小時。卽堅硬如石。河豚必須去子。湖蟹祗要去膽一樣原理。再蟹膽顏色如發靑黑色。則此蟹決不可食。如誤食之。必中蟹毒。蓋此蟹必食多量之毒菌及毒蟲。蟹膽無力分泌。以致漲殭耳。

論蟹毒

陳愛棠

凡物具有異味者。恆含毒質。若植物中之菌。動物中之蟹爲尤甚。茲捨菌而言蟹。蟹性鹹寒。有小毒。功能散血解結。消食。外治筋骨折傷。然性動風。有風疾者忌之。孕婦不宜食。食之令子橫生。尤不可與柿同食。食則成霍亂。與荊芥同食則動風。中其毒者。用紫蘇子搗汁飲之。或紫蘇葉煎濃冷服。可解。他如薑汁。靛青汁。蒜汁。藕汁。亦能解之。蟹之性雖不良。因味美而嗜之者實夥。月前報載常州惲禹九先生食蟹致斃。目下我皋公立醫院褚女醫士。亦因食蟹而亡。惜當時不知解毒諸法耳。夫持螯賞菊。對酒當歌。本雅人之韻事。然究不宜多食。多食則危險。昔有人食蟹。以五茄皮酒飲之。中夜忽逝。人咸謂其中毒。獨某醫者不以爲然。如法試之。當夜亦斃。想五茄皮酒與蟹。尤甚於柿與荊芥矣。抑有進者。如紅色之蟹。及獨目獨螯。兩目相向。腹下有毛。腹中有骨。頭背有星點。足斑目赤者。皆有毒。食時更不可不注意。

預防時疫之方法

陳其華

時當炎暑。霍亂漸次發生。吾人日處氣交之中。稍有不愼。卽易感染。往往由一人而一室。以至一鄉一邑。蔓延甚速。爲害頗烈。如欲從事預防。非先具有普通衞生常識不可。茲將中醫衞生會所訂各種預防法。介紹於后。(甲)住居(一)店鋪家屋家園。宜時時灑掃。決不令其積塵。(二)晴朗之日。宜開窗戶。以換新鮮空氣。且使日光透入。以吸收濕氣。(三)室內及臥床。須常通風。使陽光透入。以期乾燥。夜臥之時。須蓋單被。不使腹部受涼。不可露宿。以防中寒發病。(四)大小便積水等。常使其流出。或投之地窟中。不使屋內留積以生蚊蠅。致傳染病菌。(五)牛馬猪羊之室。及棄置穢物。不可設於住宅及食井之傍。及不可在井傍洗肉菜及衣服等類。(六)糞桶便後。時須緊蓋。(七)凡疫痧流行時。及天氣潮濕時。室中常點辟瘟集祥香。蒼朮。桃枝。(向東南者)各十二斤。白芷。山漆各八斤。檀香。降香。甘松。大茴香。桂皮。香附各三斤。烏頭二斤。貫衆。鬼箭羽。白蒺藜各一斤。雄黃。雌黃各八兩。上藥晒乾研細。楡麵拌勻。令做香匠以細竹絲爲骨做成線香。隨時焚點。凡天行瘟疫時病者。聞之易愈。未病者聞之亦不傳染。無論家中旅館舟車。均可用之。或焚降香。大黃。蒼朮。茵陳之類。以解穢毒。或點艾繩亦佳。或用蒼朮末。紅棗肉搗丸。時時燒之亦可。(八)食井中每交夏令。宜入白礬。雄精之類。能解水毒而辟蛇虺也。水缸內宜浸降香。(以解水毒)貫衆(以吸收水中微生物。)或五更時投黑豆一握於井中。亦能免疫。(乙)飲食(一)勿暴飲。勿過飽。飲食勿過平時之量。(二)宜常食熱茶或滾水。勿飲冷水。與冰荷蘭水。冰麒麟。石花。涼粉等物。(三)未煑熟食物。及其將腐敗變味之食物。(如霉千層臭腐乾等。及禽獸魚貝之肉。不新鮮者。及隔日之飯菜及食物。已變色變味者。皆不可食。)(四)醃藏已久。及薰烤所製之飲食物。并油煎物。均不可食。凡屬葷腥油膩。夏秋皆宜少食。(五)瓜果切開宜卽吃。勿久置。能不吃更妙。(六)飲食物必須安置紗罩內。毋令蠅蚊聚集以遺病菌。(七)鱔鰻性熱助陽。龜鼈性寒滋陰。且其質味濃厚膩滯。消化極緩。夏令內有伏濕之人。皆不宜食。(八)無論貧富。夏日宜供餚膳者。如冬醃乾菜。冬芥菜。東瓜。蘿蔔。芹筍。絲瓜。蒲子。葫蘆。鞭筍。筍乾。白菜。大頭菜。榨菜。虹豆。綠豆。黃豆所製各物。須新鮮者。鹽蛋。彩蛋。鯽魚。鰱魚。乾貝。白鯗。大頭鯗。海蜇。海帶。等類。皆可食。(丙)身體(一)日中極熱時。不可作過劇之運動。及過勞心思。熱度在九十五度以上時宜暫停工作。(二)宜少往酒菜館飲食及赴戲園寺院與衆人羣集之地。(三)勿久睡。勿在露宿。及夜間露天久坐。勿犯房事。(四)日中出門。須用涼傘以遮日光。(五)勿觸雨濕陰寒。及雨至開窗與迎風沐浴。凡沐浴須擇涼淨無風處以清潔其身體。(六)夏月被褥。宜時時曝以日光。有濕氣者。不可用。(七)衣服宜時換洗濯。勿罣其有垢膩者。不宜過冷過暖。必候適度爲妥。(八)勿往有疫病之地。即或親戚朋友家。不能不去看者。須先以川椒末時塗鼻孔內。或雄黃末亦可。或以阿魏嗅鼻。或樟腦丸置鼻傍以辟病穢氣。則不致傳染。出則以紙探鼻內能得嚏更妙。使穢氣病菌不吸入內臟矣。如覺屍臭腐敗穢惡之氣。偶驟吸入。即服紫金片五分化服。并忍飢數分鐘。即時解散。切勿遽食。補物更忌。若聞病人汗氣入鼻透胸。即散布經絡。初覺頭痛。即用白芥子研末。溫水稠調塡臍中。隔布一二層。以水壺盛熱湯熨之。至汗出而愈。以上三項。均爲個人衛生最要。且易於實行者。苟能人人行之。不但不染疫痧。且可却病延年。願吾國人士廢俗說。破習慣。毅然決然一切施諸實行。彼歐美各國。不復敢以東方病夫目我矣。其他如公衆衛生。與隔離防疫。則屬諸行政範圍。非我醫生權力所能辦耳。

清潔與衛生

陳愛棠

我國對於社會衛生。素來不甚注重。到處痰唾。隨地便溺。引起外人之輕視。加以「不潔國」之徽號。焉致之上古。匪不知衛生。但詳於個人而忽於公共。顧內經之食飲有節。起居有常。不妄作勞。虛邪賊風。避之有時。恬淡虛無。眞氣從之。精神內守。病安從來……又如魯論之食饐而餲。魚餒而肉敗不食。色惡不食。

不時不食。失飪不食。……以及六藝之外。須灑掃應對進退。柏廬先生家訓之黎明卽起。灑掃庭除……云云。在在有指導衛生之精意。惜後人不能遵守而實踐。卽目爲不知衛生。殊堪浩嘆。茲幸訓政開始。百事維新。對於公衆衛生。尤加注意。設有專部。積極進行。如疏濬河道。檢查食品。清潔飲料。豢養野犬。取締露天廁所。厲行防疫政策。嚴禁賭博嫖妓吸烟飲酒之不良嗜好。規定全國每年舉行兩次大掃除。及衛生運動。廣施宣傳。盡量指導。俾人人明瞭衛生之眞締。養成清潔之習慣。更希望全國同胞。謹守我國固有之衛生原則。並採取近今衛生之學說。如勤於沐浴。睡眠以時。多吸新鮮空氣。作適宜之運動。克遵衛生部之規律。躬行勿懈。由個人而家庭。而社會。而國家。不難達到救國强種之目的。一雪「不潔國」之奇恥。願同胞共勉旃。

黑海曙光

陳愛棠

鴉片本係西藥。有定痛鎭咳止瀉之功。國人每視爲消遣之品。恆喜二三知己。一榻横陳。吐霧吞雲。提神養氣。取一時之愉快。迨沉湎既久。積毒漸深。則腸胃大受其傷。食減便祕。神銷骨立。腦力薄弱。形容憔悴。久吸不已。廢時失業。蕩產傾家。因而流爲乞丐。喪失生命者。不知凡幾。影響社會。爲禍尤烈。實業凋敝。民生窮困。饑饉疊見。國勢衰弱。東亞病夫之徽號。外交失敗之癥結。未始非受鴉片之賜。近復變本加厲。提罌粟之精華。製成「嗎啡」「海洛因」「高根」等毒物。益以「咖啡精」「安替批林」「規尼涅」。造成紅白丸及金丹。或化水注射。或裝槍燒吸。其毒之烈。甚於砒鴆。一經成癮。如附骨之疽。直至髓枯命傾而止。言之痛心。聞者髮指。亡國滅種之工具。孰逾於此。俯納民衆之要求。特組織拒毒委員會。與上海中華國民拒毒會。通力合作。改善禁烟辦法。擴大拒毒運動。內則嚴禁販種運吸。外則杜絕來源。實施救國救民政策。俾毒禍早日肅清。更望諸熱血同胞。以國譽爲前提。本拒毒之决志。擁護政府。速達完全禁絕之目的。人人遵守先哲。終身不用鴉片及麻醉毒藥之遺訓。父詔其子。兄勉其弟。友朋箴規。自動痛戒。誓雪東亞病夫之奇恥。庶國體有轉弱爲强之希望。幸我同胞。三致意焉。

禁烟芻議

周楚滋

民族富康健之精神。則其國强。民族染痛苦之嗜好。則其國病。我國民族。在未染烟毒之先。其奮發之精神。與夫健全之體力。固不在諸民族之下。惟其不克自愛。而反飲鴆自甘。以致相習成風。流毒宇內。昏庸罹於黑刼。狡黠利於販售。雖蒸民之阨運。亦舉國之不幸也。今者拒毒有會。禁煙有令。而弱國病民之流毒。猶潛播默傳而靡已。幾何能禁之絕。而戒之盡歟。原夫鴉片爲物。氣香味濇。其性亦溫。香可通氣。溫克焌中。特其味濇。吸之者。毒隨氣着而不移。故遭毒着而傷者。即其味之所在也。苟其毒着於肺。癮至則欠呵流涕可徵。若果毒着於脾。癮至則肢瘦體倦足憑。蓋肺爲元氣之主。脾爲輸精之物。毒初賊及其經。毒淺而癮亦小。浸久竄入絡中。則毒深而癮彌大。癮愈大。毒愈深。則肺脾之機關亦愈滯。由是積濁害清。滯濕成痰。痰凝毒結。醞釀生虫。蟄伏經隧。阻遏營衛。則癮來之痛苦。不可以言語形容矣。然在吸烟成癮之流。未嘗不思剷除積年累月之痛苦亦非不知烟禁之森嚴。其不積極戒絕者。一以難忍最短期內之烟癮。一以祕密販售之處。尙可如願以償也。必也斷鴉片來源之路。絕烟民覬覦之念。俾其欲購無門。吸食何有。此不禁而禁不戒而戒之一法也。若僅具禁戒之方式而不察烟民心理。欲思肅清流毒。可乎否耶。

戒烟神方

章邦興錄

（此方百發百中藥味千萬不可加減）

甘草（八兩）川貝母（四兩）杜仲（四兩）右藥三味。用清水六斤。熬至一半。將藥用布去渣。加入好紅糖一斤收膏。每次服三錢。溫水冲下。（服法）初三天。每藥膏一兩。加入烟一錢。第四五六天。一兩藥加烟八分。第七八九天一兩藥加烟六分。第十十一十二天。一兩藥加烟四分。第十三十四十五天。一兩藥加烟二分。第十六十七十八天。一兩藥加烟一分。十八日以後。每兩藥加煙一分。再服七日後。切切不可加煙。服完此膏。其癮自斷。眞神方也。正戒煙時。忌食酸味（防法）倘戒煙期內發生別種病症。每兩藥膏照期多加烟一分。不可過多。其病自愈。

解煙毒方

冒殿元錄

多服鴉片煙膏而中毒死者。治法如下。

（一）置死者於陰濕地上。用筷子撬開牙齒。以筷橫放口內。使口常開。以冷水時時灌之。或白沙糖調冷水灌之更妙。外用手帕二三條。以冷水泡透。放胸前。輪流更換。或用整塊豆腐亦可。又用冷水一盆將頭髮散放盆內。時時換水。切不可見太陽。一見日照。卽不可救。三四日後。鴉片之氣散盡。卽活。如身不硬。雖七日內亦可回生。活後多服白沙糖水及生綠豆末冲水服最效。（二）眞南硼砂冷水調服。可以立解。（三）用清油灌之。立解。（四）巴蘠草。搗爛。煎湯冷服。（五）以活鴨血頻頻灌之。（六）以雞蛋清頻頻灌之。凡但吞鴉片者。不過麻醉過度。可有回生之望。若和酒精並服。則熱度太熾。無從救治矣。

西醫每用「硫酸銅」一二五。冲開水灌之令吐。

詠鴉片煙詩

黃歧農撰

王伯華錄

天厭輕薄兒。災祲雖翦戮。乃命天驕子。辦此腐腸毒。其花名米囊。一名曰罌粟。羣芳列於譜。本草詳其目。可藥類地榆。可蔬等苜蓿。一經毒手植。殺氣滿園囿。萬朵日以高。萬民日以促。割以昆吾刀。終日不盈掬。見血但一縷。收工眞閃倏。取之後春風。曝之先秋旭。蟻蛭須成嶺。鮓乾乃爲鱐。豈意蜣螂丸。便可封函谷。乃有懷土人。爭以奇貨蓄。似木運籌車。如山來海艫。更有學圃人。種植得眞錄。其畝宜縱橫。播種相水陸。從此中國田。一半不種粟。從此中國燈。一半不照讀。禁屢張屢弛。令忽懈忽督。黃金爭土價。白面溺販鬻。萬里芙蓉城。九州洋藥局。廣積千閭廈。大書五丈纛。殺盡可憐蟲。砒酖無此酷。熟食與生吞。必死分遲速。

王伯華曰。詩一百六十韻。分十四段。右第一段。寫此物之出處。聚處。種法。作法。渾寫大意。而其害已不可勝言。並時政得失。亦與之俱見。可稱詩史。題雖小而文則大矣。

嗟我眼中人。翩翩美如玉。別來幾何日。舊容已非復。肩非鳶而高。頭非龜而縮。齒黑不瓠犀。睛黃類鴝鵒。

無喪髮偏長。無憂額頻顣。見我泣涕漣。情似哭非哭。曰今我疾作。無救藥可服。如痁不愆期。如潮應朏朒。喉癢抓難搔。背痛鞭如扑。懷炗自貽戚。膏煎似繭束。使吾見猶憐。不忍其觳觫。

右第二段寫癮者之儱形苦況。令人欲笑欲哭。

野人與之塊。拜賜出五鹿。將以活火煎。先以剡籐漉。消融渣滓浮。迸露汁漿渌。鎔土如鎔金。糞灰如糞麵。火半武半文。沸乍起乍伏。蟹眼魚眼過。蜂窠水渦簇。戛虀借餘瀝。折鼎防覆餗。斟酌陳之盤。有餘藏諸櫝。聞香魂已返。探湯命可續。撒手萬念空。就牀如就木。

右第三段寫熬煙何等細緻。何等雅典。

示我囊中物。非鼗亦非柷。菌蠢一丸泥。龍鍾三尺竹。褫魄博浪椎。追魂漸離筑。半段舒哥橫。一竅渾沌樸。鐵鎗死留名。阿斗生受福。潤燥驗陰晴。輕重徵壽祿。渠云最此良。曾殺人五六。遞嬗執牛耳。桓文襄莊穆。交我作替人。千金不許贖。夜夜發光怪。抹洗自忘浴。他日必以殉。未死將妻囑。

右第四段寫槍。光怪陸離。不減先賢詠古琴古劍。殺人而以爲良。寫出當局者迷。眞沒道理。妙在自己說出。

繞指出寸鐵。點漆如膠燭。炙手信可熱。得氣飽於麴。忽如長柄蘆。忽如骲箭鏃。有時香破夢。鼻觀光忞慾。外強知中乾。疊單乃得複。弄成宜僚丸。劃冷希文粥。火候本無私。百巧出一熟。

右第五段寫火工。

置芥於凹。間穿珠通旁竇。婉轉螺旋紋。層累塔尖矗。審欲如審的。抱管如抱蜀。戰止戰方興。口戕口乃嘁。

紅滿董卓臍。青入阮籍矚。一炬土更焦。纔吹谷已燠。盤旋以大氣。呼吸妙連屬。一煙縷千丈。一粒香萬斛。
齊入九迴腸。腹雷轉轣轆。直接君相火。下繞尻輪轂。煉就丹田丹。燒殘穀道穀。破園過萬羊。火宮勝丸菔。
蝴蝶化爲灰。趾離逃若鶩。鼻端兩白龍。搖曳匡廬瀑。也覺太熱中。蔗漿清暑溽。銅柱漸難捫。手賜以湯沐。
腸肥偶不通。乃學攻心謖。多病疏故人。無眠惱童僕。久之爵無算。晝夜一齊卜。

右第六段寫吸法。驚心動魄。

今夕爲何夕。風雨色如礴。片雲帳頂黑。一燈鬼燐綠。榻橫貳負屍。枕閣子璋髑。竟有嗟來魂。慘淡陰風撲。
主人必獺祭。私語作工祝。不盡其餕而。焉能到我腹。魔去燈始明。敲門聞剝啄。

右第七段逐段敍去。或恐其平。此段故作一波。半夜讀之。陰風四起。

客來但唯唯。傲過王前歜。落落偏易合。路人勝骨肉。授受左右手。揖護再三瀆。三達尊勿論。九世仇可睦。
傾吐盡肺腑。賓主知誰孰。同病最相憐。何嫌眇跛禿。好友過我門。敢不足蹜蹜。惟有頻來客。乃受我噱蹴。
丐以九死灰。大旱逢霢霂。

右第八段篇中問答只有兩人。洵屬以簡馭繁。但未免太寂。此段寫出許多友朋。令文字不寂寞。然於旁人絕不混入問答。文字仍是一綫。此段空處寫更微。至香山所謂此時無聲勝有聲者也。猶古文中之提空文字。

每當微醉後。紗窗伴斗宿。味只夜燈知。被任鄂君覆。渾然理一團。仙乎圖一幅。夢遊白雲鄉。飄飄化蝙蝠。
眼中無羲皇。何況桑與濮。爲鬼亦清高。笑見包孝肅。

右第九段。

豈知紅顏婦。遇人嘆不淑。衣裳都被質。羞看嫁時簏。別有難言憾。不雨占小畜。無妾吟白頭。有夫歌黃鵠。

去年弄一瓦。善哭竟不育。今年偶徵蘭。底事又成殰。他日未亡人。遺孤望誰族。

右第十段。大開看他寫到難寫處。大陣包小陣。大營包小營。必如此方許作長篇文字。

豈知堂上老。愛之如舐犢。一朝少防閑。朋捻出家塾。那識酖人羊。祇謂取斯虖。頻來寇已深。犝牛不可牿。

窺深避轉巧。房中定郟鄏。播穀躬方劬。避債臺已築。羽化白銀盃。飢嚼黃金屋。情形久始知。坐看登鬼籙。

予收爾骨焉。哭殺老蹇叔。

右第十一段。

而後偏嗜痂。沈浸到濃郁。膏盲西伯茑。痌疾左徒菊。衙官雀舌茶。奴隸鵝黃酥。豈無淡芭菰。烈矣讓幽馥。

能使剛者柔。能使質者縛。愚能使高明。狂能使誠篤。若問味外味。以言傳者俗。

右第十二段。大闔。妙吊掃一切法以包之。

我聞不死藥。方士欺愚碌。靈盤與大役。紅丸種大獄。雖痴猶可原。生者人所欲。是乃死藥也。明知而故觸。

此情殊難解。君盍爲我告。渠亦不能答。但唱奈何曲。笑指可兒墳。誤盡非我獨。痛憾惡少年。賜食竟殺彧。

我出一語商。好君將君勖。盍放爾廚刀。立地登天竺。曰諾將戒之。悔過學淇澳。都成門面語。十寒無一曝。

右第十三段。引一極悖謬事以形之。是死藥也四字本國策。

寄語局外人。愼勿迷大麓。前車已僨轅。後車免脫輻。猩初見甚明。牛因風致福。與其悔之暮。何如遠之夙。

勿使仇家快。化使恩家蹵。勿謂父可欺。免敎子中惡。可玩物亦多。何苦弄桎梏。海外有名香。何必將臭逐。醫病有良藥。豈必嶺南蝮。提防偶不周。愛子誤爲僇。病去病乃來。有人代賦鵩。縱死可成仙。生未免躋蹋。甯作拖腸鼠。莫舐丹鼎足。

右第十四段。千里來龍。結穴在此。前十三段俱是反面文字。至此方是正面。若無此一段。此詩不作可也。勿使仇家快。語本朱浮。敎他斬釘截鐵。功德無量。

嘲吸鴉片聯

陳其華抄

（仿雲南大觀樓長聯）

五百兩煙泥。賒來手裏。價廉貨淨。喜洋洋興趣無窮。看粵誇黑土。楚重紅瓤。黔倘青山。滇祟白水。估成辨色。不妨淸客閒評。趁火旺爐燃。烹就了魚泡蟹眼。正更長夜永。安排些雪藕冰桃。莫辜負四稜響斗。萬字香盤。九節老槍。三鑲玉嘴。

數千金家產。忘却心頭。癮發神疲。嘆滾滾錢財何用。想名類巴菰。膏珍福壽。種傳罌粟。花號芙蓉。橫枕開燈。足盡平生樂事。儘朝吹暮吸。那怕他日烈潮寒。縱妻怨兒啼。都裝做天聾地啞。只剩下幾寸囚毛。半抽肩膀。兩行涕淚。一副枯骸。

祭煙冢文

許泮香

餐霞居士。既離黑籍。劈爾鎗。碎爾燈。瘞諸土中。名曰煙冢。乃於某月某日。謹以杯茗菓餌之奠。而爲文以告之曰。嗚呼哀哉。自汝東漸。百有餘年。流毒滿地。氣燄薰天。黧人面目。迷人心肝。鑠人骨髓。耗人金錢。擢弱種族。妨礙民權。汝若有靈。當亦汗漸。以我老友。不汝瑕疵。同榻數載。念茲在茲。芝蘭臭味。曾不差池。追維往事。使我心悽。當夫飰餘酒罷。月夕花晨。煙霞老我。燈火伴人。破我岑寂。非汝莫親。纏綿情致。樂共死生。則有重烟之窟。陷人之阬。聞香下馬。逐臭成羣。藏汙納垢。吐霧吞雲。地則黑暗。氣則陰森。不寒而慄。不夜而燈。往往鬼嘯。白晝乃聞。若夫酒寮茶肆。繡閣朱樓。高軒雲集。入幕風流。膏有富貴。時無春秋。短笛信吹。無腔則幽。重簾香繞。不捲則留。可以卒歲。可以忘憂。其或興高采烈。氣足神完。十口八口。左邊右邊。信手揮麈。閉目譚天。吟歌噪聒。絃管流連。珠圍翠繞。蝶浪蜂諠。左搴芙蓉。右擁嬋娟。卜晝卜夜。其樂陶然。洎夫水窮山盡。樂極興嗟。坐不安席。臥如翻杖。髮深頂鳳。背寒促蝦。涕泗滂沱。饞涎交加。燈昏打屎。茶盡唊渣。是誰之孽。世界煙花。氣象萬千。縷述難盡。惟我與爾。相依爲命。胡天不弔。竟成永訣。法禁森嚴。曷敢隕越。嗚呼哀哉。地球幹運。天道循環。物極則返。盛衰理然。汝之生長。頂戴榮身。時代改革。老朽奚論。嗚呼哀哉。昔聞西方佛祖之居。汝本印產。魂歸舊廬。生天成佛。苦阨懺除。聲色香味。何有何無。舉首西方。香花供養。善哉善哉。伏維尚饗。

諷吸鴉片

宋萱蔭

一榻橫陳小閣前。側身隨意吸雲煙。白紗帳裏清香滿。賽過人間快樂仙。
終日昏昏睡小樓。煙雲吞吐度春秋。青燈一點星星火。燒盡田園未肯休。

一枝枯竹一壺茶。時吸時眠興味嘉。繚繞煙雲騰滿榻。清香遠遠碧窗紗。

面目如同鬼與囚。聳肩縮頸涕橫流。世間多少英雄漢。墮入牢籠不自由。

鴉片篇

梁紹壬

鴉片之流毒中國。歷有年矣。前清道光時。錢唐梁君應來。諱紹壬。著兩般秋雨盦一書。載有鴉片篇七古一首。最爲精警。謹錄登報端。以公同志。挹清竊不自揣。倣梁君之意。別作針藥篇一首。敢併登出。以博諸君一哂。

挹清附誌

窖窔小枕一榻鋪。陰房鬼火紅模糊。中有鳶肩鶴背客。夜深一口青霞呼。非蘭非鮑氣若草。如膠如餳色則烏。或云烏糞或花子。運以土化摶泥塗。加以水齊炮製法。文火武火煎爲酥。清光大來渣滓去。鍊金而液成醍醐。此品來自西域地。居奇者誰番賈胡。朝廷嚴禁官曉諭。捆載來若牛腰麤。關津吏胥豈不覺。偷而賂者千青蚨。況復此輩盡癖嗜。一見寶若青珊瑚。近聞中國亦能製。其物愈雜毒愈痡。吁嗟黃金買糞士。可爲痛哭哀無辜。頗聞此物妙房術。久服亦復成虛無。其氣既窒血盡耗。其精隨失髓亦枯。積而成引屏不止。參苓難起膏肓甦。可憐世人溺所好。甯食無肉此不疏。典裘質被靡不至。那顧屋底炊烟孤。噫嘻屋底炊烟孤。牀頭猶自聲嗚嗚。

針藥篇

賈挹清

打藥針。何其愚。孰不寶貴千金軀。爾肱爾股好肌膚。甘加針刺何爲乎。初時針刺作兒戲。一點兩點聊自娛。積久癮成。難屏絕。患害愈烈。毒愈痛。爾亦能負荷。爾亦識之。無若士若農若工賈。營生何者非良圖。不務正業。自暴棄。貲財耗盡。寒無襦。羅掘既窮。借貸絕。失身乃學盜穿窬。久之針孔日潰爛。氣味腥臭。形穢污。戚族憎嫌置不齒。悠悠行路盡揶揄。吁嗟乎。爾祖爾父好根柢。九泉頓足發長吁。發長吁。一針快活上天衢。

打倒小馬甲

季愛人

（一）爲什麽要打倒。（二）生理上有關係。（三）衛生上有妨害。（四）增加無數的毛病。（五）非羣策羣力打倒他不可。

（一）婦女是「國民之母」。和國家民衆。都有密切的關係『小馬甲』直接是侵害婦女健康的毒物。間接是可算殃民弱國的東西。從前有人發起過『廢除』和『解放』。因爲「說者諄諄。聽者藐藐」並且沒人繼續奮鬬的緣故。所以變成「紙上談兵」了。我是一個才疏學淺。初出茅廬的人。本來配不上做這種工作。也不是要借文字來做宣傳和駡人。實在爲中國民衆和中國醫藥的緣故。所以肯做這種易受外界刺激的事情。（二）世風日下。好勝心切。一般貪心雅觀的婦女戰。沒有吃過纏足的苦楚。把萬惡的『小馬甲』。來做美觀的要素。緊束乳峯。越緊越快。弄得胸肺發育不全。血液流行不暢。照這樣看來。豈不是和生理上有很大的關係嗎。（三）淸潔是衛生的要素。人人知道的。『小馬甲』非但不適生理。而且妨害衛生。因爲胸背受縛。胸背的汗液易容蒸發。雖有香水和香粉做他調和品。經久化合。免不了有些汗氣。還有一般不講衛生的婦女們。不肯時洗時浴。更不必說了。（四）近來女同胞所害的『帶下』『胸痛』『頭眩』『眼花』『肝胃氣痛』『產後無乳』。還有別種數多的毛病。我的醫室裏一年多一年。診察起來。雖是各有各的病原。然而『小馬甲』。確是主要的新病原。（五）我希望女學校裏的先生們。盡一分訓育的天職。使女生們快些覺悟。醫校裏的女生。應該本身作則。女科的同志。遇着病家。也應當苦口與藥石並進。還望衛生當道。速頒『小馬甲』禁例才好。上面說了許多沒有價值的話。好像放一個沒彈的空礮。希望同志們。作有力的奮鬬。感激感激。替萬民感激。

評論

對於西醫之言論

嚴獨鶴

如某西醫爲人治肺病。因肺病須多受空氣。乃令盡啓病者臥室之窗。顧時方冬令。窗啓風入。冷不可耐。則又以室隅盛熾爐火。於是病者一面受風。一面逼於火。而病轉劇。　又如患熱病者。設求西醫診治。無論病者體質如何。徵象如何。必先以冰帽冰袋等物。强壓熱度。體氣强者。原可奏效。體氣弱者。則且因而不治。此皆醫家失於體察之故。（按病之眞正屬於熱者。可不問其體弱體强。冰帽冰袋。一試皆可以取效。但可用冰帽與不可用冰帽之分際。不在於體弱與體强。全在於眞熱與假熱之辨別清楚耳。發熱口乾。不可便謂熱。惡寒畏冷。不可便謂寒。以寒極可以見熱象。熱極亦可以見寒象也。否則夏日雨冰雹。冬日桃李華。便可謂爲冬熱夏寒矣。）　錢香如君病傷寒。從西醫言。食荷蘭水。病轉深。此亦西醫不察華人體質之害也。　滬上商界鉅子某君。因連日演說。發語過多。喉音沙啞。此固不得謂病也。乃於無意中遇一德醫（此爲一眞正德國來路貨之醫生）忽謂是白喉。且爲之打針。打針翌日。喉依然不痛不爛。而針處忽紅腫奇痛。寒熱大作。某頗惶急。後延此德醫診治。醫審視良久。乃曰。喉誠無病。或昨日打針時消毒未盡。有毒質入肌肉。遂致發熱耳。是轉非割治不可。因就針處。割而剜其肉。明日熱固退。但割處受創過甚。纏綿床第者匝月。始扶而能行。人說某君之打針。直無妄之災。此又一事也。　神經過敏。亦爲西醫之一種弊病。同事某君之姊。偶覺左股作痛。詣老牌某西醫診治。醫謂之曰。此病甚危。恐不免於癱瘓。非獨癱瘓。或竟有生命之危險。某君之姊聞言大恐。歸而寒熱驟作。詰朝股痛愈甚。竟似不能履地。益信醫言之神。然其後另延一走方郎中診治。予以草藥一服。而霍然竟愈。乃知某西醫之斷病。悉屬神經過敏之談。而病者聞醫言。陡覺增劇。非其病劇也。亦神經作用耳。　有兩種病。西醫之治法確不及中醫遠甚。其一爲傷寒。傷寒症西醫直無治療之法。此說吾友龐京周君親爲吾言之。謂西醫之於傷寒。祇能爲相當之防制與準備。使之按期經過。不生他變而已。然仍須體質强者。方保無礙。至於去病良方。實可謂絕對無有。龐君精於醫。所言當不謬也。又其一爲疔毒。中醫有專治疔瘡者。對於疔毒。但按成法醫治。獲愈者可十人而九。西醫治疔。則往往有失。其最謬之點在割。（中醫都用針刺不用刀割）他種外症皆可割。惟疔則一割之後。勢必轉劇。胡景翼之死於疔。即死於割。此事人人知之。又不獨胡景翼爲然。予之戚友。凡生疔而經中醫診治者。其結果皆保安全。而經西醫開割。以致不治者。亦有數人。予故明知西醫治疔之不得其法也。　西醫因盡人能治花柳。而滬上之蹩脚花柳醫生。則多不可恃。其欺人最甚者。爲打便宜貨六〇六。六〇六誠爲治花柳之絕對良劑。然所謂便宜貨六〇六。則藥料既不可信。而打針之手術。亦大靠不住。竟有因打針不愼。頃刻斃命者。此其爲害。已人人能言之。毋俟贅述。

中西醫平議

陸士諤

讀七月二十一日時事新報愼君論中西醫學一篇。吾心怦怦。不得不據理作辨。余之辨非爲愼君一人。意萬千西醫中。豈乏好學深思之士。倘惑於愼君之言。而於中國歷聖相傳四千年精確之醫學。掉頭不顧。墨守西說。故步自封。自誤誤人。則爲禍之巨。有甚洪水猛獸。余非好辯。不得已也。

愼君云吾國醫學。墨守舊說。其所根據者。卽爲陰陽五行。要知陰陽五行之說。已不能支配現代之哲學。故吾國醫學已失其學術上之地位

夫說不論新舊。必以是非爲從違。是者從之。非者違之。是非無定。則必以愈病爲準繩。藥投病愈爲是。病不愈爲非。說而能舊。舊說而能流傳至今。爭誦不輟。其爲成效卓著不問可知。故舊說者。治病之良法。愈病之良方也。何所見而謂其不可守。余著醫學南針。惟恐醫者之不守古。而愼君反恐醫者之守古。豈非奇談。且新舊界限。愼君亦未曾明白。吾告愼君。剏者爲新。因者爲舊。今之自命爲新醫者。是否憑自己之心思。剏發新奇之學說。抑祇稗販西說。拾人唾餘。若從前一說。吾無間言。若後一說。亦何足爲新也。至於學術上地位之得失。當以治病之效驗爲利器。決不能以口舌爭也。

愼君謂陰陽五行不足爲根據。吾先要問愼君陰陽是何物。五行是何狀。愼君能知之乎。能答吾問否。凡駁斥一種學說。非先極深研幾。窮究其所以。決不能謬下一辭。愼君於陰陽五行。果有眞知灼見否。學術辨論。不同村嫗相罵。一切武斷之語。都無所用。 吾告愼君。陰陽者。上下內外表裏寒熱之代名詞也。上爲陽。下爲陰。內爲陰。外爲陽。表爲陽。裏爲陰。寒爲陰。熱爲陽。故陰陽兩字有時指脈。有時指症。有時指臟腑。有時指氣血。猶之某甲某乙某丙某丁。皆確有所指。實有其人。並非鑿空之談。 夫流動不息之謂行。五行者表示五種之動作。火曰炎上。爲升騰之代詞。水曰潤下。爲潤澤之代詞。木曰曲直。卽條達之義。金曰從革。乃宣降之詞。土稱稼穡。無非和中之意。故五行之木火土金水。與炊飯之火。洗衣之水。築屋之木

鑄弊之金。種植之土。絕然不相關涉。愼君駁斥五行。一由未解行字之義。二由誤認五行爲固定之五物。而於炎上潤下曲直從革稼穡諸精義。絕未研究。

愼君言觀其歷代名醫著述。出入主奴。予智予雄。聚訟千年。莫宗一是。　吾問愼君。名醫著述。共觀過幾種。名醫是何人。著述是何書。誰爲入主。誰爲出奴。所主者是何說。其流弊何若。所奴者是何人。其謬誤奚如。是非不兩立。此是則彼非。何致歷代名醫。都無一是。都不可宗。歷代名醫。予智予雄之狀態。較之摭拾西人一二唾餘。傲然自命爲新醫者中何如。請愼君明白有以語吾來。

愼君言此種破碎不全之經驗。即再加數千年。恐亦無補於今日之醫學。吾問愼君。具何種神機妙算。能預料吾中醫數千年後之學術。斷爲無補吾中醫之精者。因斗柄之建。日月之合。逆測氣候之升沉。推出所生之疾病。前後亦不過六十年耳。若問千年後如何。數千年後如何。吾中醫誠瞠目不能答一語。今愼君侃侃而談。果具何術。無眞知灼見。何敢如是放言。且經者經歷。驗者效驗。既稱經驗。何有破碎不全。何者爲全。何者爲破碎。全與破碎。果以何者爲界限。在吾中醫。則以愈病速者爲全。愈病遲者爲不全。不能愈病者爲破碎。敢問愼君西醫是否如是。故吾中醫經驗既富。投藥立效。何有破碎不全。且古今絕學爲懼破碎不全也。故立陰陽五行爲治病之綱領。振綱挈領。萬病皆無不治。完全無缺。莫此爲甚。　中醫與西醫相較。確有一事。中醫萬萬不及西醫者。即西醫治病。可以不負責任。中醫不能不負責任。故入院就醫而死者。在死者家屬。惟有吞聲飲泣。若易以中醫。則責罵隨之。訟獄繼之矣。此則吾儕中醫所萬萬不及者也。此其故。則以西醫尙在研究時代。病不盡知。治不盡當。而中醫則已過此時代也。

中西醫平議

劉農伯

近世以來。朝野士夫。傾心歐化。吾國固有之文化價值。幾等於零。自孟德斯鳩伯倫知理之說入。而吾國無政。自耶蘇天主之說入。而吾國無教。自培根苗卡兒達爾文斯密亞丹之說入。而吾國無學。自瓦特奈端之說入。而吾國無藝。自哈斐古弗之說入。而吾國無醫。喧賓奪主。曾何足怪。特是西方學說。其精確不刊處。固有推倒一世之概。然遂謂我國先聖昔賢數千年相傳之古法。全無足采。是何言歟。卽以醫論。內難諸經文辭古奧。實周秦以前師師相承之舊說。不必果出於黃帝扁鵲。雖生理組織血管循環。或不如現時西醫考察之精。然古代西醫。亦多有不明血液循環之理及全體之功用。凡有稱述。悉多臆造。正與吾國古書同時世爲之。何足訾議。其中微言大義。亦有爲西醫所未夢見者。亦有與西說可爲印合者。近時有某醫生攻訐內經。詆爲僞書。於全部書中。獨取重身毒之有故無殞。氣增而久。夭之由也。邪之所凑。其氣必虛之節。謂精理名言。非由僞造。然經文佳處。決不止是。郭金堂氏謂素問舉痛論以氣爲病理之本。條舉各症。極爲詳細。屢經試驗。其理不爽。西醫但言空氣。而不謂人身之元氣。爲一偏之見。故內科不及中學優良。非關門戶之見。又謂中國名醫。力辨傷寒與瘟疫不同。理論精切。而西醫以傷寒爲熱病。列於傳染病。不得治療法。又因其傳染。遂以爲有防法無治法。與癘疫一例。鹵莽甚矣。（宣統時奉省鬧鼠疫。西醫治之輒死。施行防疫法。而人之不死於疫。而死於防疫者無算。爲奉省一大刼運。推究其實。絕非鼠疫。乃傷寒症之冬溫一類耳。政府誤信西醫之言。舉國洶洶。糜帑無算。殺人無數。哀哉）此某醫生所以謂西醫之武斷。實不及中醫之文明也。王清任氏爲我國醫學改良家。力攻古書之謬。可謂不遺餘力。然王氏不明中國文義。有語氣並不如是。而牽意吹求。謂爲謬誤者。咬文嚼字。是其一蔽。左肝右肺之說。最爲西醫所姍笑。謂中醫連臟腑部位都未認清。其實中國古代亦事解剖。何嘗朦瞽。至是余友江雋侯君證諸金鑑所引則難經古本。且明著肝之爲藏。其治在左。其藏在右脅右腎之前。並胃著脊之第九椎。後人據誤本。卽以爲肝位在左。而又不解左字之義。宜滋後世之疑矣。雋侯著文辨之甚詳。若三焦之府。前人以爲有氣無形。至近代唐容川氏。始考定爲腹以內之網油。證據精鑿。古書亦未嘗誤也。其餘各疑問。近人亦有疏通證明之者。掃除蒙翳。透露光明。會當不遠。若運氣交化之說。最滋攻擊。殊不知六元正紀五運行等論七篇。實王冰所羼入。語焉不詳。闕疑可也。若陰陽五行之說。爲中國學說之一部分。西醫不信氣化。指爲妄誕。然玄虛之理。爲耳目所不及。而事實刼有可徵者。豈必五行爲然。但五行之說。古人亦有借以爲符號者。非必盡可信。亦非盡不可信。惲鐵樵氏研究此學。頗能分析言之。是又不可全部推翻者也。總之我國學術。其精微之蘊。有遠過西人者。特以四千年來著書太多。瓦礫精金。混合不辨。迄無仲尼其人。以刪訂之法。整理各籍。致令眞僞混淆。在所不免。而揚西抑中之徒。以先入爲主者。奴視祖國之學術。而悉力攻擊之。有如洪北江所謂讀易半卦。已議羲文。哦詩一章。便嗤鄭衛者。管子不云乎。合而觀之則聖。離而觀之則愚。究竟羲文奧旨。豈半卦所能宣。風雅中聲。豈鄭衛所能累乎。讀書須求貫通。愛國亦臧土物。倘能平心息氣。博考羣書。自能擷采精英。別裁僞體。然後取彼之長。補我之短。鑒彼之駁。識我之純。好學繼以深思。愼思加以明辨。安知孟德斯鳩伯倫知理之言政。不卽在管商範圍中乎。耶穌天主之言教。視孔孟猶爲未達一間乎。淄澠有別。要未可爲淺見者道也。以醫一端言之。歷代鄙爲方伎。社會視若傭工。政府既未之提倡。此醫學積輕之故。非醫術不精之咎也。若國家高視醫科。如西醫之設校傳習。而許以種種權利。當不致寖銷寖滅。至於斯極也。然寖銷寖滅。亦既如斯。而數十年來經西醫之大勢摧壓。而中醫一線之延。炎炎未絕。兩家之門。猶迭盈迭虛。是可悟西醫之未盡是。而中醫之未盡非也。西醫細旃廣廈。刀針藥汁。瑰瑋精麗。炫耀我人之眼簾。設備可謂完美矣。汽車隆隆。傭保棣棣。彼延醫之家。以重金雇其臨盼。已非常榮幸。同巷之人。以爲是家金多。能致洋醫。不必問其治病若何。而一顧之榮。已足驕鄉里而懾童僕矣。晚近人心患貧較患病尤摯。有闊大夫到門視診。縱病理無出入。而心理上之患貧。似稍紓於目前。卽治之而竟不愈。而已費去重金。延致洋醫。固可告無罪於病人矣。此心理之得又其一也。從前西醫未入中國。京師士大夫。以能致太醫院醫生爲榮幸。實則太醫院藥方。久與翰林院文章。神機營刀槍。同一無用。然社會猶震於其名。我鄉姚某患溫病挾食。其外家爲延太醫院院判某治之。以爲腎虛症。用附桂八味。浹旬而歿。戊申年慈禧德宗之病。遜國而後隆裕之病。皆非不治症。院醫治之。皆至不起。蓋太醫院奉金鑑爲金科玉律。於喻葉徐王新發明之醫書。屏而不讀。故治病愈者十一。壞者十九。而社會不悟也。蓋國民無醫學常識。卽士大夫鮮有能讀醫書者。一値有病。延醫非以耳爲目。卽以目爲耳。犧牲病人。乃其常事。此人事之最可傷者。富貴人有病尤可危。醫則中西並進。藥則寒熱互投。而親朋雜沓。意爲揚抑。故富人小病猶可。病稍重則其生命已出入墟墓間矣。世少良醫。中西無擇。而學術豈任其咎哉。

中國醫學根本解決應興應革條件之芻議

丙寅古歷五月。如皋陳愛棠先生函委不才。草議中國醫學應興應革之條件。暬生懶惰。國人皆知。虛擲駒光。深抱愧赧。茲草成芻議一篇。是非付之公論。願各地同志進而敎之。幸甚。　時逸人記

(甲)建設中國醫學書籍編輯社。(乙)建設中國醫藥學圖書公司。各地設立醫學圖書館。(丙)醫學各科講習所補習所。(丁)醫學名詞審查會。(戊)設立中國醫院。分設各科醫院各科病院。(巳)統一中國醫界出版界之印刷品。(庚)各省區設立國醫專門學校。中央設立醫科大學。發揮中醫精深之學理。培植醫界高尚之人才。(辛)各縣設立醫學初中學校。(壬)請願政府中央設立高等醫事機關。統轄全國醫界主權。力謀對外發展之預備。(癸)由中央醫學總會特派學識兼優之國醫。分任考查各國醫學趨向。及人民習慣研究發展之手續。

綜上觀之。中國醫學統一全球。凡我同胞。共同負責。

前稿十項。皆爲應興之條件。茲所論者。乃應革之事。並附芻議一篇。以伸管見。糾繆指瑕。是所望於各地同志諸君子。

(甲)嚴革取締淘汰俗醫　俗醫不去。眞醫不顯。至道不昌。蓋普通淸淺之病。荆防二陳。藿香正氣之類。皆可治之。治之獲效。俗醫則據以爲榮。視爲利藪。愚人因其奔走逢迎。樂於效命。俗醫之術昌。而眞醫坐受其困矣。不去俗醫。眞醫之道。無闡揚之日。小人道長。君子道消。自昔已然。

(乙)改正不良方案　案如老吏斷獄。方必引經據典。徐洄溪云。方中藥品。分視之。無一不合於病情。合視之。無一不本於古人立方之本意。夫如是。可名方案矣。乃俗醫則言之易易。橫豎亂寫數十味藥品。溫涼寒熱。法度毫無。曾亦思古人立方之意。果如是之簡單。世間何貴乎有醫學。當局不分菽麥。因俗醫之妄而遷怒醫學。根本動搖。吾輩自救方針。當以改正不良方案。視為首圖。自課課人。互相勉勵。診斷有表。病症有書。使家諭戶曉。非此不足以云醫。則俗醫依據葫蘆。無所用其伎倆。河水可清。余拭目觀之矣

(丙)改良藥肆　藥肆之設。原為便利病家。乃市儈居奇。偽貨充斥。堆積過時。霉朽蛀爛。泡製失度。眞性毫無。中藥所長。在於特性。根升稍降。葉散梗通。以及形質氣味。所生之時。所成之地。皆有重要之關係。今藥肆惟求美觀。漬之。泡之。糞之。烘之。炕之。炒之。硫黃薰之。薑黃染之。充其弊竇。罄竹難書。謂為醫界大魔。確非過甚。不擴清而整理之。何以圖存。

(丁)修正仿單藥　製藥成方。專治某症。功宏效速。捷如桴鼓。然積久弊生。顢頇之處。觸目皆是。例如專治大小急慢驚風。吐瀉霍亂。一切陰虛等症。毫無根據。毫無理由。滿紙妄言。誤人不覺。中藥西藥。厥罪維均。因騙詐區區之阿堵物。致草菅人命。可慨也夫。凡我同胞。皆當極力修正。

(戊)修正驗方書籍　驗方之作。樂善者實首成之。不別寒溫。不分虛實。籠統冒昧。無處不有。不革其弊。徒存芻狗而已。奚益乎。

(巳)增高醫會主權嚴禁私自業醫　凡醫生開業。不經醫學會認可者。不得擅自業醫。

(庚)革除各自為業之惡習地方設立公開式之醫院本地醫生皆來院服務視學識而定薪資診金不

准肥其私囊。庶足以資聯絡。而除私見。

(辛)革除送診機關。撥歸醫會公開。全體醫生共同負責。不爲黨派所包辦。不爲私人所壟斷。 送診機關。醫生存心。大都以不負責任四字了之。縱觀大地。無往而不如是。善心行惡事。其是之謂乎。

(壬)革除俗名。規定統一。不准妄呼病名藥名。皆宜從正。

(癸)搜查草藥。詳細考正。不准採藥者妄行販賣。

(芻議)諺曰。知之匪艱。行之維艱。上列應興應革之條件。完善與精當。尚待公共醫界之研究。貢一得之愚。於吾道中。以增談料云爾。

(贅言)各地醫界。固滿盤散沙。卽各地醫學會社。各執其事。幾如越人之視秦。無關休戚。鄙意各地醫學團體。首宜連絡。爲同志倡。所謂連絡。非形式上之接洽。而側重精神之感召。輸財助力。誼切同舟。披髮纓冠。患難必救。庶足永杜鬩牆。共禦外侮。各地同志。倘不河漢斯言。請自隗始。爲圖存發憤之左券可乎。

否認中央衛生委員會摧殘國醫各議決案告全國中醫同志書

上海特別市中醫協會

民國十八年二月二十六日。上海新聞報所載二十五日中央衛生委員會會議第七項『褚委員民誼報告二十四日晚審查經過。擬將廢止舊醫以掃除醫藥衛生之障礙。併爲規定舊醫登記等案。經長時間討論。議決將題目改爲規定舊醫登記案原則照案通過』云云。不勝駭異。事關國計民生。敝會不得不首先否認。今將理由辯正如下。此次中央衛生委員會。各委員均屬西醫。對於國醫學術。絕未絲毫研究。隔靴搔癢。妄加非難。其黨同伐異之心。顯然可見。此種畸形式會議之議決案。敝會絕對否認。要知學術只論是非眞僞。無所謂新舊。蓋新之學術。何嘗卽是。何嘗卽眞。而舊之學術。未必卽非。更未必卽假。衛生部薛部長曾云「醫無新舊。學無中西。要以實事求是。能合眞理爲依歸」足見事之有益於社會民衆者。不但有保存之價値。而且有提倡之必要。現國醫爲社會保障民衆需要。垂數千年者乎。際此我國經濟落後。民生凋弊之秋。苟非提倡國粹。振興實業。無以圖存。各委員飽受新學。致力衛生。敝會固表同情。惟以摧殘國醫爲快事。而不知自身適爲舶來醫藥之推銷員也。竊爲各委員所不取。除電薛部長外。特此通告全國中醫同志。一致努力否認此畸形式之議決案。

致中華西醫學會書

黃更生

中華醫會諸大博士鑒。此次貴會在滬開第六屆大會。吾人對之。滿抱熱烈的希望。以爲聚全國醫學巨子於一堂。必能各抒偉論。於醫術上有多大的貢獻。以嘉惠於人羣。乃觀其究竟。則殊有大謬不然者。貴會命名爲中華醫學會。顧名思義。夫豈不以全國醫術之寶庫自居。然則其地位與責任。何等重大。開茲大會。必也以闡揚醫術爲前提。利物濟人爲職志。對於公衆衛生之應如何改進。無法治療病症之應如何窮究。西藥漏巵年逾千萬。宜如何設法補救。凡此犖犖諸端。皆於國計民生有極密切的關係。爲醫術上之重要問題。而貴會所應加以深切之研究者也。乃貴會對此諸重大問題。不聞有顯著的成績之表見。不知所以開此大會者。其目的何在。而出席斯會自命醫界泰斗之諸大博士。其職志又究爲何若。令人百思而不得其解。貴會之對於醫術。不能爲有價値之貢獻。當予吾人以失望。詎自今始。顧茲之所以不欲已於言。若鯁在喉。必吐之而始安者。尙有奇怪不可思議的問題在。一爲請求政府所銷中醫學校註册之議案。貴會此舉。得毋以中醫不良。不免有草菅人命之舉。宜使之歸於淘汰乎。夫中醫主氣化。西醫重實驗。各有所偏。亦各有所長。孰優孰劣。始置勿論。至藥石誤投。草菅人命。西醫亦豈云盡無。質諸西醫的大博士。問諸良心。敢一爲矢誓否。必執此以爲中醫病。非淘汰之不可。設中醫亦執此以相對付。不知諸西醫大博士。又將作若何的感想。中醫之漫無統系。其組織不及西醫之完密。此誠莫可爲諱。然因其未盡完善。爲愼重人命計。請政府嚴重取締之則可。或本諸西醫學理以攻擊之。亦無不可。必欲一網打盡。以圖遂其惟吾獨尊之私。則未見其有當。現職業自由。法律所賦。政府未必唯貴會之命是聽。而我國以地方之氣候。及人民之氣質。與中醫有特殊的關係。及數千年之習慣。在事勢上亦未易遽爾一切抹殺。卽退一步言。果令如願以償。利占獨市。金錢大進。諸西醫大博士固可彈冠相慶。然以我國四萬萬人之衆。病者之多。僅此曲指可數區區之西醫大博士。旣非有西遊記上孫行者搖身萬變之能。不知果能盡利物濟人起死回生之能事。使無遺憾否。綜上述諸點以觀。則中醫固無必須淘汰之可言。抑亦無淘汰之可能。而貴會必處心積慮。以圖撲滅之者。其意何居。殊令解人難索。諺曰。同行如敵國。飯碗問題何所不致。此則市儈小人之所爲。曾謂高尙的西醫大博士。詎屑出此。然竟有此蹟近壟斷之舉。果何爲者。一爲對於入會會員。如有舊會員二人之反對。卽不得加入之議案。此雖屬貴會自身的內部問題。

然以最少之人數而操縱團體分子之所取舍。違反近世法人會議從多數所取決之公例。實屬創開葫蘆裏賣甚麼藥。吾人試閉目猜之。恐項莊舞劍。其意固別有在也。語曰人之欲善。誰不如我。又曰專欲難成。此雖陳言。實具至理。望諸西醫大博士一味斯言。當有以悟斯會所大欲的好夢能完成否也。更爲此書。非爲中醫鳴不平。亦非對於西醫有所妬忌。不過心有所疑。故舉以相問。想西醫大博士或不以爲多事。而付諸不屑教誨之列也。

醫醫病

許情荃

予不知醫。對於醫學不能贊一詞。然自幼而壯而老。每有抱病時。即不能不與醫周旋。藥有效有不效。或一易醫而效。或數易醫而後效。痛定思痛。對於醫師不能無規勸之心。今者研究社成立。研究之難。沙社長已詳哉言之。愚以爲醫學精深博奧。非聰明才智沉潛篤實之士。原不足以語此。然與其懵懵而行。曷若循循以求。則研究尚矣。愚又以爲研究者求益也。欲求益。宜先袪弊。弊不去。徒勞而無功。弊何在。習慣是也。試約略言之。(一)每見數醫共診一病。乙非甲。丙又非乙。雖有良法。格不能行。而病者危矣。學識各有淺深。或執成見。或懷疑忌。即公定一方。往往不能中病。或藥力緩薄。而滋其變。卒之病者死而醫者散。眞相不明。從何研究。此其弊一。(二)或爲某醫所常視之家。(俗稱主顧)藥不效。他醫來。往往迴護前醫。恐奪其名與利而不忍暴其短。或思奪其名與利而急欲奏其功。病者均蒙其害。亦無從研究。此其弊二。(三)病者延醫。如大旱之望雲霓。調理證或可緩。其他烏能遲。而醫者往往捱至黃昏時。駕始臨。指幾及腕。未歷十秒鐘。即振筆開方。匆匆而去。說者謂時髦先生乃如此。走馬看花。脉象病情。焉得眞切。此其弊三。(四)時醫開方。每沿一種普通門面習氣。明知對證發藥。有直接了當之法。而必故意先用不着緊要之藥。以敷衍之。謂不如此。恐受同袍責難。且恐病者視爲輕易不値錢。故病者常多拖數日痛多服幾帖藥。此其弊四。(五)醫者認病未眞。先試以甲方。又試以乙方。又試以丙丁方。以病者作箭靶。卒至病因藥變。而體愈弱。設早謝不敏。而與同人研究之。何至貽誤至此。愚生平曾遭此厄。此其弊五。(六)醫者每有私傳祕方。靈驗如神。而不肯示人。抑知地方廣矣。一縣豈一醫所能遇。祕而不宣。因此無救者亦多。往往醫者歿。而祕方失傳。殊爲可惜。既有醫學會。曷不獻之公衆。由公家給多金。以償其代價。或傳其名。以垂不朽。如仍不肯宣布。則是無仁心。此其弊六。(七)向見揚州某醫受徒。必先擇聰穎者。令其讀四子五經綱鑑子集。學作論說。文義貫通。弱冠後。始令讀醫書。今之學醫者。經史全未過目。文義奚能順通。理解不明。又無師資。因誤入迷途。如墮五里霧中。即不懸壺而貽害必多。此種謬妄。根本既錯。從何研究。此其弊七。

以上諸弊。均由私心未化。沙社長所謂苟無佛心。不能行醫。愚謂苟無誠意。不能袪弊。此弊不除。無從研究。愚所馨香禱祀以求者。先去積習。泯自是之心。而後研究有效。再觀社中年終所裒集記載之多寡。以覘學術之進退。

對於醫界之管見

許泮香

世有其病。應有其方。有斯症。必用斯藥。無偏無袒。不輕不重。取法乎上。中立而不倚。夫病輕藥重。有一擊而散者。收效殊速。有過表亡陽。過下傷陰。縱元氣旺者。未見驟害。而元氣虛者。輾轉病機。漸深莫救。雖後悔藥重。噬臍何及。至於病重藥輕。彷彿優柔。依違之間。誤人實深。失時效於轉瞬。貽隱害於彌窮。以致非失表邪陷。卽失下陰涸。及至表下末由。病延牀蓐。元氣與病氣偕亡。可勝浩歎。總之病輕藥重者。多出於激烈之派。病重藥輕者。咸操之穩健之手。是姑息與鹵莽。厥罪惟均。然穩健者每譏激烈之僨事。此乃以五十步笑百步耳。以穩健而取悅病家。柔遜籠絡。誤人於無形之中。而不受其咎者。此巧工也。嗟夫此風一振。夭枉何極。致醫者診病。應用硝黃。思恐被謗。遂代以枳朴。應用麻桂。籌懼遭誹。卽更以杏蘇。痛矣哉。依樣葫蘆。模稜兩可。遷延時日。終亦必亡。巧醫雖有誤人之實。終無害人之跡。茫茫浩劫。甚於紅羊。其故何哉。緣近醫之臨症。必譎指前醫之方。百般痛詆。一味駁辯。有善務掩。有過務揚。見方必斥。遇藥必謗。一意推翻。滿腔忌妬。冀其傾排之目的達。而後快。孰料其已之立方。終亦無效。前之大言不慚。後反貽人笑柄。迨夫後之繼起。又復互相翻駁。疊起排陷。謗人者。人亦謗之。毀人者。人亦毀之。報復無底。幾成謗境。讒塲。要之。公論在人。諸醫亦不過爲叢驅雀。其戡定之功。終當屬諸明者。止於至善而後已。非徒鼓其簧舌而雌黃其口者。可擅乎醫林也。乃不究學富之淵深。而但知迎合柔順。是以醫之臨診。豫存畏縮之心。巧思避防之策。動懼掣肘。偏寒偏熱。在所不敢。無論重症如何。概選平淡之品。潤飾成方。幸效到功。冀歸已。不效則藥告無咎。惜哉。遂使對症經方。屣棄不講。競事淺描淡妝之劑。潦草塞責。去孟浪之號。博穩健之名。相習成風。牢不可破。致病重者百無一效。藥輕者咸推名流。殊不知際此潮流。中醫之危。一髮千鈞。若不圖事團結。而反暗相排擊。不遺餘力。吾恐東亞中醫。殆無立足之地也。必須各宜猛省。及早回頭。相磨相琢互切互磋。化私存誠。挽救頹風。相與入道。此亦人道主義之大端也。醫界於此。曷各致意焉。

中醫之前途觀

野塘

今秋中華教育改進社在太原開第四屆年會。有湖北醫校冉劍虹君。邀同山西醫會楊百城趙意空二君。提議請教育部於學校系統內添列中醫一門。並列有三項理由(一)國粹之關係。(二)國貨之關係。(三)國情之關係。措詞剴切詳明。同時蘇省醫聯會。亦有提議案。並列理由八項。又浙醫校。亦提議同樣議案。理由五條。辦法七則。各附課程表一紙。呈請教育部立案。規定中醫學校課程標準。縷晰條分。誠醫界之曙光。社會之福音。吾人方額手慶幸。詎料甫經大會通過。議案尚未呈送。卽有某西醫學分會。及某某起而反對。上呈教育部。請予駁斥。大致謂中醫全屬子虛。徒尙空論。無存在之價値。萬不可准予立案云云。

驟聆此訊。不禁愕然。慨自歐風東漸。國粹淪亡。新進之徒。略識蟹形文字。卽自詡爲通人。拋棄古籍。訾詆前輩。逐臭嗜痂。久已成癖。舍己耘人。自鳴得意。殊不知醫以活人爲心。固無所謂中外古今之分。亦無所謂門戶畛域之見。各守藩籬。互相擯擊。此下士之論。吾所不取。若謂中醫無活人之方。則晉景齊桓之事。載在史冊。昭然若揭。若謂西醫有不死之藥。則試檢世界各國人口之死亡率。歐美諸邦。與吾中國。並無懸絕之差。且學術之源。必有所自。科學與哲理。本有密切之關係。醫之爲用。肇自軒農。有數千年之歷史。有數百家之著述。發揮光大。代有傳人。與專事剽竊。涉獵不精。拾他人之牙慧。裝自己之門面者。固不可同日而語。豈能目之爲空談斥之爲子虛耶。不圖堂堂之學會。乃發此荒謬無稽之論。以阻礙教育。摧殘國粹。殆所謂下喬木入幽谷。處鮑魚之肆。久而不聞其臭者歟。雖然。人必自侮。然後人侮之。中醫之見輕於世。中醫自取之也。當此一髮千鈞之際。不思奮發有爲。一雪其恥。猶且故步自封。恬然無怪。則數十年後。賢聖流傳之醫學。當如廣陵散不復在人間。吾敢大聲疾呼以詔吾同志曰。彼西醫學會及某某之主張。其理由正當與否。皆足予吾人以相當之教訓。吾人當竭其有生之力。精研是術。溝通古今。融會中外。以與夫痛毀吾人者一決其優劣。庶幾可挽既倒之狂瀾。作中流之砥柱。中醫之前途。其有豸乎。

對於衛生會議之感言

野塘

此次衛生會議發生廢止中醫限制登記事。引起全國中醫藥界羣情憤慨。特於三月十七日。假上海總商會開全國醫藥兩界代表大會。計到會者十五省。參加者凡二百四十二團體。提案一百九十三件。經長時間之討論。結果如下。【一】發表宣言。【二】組立國醫藥之永久大團結機關。（甲）組請願團。（乙）組織全國醫藥團體代表大會。并決定組織設計委員會。【三】擴大宣傳。（甲）宣傳妨害中國醫藥之利害并規定宣傳大綱。（乙）宣傳中國醫藥之實效。（丙）喚起全國民衆主張公道。【四】建設問題。（甲）對國府請求目的。（一）加入學校系統。（二）國醫藥學校准予立案。（三）設立各省國醫藥學校。（四）提高國醫藥之地位。（五）獎勵國醫藥之發明。（六）各機關加國醫醫員。（七）增加西藥進口稅。（八）減輕國藥稅。（九）限制國藥出品。（乙）對自身之建設。（一）設立國藥研究所。（二）廣設國醫藥學校。（三）設立醫藥圖書館。(四)設立藥物陳列所。(五)嚴密醫藥團體的組織。【五】經濟問題。(一)國內全體中醫各出特捐。每人至少一元。中藥舖每家至少二元。以作此次大規模運動之用。(二)公推丁仲英君爲經濟保管委員。請願團推定代表五人。於十九日晉京。向第三次全國代表大會。中央執行委員會。中央監察委員會。中央政治會議。國民政府行政院。立法院。司法院。監察院。衛生部。教育部等機關請願。據聞結果非常圓滿。刻下尙未奉到正式批文云云。

按此事關係國醫國藥前途。至重且鉅。不僅四千餘年之國粹淪亡。即每年九千二百餘萬之中藥出產。四百八十餘萬藥商之生計。亦無噍類矣。查近年來西藥之進口額。日增月盛。至足駭人。在民十時。每年僅九千餘萬元。至民十五陡增至一萬六千萬元。今則已達二萬萬元以上。以此類推。則二十年後。其銷數當增至八十二億萬五百萬元。即此醫藥一端。足使我國經濟破產而有餘。試問中國業西醫者。曾計及此絕大漏巵否。設中醫中藥一旦廢止。豈不將四萬萬同胞之生命。盡託於外人之手。他日國際發生問題。西藥來源不給。國人有病。祇坐以待斃而已。試問西藥推銷員。曾顧慮及此耶。若論診治。內科調理。西醫遠不及中醫。即就傷寒一症而論。中醫條分縷晰。步驟井然。用藥合法。計日可愈。西醫則不然。熱則戴冰帽。寒則抱火爐。腹痛則嗎啡注射。便結則甘油灌腸。無法根治。則曰待期自轉。敷衍用藥。名曰對症療法。無論虛實寒熱之痛。總謂之曰炎。難以指定病名。即稱之曰神經。豈起死回生之醫術。果應乃爾耶。總之國醫同胞。須本救國愛民之主張。將我國固有之醫學。加意研究。汰其糟粕而擷其精華。一方飽吸新知。補吾所短。再不要木尅土金生水等高談玄理。受人指摘。庶乎國粹可保。奇恥可雪焉。

文苑 附通訊

如臯醫學報出版發刊辭

叢班侯

各縣醫報。美不勝收。區區我臯。甯須駢指。然朝陽鳳噦。固鳴盛於一時。醜扇蠅飛。亦附驥而千里。是用不揣譾陋。猥廁同人。組織報章。鑽研國粹。雖金錢艾葉。未可管窺。而晉璧楚珩。竊思磚引。況中醫學術。向患系統紛歧。値時世變遷。尤貴精神振刷。故通應求於寸楮。藉挹清芬。闡理瀹於長桑。洞明癥結。庶心心相應。永聯同方同術之歡。息息相通。共造活國活人之詣。

如臯醫學報出版祝辭

其一　松江楊雲泉

周官醫師職。歲終考厥成。此典今廢閣。醫道遂晦盲。袞袞諸鉅公。乃欲竊其名。教養置不講。考試令必行。

母乃敲剝工。照費索取盈。何不開醫校。培植諸後生。醫林憤相告。團體結同盟。先後提抗議。鼓吹力與爭。

月刊雜誌報。持論最公平。滬上三團體。號召徧省城。錫山今繼起。醫鐘鏗然鳴。如臯亦響應。報社初芽萌。

合力挽狂瀾。澎湃和濤聲。珠池何涓涓。玉泉何清清。如飲上池水。臟腑洞然明。地靈人更傑。見解超羣英。

軒岐闡奧旨。遠近聯感情。我作此俚歌。聊以表歡迎。

其二　王肖舫

沈淪醫學五千年。賴我同人列席前。戰勝部章功最著。郵傳月刊筆尤圓。發揚國粹推三楚。壓倒西醫第一天。寄語岐黃諸學子。治療隊裏快爭先。

如皋醫學研究社成立祝辭

（一）　如皋醫學公會

醫爲國粹。巫卜非偶。靈蘭以降。載籍淵藪。醫不師古。有目如瞍。醫不知新。有株徒守。研究之亟。萬衆一口。非有提倡。智識誰牖。矯矯沙公。儒林泰斗。著述餘閒。旁及肘後。紆尊長社。如弁冠首。長桑洞視。鳴鐘待扣。願我會員。虛衷領受。日進無疆。請始乙丑。

（二）　李堡分會

繄維學競西參國粹莫爲續斷。理誰南燭。本原昧却當歸。祇道高良歐美。無端沈降軒岐。歎本根之畢撥。將吾道之寄奴。更有犀靈未闢不學而徒事密蒙。免守自甘。漁利而祇圖獨活。百部之書未讀。三稜之計偏工。是皆敗醫界之大風。不足爲醫林之附子。貴會貫衆多才。碎補有術。決明斯道著大功勞。遠志在人。詎無名異。因陳致新。萬年青勝堪期。益智集思。千里光華不滅。行看雄水發杏林之豔。梨棗分光。溈儒騰橘井之芬。茅茹允卜。謹祝。

（三）　馬塘分會

明醫闡道。古惟大儒。肱經三折。學富五車。宣公坡老。精究方書。良醫良相。古語有諸。研究社立。羣奉楷模。

陳言務去。新義同敷。各抒心得。不拾唾餘。醫學振起。其在斯乎。

（四）　掘港分會

醫小道也。黃帝著內經以迪後人。探生人託命之原。補天地生成之缺。道顧小乎哉。目之爲小道。不足以言醫也。近世尙人道主義。生死存亡之關節。於望聞問切時定之。夫望也者。望其色耳。聞也者。聞其聲耳。問也者。問其病情耳。切也者。切其脈象耳。斷以臟腑受病之原。有何切實證據。亦會之以意而已。夫長沙爲醫中之聖。傷寒金匱中疑義。不敢擅置可否。後人著書。有一罅漏。起而矯正之。後人復矯正後人。綜觀往昔。大抵主駁者人恆駁其言。主申者人恆申其言。然則學者當獨具眼光。辨別何種爲明道之書。何種爲矯正之書。夫明道之書中鋒也。矯正之書偏鋒也。明乎此。則胸有主宰。然後可以縱覽羣籍。再加經驗。自無支絀之弊。充斯道也。待至數年後。必人人兢惕。不敢言醫。吾皋邑一百數十萬人民之壽考康强。乃可操劵而獲。噫吁嘻休哉。皆中醫學會研究之成績也。謹祝。

社長答詞　沙健菴

吾國醫學。託始軒岐。歐化東漸。舍夏趨夷。方族雖異。賦形均齊。豈彼獨巧。而我莫追。彼有學校。究眇研幾。大塗同軌。萬方一規。而我古學。繫若髮絲。雷俞系鵲。代不數師。才湮世降。逮漢已微。仲聖崛起。如日重暉。發憤著論。覃精竭思。究其旨趣。實砭凡醫。尺寸莫曉。部候猶迷。倉卒處藥。差失毫釐。凡所痛疚。何異今時。大義雖立。若堂有基。一隅三反。尙待來茲。漢魏而後。上工益稀。各承家伎。各演所知。因循順舊。是曰管窺。

中藏殘闕。脈經僞漓。千金外臺。曙光熹熹。聖惠聖濟。以下無譏。亦越有元。新學益滋。懷冰擔火。君腎主脾。名似偏顯。伎以僻奇。曾無正脉。舉綱理維。伊明迄今。亦有明姿。奮其獨智。不相謀諮。出奴入主。此贊彼訾。著書滿家。一人之私。惜懸公例。抉發衆疑。閉門求轍。安適中逵。已實不振。乃恫人爲。眇茲學社。醫林一枝。冀策羣力。博采閎稽。上紹靈素。旁攬倉機。遠參歷哲。近證東西。孰純孰駁。古籍可披。何新何故。惟效是蘄。更願衆心。首發大悲。視人疾痛。如我膚肌。視人喪亡。如我親支。一線可望。勿懈勿遺。勿矜己賢。勿乘人危。顧名則悳。徇利尤卑。交勖互勉。錄瑜去疵。持此以往。月切歲劘。千慮作聖。衆擎起衰。庶幾民命。無忝所司。至人亦人。抗志可希。曾何異倘。潰我藩籬。戔戔之愚。所抱如斯。言之匪艱。是在永持。茲社雖立。如甕始坯。迺荷羣彥。藻飾交貽。聆聲懼實。來譽思嗤。緬厥口誦。不啻耳提。惶恐謹答。請事斯辭。

讀如皋醫學報

其一　　奉賢朱遜庸

一紙風傳諧與莊。（報中有笑談數則）婆心斟與橘泉香。晴窗細讀堪忘老。勝似千金餌术方。從知仙李啓蒙莊。壽世神農藥艸香。笑我讀書師未得。要求孔聖枕中方。（少時讀書善忘醫者教服孔聖枕中丹未知其有無經驗也一笑）

其二　　江都虞哲夫

近來醫學感消磨。賴有同人聯會多。一髮千鈞當此日。不知以後又如何。

漫說無功却有功。保存舊學實堪風。而今南北諸醫士。藉此能延一綫中。
願君振刷好精神。斷簡殘編也要珍。不獨能通聲氣遠。千秋國際自常新。
喜聞開幕趁榴花。『癸亥五月醫報出版』幟樹如皋獨一家。從此蒸蒸看日上。大名應視徧天涯。

其三　中江葉永勤

滿目瘡痍何日了。不爲良相且爲醫。岐黃奧窔憑君闡。變夏何須再用夷。
名山採藥幾時還。偸得芸窗半日閒。摭拾羣言餉同志。莊諧並錄不須刪。

其四　南通錢岩

疾苦尪羸遍域中。阿翁猶自作癡聾。(見滬報段執政電)平生未習岐黃術。袖手難施達與攻。
醫學於今有報章。燦然一字一琳瑯。但看臨症諸湯藥。足抵千金濟世方。
嚴子笑鳩吾舊好。冰壺相識亦經年。愛棠畢竟人何似。取友能端便已賢。
時危何事苦求伸。多少賢才作隱淪。遙念皋城諸處士。未能醫國且醫人。

其五　金嘯筠

浩浩東流水勢狂。亂離疇是濟時方。相將共闢岐黃術。難得諸公組報章。
毫釐千里恨何如。鑄錯端由造詣疏。願約殫心和緩士。莫辭討論滯郵書。

其六　扶海陳指津

國粹淩夷已及醫。誰將奧義闡軒岐。歐風東漸趨時髦。直把中華古道遺。

雉皋文物久知名。衆志成城起競爭。存古表彰先聖道。一鳴能使萬人驚。

學海淵潛道愈光。披來幅幅盡琳琅。憑君一管生花筆。寫出壺天趣味長。

保障醫林共着鞭。貫輸學識集羣賢。初升比是東方日。煥發晴光照大千。

如皋醫學報三周紀念

其一

顏小樓

醫林慚步杏花塵。三載叨開四海春。如此報章如此貴。將來總是必傳人。

綴就蕪詞擘就箋。品題神到雉皋天。祝其報壽如彭祖。附和諸公八百年。

其二

賈挹清

吁嗟聖道之式微。煌煌經訓誰依歸。沿譌襲謬成積習。因循罔或恤其非。金元大家取其四。西江老佛相因依。下此立齋景岳守。訒庵瀕湖奉弗違。宋唐而上迄晉漢。弁髦等視喻者稀。何況農軒與秦越。孰追上古就範圍。最下茅塞無一曉。忍心害理謀食衣。草菅人命不爲怪。慘然良足動歔欷。致使西醫相傾軋。電光石火競揚輝。穎川居士(謂陳君愛棠)儒中傑。懷才抱道恨知希。材力心思無所洩。窮究醫術起病痱。艱辦報社刊醫報。牛耳登壇建鼓旂。干城吾道存國粹。闡發新義揚前徽。靑蓮才子(謂李君慰農)桐江客(謂嚴君笑鳩)能參造化贊天機。躬司編輯與揚觶。手持大筆不停揮。一髮千鈞綿絕學。願壽九垓康八圻。風馳電掣期三屆。如饋金玉贈珠璣。從茲醫界日進化。超越歐風其庶幾。愧我菲材備撰述。疏庸未免方家譏。偶抒管見。發餘論。敢隨習俗。如指韋。所賴諸賢闡妙蘊。同撥雲霧掃烟霏。願茲報社無終極。咸躋壽域駐春暉。

其三　馬塘鄧蔭華

恆心恪守緬前賢。深佩南人識最先。嚞似尼山醫國手。功成屈指待三年。

新機煥發貴鑽堅。貫若聯珠字萬千。喚醒癡頑多少夢。同人拜賜已三年。

好生萬物總由天。職掌周官舊有篇。誰識心同良相若。東山霖雨越三年。

所聞所見廣流傳。擴我心思屬版權。敢爲岐黃延一脈。於今不改正三年。

又祝紀念兼慰　陳愛棠先生

鄧蔭華

政報三年始有成。集思廣益賴公評。心心相印眞知己。愧煞山人未識荆。

編成字字抵千金。鳴鳳高岡送好音。一曲陽春嗟寡和。誰知苦口與婆心。

如皋醫學報三週紀念詞

周小農

在易恆之象辭曰。天地之道。恆久而不已也。聖人久於其道。而天下化成。論語曰。人而無恆。不可以作巫醫。恆之爲道。有關於醫學之重也如此。如皋醫學報。行於世三年矣。陳李嚴三君子主任編輯。孜孜以振起中醫爲務。而又勤求博討。持之以恆。吾知其必有成也。諸君勉乎哉。夫吾國醫學之學理之實驗。彰彰然在人耳目。固不慮其竟遭廢棄。惟當此衰敝之會。外侮日亟。或以人心渙漢團結之不堅不恆爲可懼耳。今陳君以書抵余。謀所以爲三週之紀念。其必深思熟計。有志於堅且恆無疑也。余維今之醫報。其歷時最久者。厥惟杭州三三醫報。次若山西上海紹興奉天等。亦有聲於醫林。若常熟宜興青浦松江。則一二期而止。耳十餘期而止耳。求其能三年不輟者。尠矣。雖月僅蕞爾一紙。然自茲以往。恆久不已。以求合於易與論語之說。不將於是在乎。諸君勉之哉。

昔黃帝。有述作。纂內經。理精博。四千祀。民所寄。姓繩繩。冠大地。新醫藥。自西來。凌舊學。勢若摧。械精良。人驚推。誇神奇。孰邁哉。神聖裔。志豈頹。誓奮起。集英才。創學會。刊醫報。闡眞理。抉其奧。江之濱。有如皋。秉此意。矢無撓。歷三載。如一朝。弘毅志。久彌劭。攄胸肊。寫斯章。頌日進。永無疆。

如皋醫學報三週紀念詞

時逸人

德日維新。首重醫學。英初變政。先講衛生。國民強盛之基礎。視醫學發達之程度。彼西人物質文明。實質之進步。非不蔚然可觀。然究其陰陽無形之變化。表裏虛實之辨別。覺彼之所能者。皮相云耳。國醫所長之特點。在神明變化。如鑑之淸。如衡之平。不着絲毫迹象。故能收臂指之效。若鼓桴之相應也。獨惜繼起無人。坐荒貽誤。敷衍逢迎之術盛。眞道實學棄如弁髦久矣。欲爲中流之砥柱。挽既倒之狂瀾者。非古書新報不可。發表論文。原爲學識立言之基礎。闡明學說。以爲研究參攷之資料。創設問難。以爲切磋琢磨之商榷。選錄驗案。以爲神明變化之標準。羅列雜著。以爲多得新知之進益。採收新聞。以爲疏通聲氣之準的。合羣研究。進步無窮。此鄙人素所主張者也。　如皋陳愛棠先生。醫學先進。誼切同情。年來辦理如臯醫學報月刊一帙。遐邇風行。茲際三週紀念。爰草俚句。用伸管見。扶輪羽翼。輔導進行。本報諸同志之責也。當機立斷。獨運匠心。總編輯之責也。治劇理煩。盡心竭力。理事者之責也。陳君勉乎哉。千里神交。情通風雨。竊附君子訂交之末。敢以蕪詞贅頌云。

如臯醫學報第四年發刊感言

丁秋碧

吾中國醫學之闒茸不振。至今日而極矣。販夫走卒。輒可爲醫。叩以脈理。不知也。問以病理。不解也。曰吾以謀衣食而已。但能足吾所願。遑恤其他。嗟乎。此豈非吾中醫界之汚點乎。間有一二出類拔萃者。或則墨守一先生之說。而遂唾棄其餘。或乃食古而不能化。長作古人之奴隸。特若輩以振興醫學。殆猶緣木求魚。必不可得之數也。横覽八荒。縱觀千古。繄誰傑者。而實吾與。惟吾如臯醫學會諸公。咸卓然深造中醫學之堂奧。足與滬上三大醫會。以實心興學。以實力任事者。並軛而齊驅。其所編輯之醫學報。獨能掃盡浮辭。標茲新義。行世以還。迄今越三載矣。每一展讀。輒幸吾中醫界之未嘗無人。乃轉悔嚮者之眼光殆小於豆。而未之識也。下走從事醫學有年。於中西醫學之得失。粗能了解。竊謂中醫之長在蹈虛。而其短亦在蹈虛。西醫之長在蹈實。而其短亦在蹈實。世咸云西醫尚實驗。中醫尚理論。吾獨信吾中醫之實驗。不在西人下。西醫理論。間有較勝處。正不必曲爲中醫張目。以爲人之所學。盡非學。無古今中外。唯其是而已。矧醫爲救人疾苦之學。曷可不博採衆長。而乃有出主入奴之見。橫梗於胸中耶。如臯醫學報編輯嚴君笑鳩。吾未能識荊。若李君慰農之品端學粹。陳君愛棠之通脫不羈。咸與吾有一面緣。甚望諸君以先覺覺後覺。與滬上各醫會互相提攜。洗吾中醫界之羞。而造成世界醫學之黃金時代。此則下走之所深願也。夫謹於本報第四年發軔之初。一貢其微意如此。

題賀醫學公會會長陳君愛棠

賈挹清

先生醫苑久蜚聲。牛耳登壇快主盟。聖學陵夷資砥柱。歐風震盪賴干城。清樽笑語迎時彥。報紙流傳啓後生。幾輩誇張新學派。敢將爝火鬥離明。

梅花（謂垌梅先生）香後又棠花。（謂愛棠君）陳氏多才豈浪誇。家學三因今碩果。會期五屆倏嘗瓜。重迎多士聯聲氣。一任羣雄肆爪牙。翹首醫林同進化。掃除渣滓奪菁華。

嗟予弱冠得師承。（芬弱冠從劉祉軒先生遊。於經史詞章而外。兼及醫經奧旨。）回首緇帷感莫勝。卅載研求疏考鏡。連編著述愧傳燈。每尋墜緒心徒熱。欲挽狂瀾力未能。賴有諸賢存國粹。竚看霞蔚復雲蒸。

贈會長陳君謀先生詩

許情荃

壬戌閏夏。南通社第四百八十六期報載石港本街張貼告白多份。內開望空西北方陳其嘉先生大發仙方。有求必應。弟子夏學書敬送云云。君謀閱之失笑。同人以活神仙呼之。戲贈以詩。

昔聞西北有高樓。仙好樓居最上頭。仰面瞻雲低首拜。元龍百尺抵王侯。

南郭先生不避嫌。狂呼往往惱陳髯。（郭子將呼君爲陳髯子）祗今宜作坡仙看。海外奇方十萬籤。

平生愛讀活人書。肉眼何能識故吾。東海有人稱弟子。薪傳可許及樊吳。（樊阿吳普皆華陀弟子）

皋城廿載共詩壇。醫疾能瘳醫俗難。此後閒吟學杜甫。不愁換骨沒金丹。記否前身舊姓張。（俗稱西北方張大仙廣發仙方）赤松遊迹半荒唐。先生狡獪神通大。贏得人間姓字香。閒檢經方養暮年。高堂有母老神仙。仙家風骨心如佛。要把楊枝灑大千。

和許情荃見贈詩

陳君謀

阿誰偶許姓名同。弄幻虛無縹緲中。未舐淮南丹鼎藥。東王仙籍忽潛通。紫書玉字未全諳。耳食微名祇益慚。西北浮雲空想像。幾曾橘井惠蘇耽。求非秦緩亦非和。救苦尋聲奈若何。海外良方容可覓。水天難化百東坡。長生有藥果期然。漢武秦皇且萬年。我欲活人甯自活。嬾隨辟穀學神仙。病夫遍國切痌瘝。孰拯瘡痍爲起孱。內部管醫新例密。可能飛檄到仙班。集方聊爲事親謀。利濟難能志莫酬。藥市收功君數典。陳樓終配許眞州。（叔微）

題陳愛棠君玉照

許孝起

遠而望之。曄如春華。卽而視之。燦若秋霞。神弈弈兮。豪氣龍蛇。貌中中兮。巾鬌橫斜。誰圖其影。頰上三加。我寫其中。天際幽遐。一卷靈樞。一盞清茶。一幅靑山。（君工山水近事冗擱筆久矣）一曲紅牙。穎川季子。翩翩以佳。元龍湖海。游戲塵沙。願闇然而日章兮。視德音之孔嘉。

題劉蔚楚證治叢錄

賈挹清

閩海燕山閱歷深。春風到處起呻吟。中西歧說能融化。妙有鍾鑪在一心。
精理名言惠澤袍。醫豪大半屬文豪。只愁後進難賡和。白雪陽春調忒高。

爲江蘇全省中醫聯合會會長李平書先生誌悼

崐山李平書先生。諱鍾珏。晚號且頑老人。清乙酉優貢。歷任各省要職。性豪爽。樂施予。邃於醫。擅丹青。精鑒賞。富收藏。榜其廬曰平泉書屋。解組歸來。淡於名利。慨國勢之式微。痛清政之腐敗。乃誓力革命。辛亥之役。上海光復。　先生與有力焉。癸丑以還。爲北政府所忌。遂東渡扶桑。袁氏失敗。始返國。寓滬近卄載。凡地方應興應革。以及實業交通教育慈善諸大端。　先生莫不精心擘畫焉。第就醫界而論。先後創設上海醫院。中西醫學校。神州醫院。中華醫藥會等。壬戌夏。內務部頒佈管理醫士規則。醫界忿條例之苛刻。羣起反對。先由滬上各醫團聯合。復邀集各縣醫會。組織江蘇全省中醫聯合會。公推。　先生爲會長。　先生激於義憤。慨然以保障醫學爲已任。躬赴省公署及警務處請願。轉呈內務部。聲明窒礙難行之理由。函電紛馳。經旬奔走。方達暫緩實施之目的。迄今思之。吾人得享營業之自由。不受非理之壓迫。實賴　先生之賜。　先生體素健。今春患腹瀉。屢治鮮效。入秋益劇。返崐頤養。未匝月遽歸道山。（冬月二十日）時年七十有五。噩耗傳來。全滬震悼。醫界同人。愈深惋惜。　先生之豐功偉績。固昭昭在人耳目。而平生廉潔自持。尤屬難能可貴。雖宦遊數十載。除書畫外一身無長物。求之晚近縉紳中。誠不多覯。嗚呼。 先生抱濟世之才。存愷悌之心。胡天不憖遺。奪我黃耇。壞醫界之長城。絕中流之砥柱。瞻望前途。能不愴懷。猶憶癸丑仲春聯合會召集常會。不佞代表赴滬列席。曾與 先生有一面緣。用敢略述行誼以誌哀忱。願我全省醫界同人共鑒之。

民國十六年冬至節後一日　後學陳生瑞謹譔

為醫學研究社社長沙公誌悼

社長沙公元炳。字健菴。別署礀髯。前清編修。文章道德。海內宗仰。對於地方自治實業慈善諸大端。提倡不遺餘力。治經之暇。兼究醫學。深入南陽之堂奧。晚耽禪悅。尤精內典。辛酉夏。內務部頒佈管理醫士規則。同人等組織公會。微 公贊助。幾不能成立。并承負對外之責。醫界賴以謐安。 公之力也。乙丑秋。公會同人。慨醫學之荒蕪。組設研究社。藉資切磋。推 公為社長。 公固辭不獲。社員撰述時就 公為評判焉。每值會期。 公必諄諄演說。啓迪後進。卽本報亦蒙贊許。 公之維持醫界。可謂無微不至矣。去歲春。 公家人染疫。疊抱殀殤之痛。哀感過甚。致傷肝臟。始則左脇脹疼。繼則吐血盈盂。雖經社友等先後調治。症勢時進時退。奏效無期。客臘又延滬上費子權君診視。初尚稍效。後因感冒。復增寒熱。竟至不起。易簀時。神志頗清。口誦佛號而逝。嗚呼。 公一生清白。可謂來去分明矣。丁茲國家多事之秋。中醫淩替之際。本社人望又弱一個。同人等不禁為地方同聲一哭。更為醫界同聲一哭。

民國十六年立春後六日　後學陳生瑞謹譔

輓沙健菴社長詩十章　陳君棣

疫疹兒女痛連殤。私慮交春肝木傷。豈意殘冬便永訣。九朝別抵百年長。（客臘余十八日回里二十六日聞訃）

炎天臥疾懶相看。（去夏余亦抱病兩月）秋到茂陵君未安。病者急醫醫者複。忝參末議奏功難。

枝柯珊玉鎮交叉。甲午同年兩作家。海滋一朝文獻寂。南通纔逝又髯沙。（南通謂張嗇老）

回憶江鄉榛莽開。惠商興學奮如雷。神鷹搏兔勞全力。枉却承明侍從才。

地方大計賴提綱。月旦寧能泯否臧。儘有初終難貫澈。曾無片念到私囊。

筆硯論交未害廉。幹才共事荷謀僉。時艱縱羨塵纓脫。天路何從馬首瞻。

先期示寂去分明。淨土微聞遂往生。獨惜向平多夙願。更遲一紀萬緣輕。

可社年年例有詩。去年吟到牡丹時。騷壇牛耳噓爲繼。上爲公悲下及私。

大集流傳慫慂殷。虛懷若谷寘無聞。遺編猶有精靈護。留待門生暨長君。

編排邑乘十年餘。協纂非才忝懔余。（去冬君函縣聘余以總校兼協纂）且欲近尋彭澤宰。（成句指總纂金陶庵先生）完君垂死盼成書。

輓沙健菴社長詩　虬湖顏鴻恩

半壁江淮勢殆哉。水聲嗚咽也吞哀。欲登上界通仙筏。問甚中原化刼灰。國手已無醫社長。婆心郵有佛如來。忍從涕泗餘生裏還冀公偕嗇老囘。

輓沙社長聯

如皋醫學公會研究社

啓牘如相摍口如師溝中西爲一家受和允稱甘國老。
狗利則卑顧名則葸本慈悲治百病訓詞可質大醫王。

如皋醫學公會會長濮厚哉先生事略

陳愛棠

先生溧水籍。諱守堃。字厚哉。晚號鍾山樵叟。先尊玉堂公始遷如皋。醫術爲一時冠。先生得其家傳學力尤深邃從遊者日衆學成後。胥名於時。第先生執拗性成。不善媚俗。以致生計日蹙。家恆無儋石儲。雅好交遊。座客常滿。往往檮酒愁沽。先生處之夷然也。歲辛酉邑醫界擬設公會。先生苦心擘畫。斂費經營。卒底於成。票選職員。當選爲副會長。歷屆改選。連任三次。先生對於會務。靡不努力建設。公會所有之成績。悉爲先生之結晶。戊辰閏二月幾望。遽歸道山。醫林爲之震悼。先生精鐵筆。擅隸書。爲世所重。歿年六十有三。子海珊。好學蚤逝。孫良駒良驊。俱堪象賢。

姜煥亭先生行述

陳愛棠

煥亭姜先生諱燿。蒲塘任修太史之裔也。祖若父皆以醫名。先生少勤學。年甫冠。驟失怙。母寡弟幼。爲生計所羈。乃棄舉子業。從北郭名醫胡煥章先生遊。精研岐黃之學。不數年盡得其祕。於痘幼科造詣尤深遂出問世。聲譽鵲起。遠近就診者。戶限爲穿。嗣應育嬰堂之聘。常駐施診。風雨無間。凡四十餘年。活嬰孩無算。壬戌秋。我皋剏辦醫學公會。先生發起組織。多方擘畫。克底於成。爰公舉先生爲評議長。歷年處理會務。多所建樹。同時醫報社成立。先生復担任譔述。盡量發揮。丁卯秋。醫會改選。先生雖辭厥職。仍時箴言見勗。曰吾儕老矣。精力就衰。不能從諸君後。抱歉良多。惟我擁護公會之心。仍不稍懈。願君等振刷精神。繼續努力。勿負當日創辦斯會之初衷也。噫先生維持醫界之熱忱。洵無微不至矣。先生素耿介。人有過。必面責之。事後每自悔。然知先生者。亦不以爲忤。性尤慈祥。貧者就診不計值。雅善誘導後進。故從遊者衆。友人程質夫。其高足也。惜早逝。他如歐君香岩。吳君慕陶。皆能傳其衣缽者也。先生年逾古稀。精神猶矍鑠。今歲自夏徂秋。食量銳減。日昃則面浮跗腫。仍勉力赴堂應診。如斯者兩閱月。加之喘瀉頻來。精神益憊。先生自知不起。夏歷十月初十日晨。有問疾者至。尙强作寒暄語。詎料延至午刻。竟溘然長逝矣。先生行年七十有五。長君捷三。克紹箕裘。次君登鑑。年尙幼。迺六十九歲所舉也。瑞因與先生相處久。故知之稔。敢貢崖略。爲素欽仰先生者告。並誌哀思。

民國十七年夏歷十月既望

嚴公震生行狀

醫學報社仝人

公姓嚴氏。諱春霆。字震生。淸中議大夫。浙江卽補道。內閣中書。壬子孝廉。伯卿先生之猶子。邑庠生季岩先生之哲嗣也。公以優附生。慕遊鄂渚。承乏石首縣公署第二科主任之職。返籍后。復就淮南通屬栟角醵署文牘。嚴氏世爲我皋巨族。而履厚席豐。守先待後。循循然爲鄉里矜式。含光醋德。則歸之于公。公性坦。率待人無城府。意所不可。輒侃侃爭不屈不撓。而事過卽忘。以故戚友族黨。恆敬畏之。少治舉子業。試州縣輒列前茅。第命途多舛。屢躓場屋。年二十八。始補博士弟子員。旋因家風寒素。生齒日繁。仰事俯畜未能或乏。遂謀館穀以自給。廿餘年間。成就後學尤衆。所受業者。多知名士。暇與諸同輩結文字緣。談道講藝。娓娓不倦。歲巳未。宦遊鄂西。適時局不靖。軍隊壓境。擘畫訏謨。刻無甯晷。加之該縣監犯越獄。土匪蠢動。日處危城。歷盡艱辛。幸獲履險如夷。至政務繁頤。案牘勞形。每達旦不寐。不憚其難。猶其餘事。公生平喜麴蘗。有五斗解醒之風。雅好交遊。自縉紳士夫。以至閭里細民。禮遇一律平等。座客常滿。樽酒不空。髣髴似之。公以清同治七年春三月三十日生。民國十七年夏歷十月十九日歿。春秋六十有一。配孫夫人。生丈夫子三。文龍。幼出繼。係江蘇私立法政學校暨蘇常道地方自治所畢業。如皋縣第六區戶籍員。李堡市禁烟局主任。城市議會議員。高寶泰東興油類稅所總務。文虎。畢業高小。文鵠。畢業上海銀行學校。悉經營實業。女一。待字。孫二。昌啓。昌黎。俱幼。同人等久耳公名。未嘗親炙於門。歲癸丑。邑醫界組織團體。曾經公長君贊助成立。續瓶醫報。復荷擔任編輯。嘉惠醫林。實非淺尠。嗣後過從甚密。同人等時瞻山斗。迭承箴誨。故於公之生平特詳。若公者。不汲汲於富貴。不戚戚於貧賤。末俗澆漓。可以風矣。爰不揣檮昧。謹爲之狀。以俟　當世立言之君子。

亡友陳君賓南事略

陳愛棠

陳君諱昌鴻。字賓南。丹徒人。世業商。早孤。二兄遠賈如皋。君侍孀慈於籍。幼年聰穎過人。塾師甚愛之。嘗謂人曰。斯兒誠佳。若習岐黃術。必有成就。乃介紹於潤州緒鵬飛先生門。親炙三載。內難金匱傷寒諸書。靡不嫻熟。經義尤能洞悉。師亦嘆爲後起之英。未冠名即噪。因事詣如。邀診者踵相接。治效頗著。同鄉僑居者。挽留懸壺。君堅以齒穉學淺爲辭。諄勸始允。每臨一症。必研究詳晰而後已。方宗古法。不染時習。邑先達咸器重之。未幾。皋城刱辦同善社。君見其宗旨純正。加入研習。修養靜坐。久持不倦。暇則瀏覽社著。憬然有悟。嘗語醫界同人曰。今而後方知靈素純粹一道。書修眞養性之學。詳載靡遺。惜世人僅目爲方書。良可慨也。與予極契合。每有過從。必暢談軒岐奧旨。洋洋灑灑。如數家珍。恆非夜深不歸。辛酉夏。內務部管理中醫條件頒佈。君憤激異常。聯絡如邑醫士共籌抵制。謂此事果行。吾輩不啻桎梏加身。願與諸君力爭。遂組織公會。選派代表赴滬。加入全省聯會。文電交馳。部令乃得中輟。癸亥夏。又與嚴李諸君發起醫學報社。君亦擔任撰述經濟諸責。是歲長夏。皋邑紅十字分會。憫時疫之酷烈。設臨時醫院。聘君爲診察員。雖門診繁冗。日必赴院盡義務。熱忱毅力。至堪欽佩。然君稟賦素薄。晝則勞形。夜則溫習。刻無甯晷。精力亦從茲憊矣。客秋患咯血咳嗽。時愈時劇。逮今春更形萎靡。經鎮江蔣氏。滬濱丁氏診治。僉云肺癆已至三期。非藥力所能療。延至四月望日。溘然長逝。年祇二十有六。嗚呼。造物忌才。竟如斯之酷耶。當此中醫飄搖凌替之秋。方冀造一完全人才。發揮國粹。天乃假以才。不假以年。吾爲陳君悲。又豈僅爲陳君悲也。醫界有耳熟陳君之名者。敢爲貢其崖略。以誌悼惜。

民國十四年夏正閏四月

沈奉江先生誄辭

周小農

歲在乙丑。月維仲秋。廿有八日。沈奉江先生。卒於寓舍。春秋六十有四。粵十一月旬日。中醫友誼會諸公。設奠追悼。禮也。於時天寒日曀。朔風悲鳴。一堂靜默。慨想平生。在公乘化歸盡。身歿名垂。有生必死。抑又何悲。然後之學者。何堪失茲良師。而余父子尤有無窮之感思也。何以述哀。誄之以辭。

湖山鍾靈。代著賢人。篤生我公。岐嶷絕倫。常棣濟美。韡韡其華。蜚聲黌序。桃李滿家。學闡三才。韻辨四聲。博如休文。麗如雲卿。公思壽世。醫國醫民。負笈孟河。馬帳傳薪。蘇沈良方。再平尊生。博綜百氏。去滓擷英。醫風寙敗。公起振之。爰集同人。宣言於時。嚴訂規則。人取蘭芝。僉曰在精。雖多奚爲。溯余識公。於今四年。言深交淺。義薄雲天。高軒數過。傾蓋相語。每得一書。互爲考據。吾子魯鈍。公謂可教。佚缺太素。異同勘校。吾子歸來。述公醫驗。隨筆記之。爲澆俗砭。業梓杭垣。公賦登仙。魂遊玉闕。魄歸黃泉。今年之春。輯公禁方。公未病前。檢集辭章。錄未過半。公歸帝鄉。彌留自輓。達觀而藏。嗚呼公澤在人。公像在堂。遺書傳誦。公名永芳。

羅先生傳

趙松年

先生姓羅氏。諱先齊。字國平。如皋東馬塘人。家世瘍醫。有名鄉里。至先生而益彰。疙瘻攣躄。絡繹於道。方先生之少也。治舉業。於時文詩辭頗有得。旋更習醫。繩先人之緒。而充以新意。治驗往往有出人意表者。昔杜子咸。母病腹脹數月。更十數醫。者胥目爲單腹脹。不可治。時骨立不能坐起。不納穀矣。聞先生鍼水腫有奇效。姑邀一視。先生脉之。曰此腸癰。手揣其處。曰膿已成。潰破內膜。則不可治。違衆意以刀決之。出膿斗許。月餘而愈。施長榮遍身痺痛。憎寒壯熱。呻吟徹夜不寐。醫謂傷寒。服藥而益劇。邀先生。先生遍揣其身。曰此串痰也。共十三瘡。速服透膜滌痰藥。可消八九。否且不治。後膝肘間潰膿者四。數月愈。有曹大者。疽發於背。昏煩譫亂。背如覆釜。其家環泣求救。先生以絹篩藥其背。日盡茶鍾許。內服以丸。經十餘日。神識始清。數月乃瘳。先小樓叔。於某歲之冬。患發熱喘促。神煩渴飲。面部稍腫。醫謂冬溫。用辛涼劑。未效而劇。先生視之。曰。大頭天行耳。用葱豉法。怪其峻。未敢投。更醫用普濟消毒飲。變端蠭起。卒求治先生而愈。然憊甚矣。其他大症壞症。經先生轉危爲安者。固指不勝屈也。松年自童子時。卽習耳先生名。繼締姻孔氏。與先生爲姻戚。略悉梗概。迨自南通醫校歸。肄業先生之門。見先生於內難經傷寒金匱千金外臺諸書。猶手不釋卷。間及諸註家得失。多向所未聞者。其於病家。一貧富貴賤。無危言聳辭。以駭人而重已。所許治者。雖危必愈。諉不治者。更醫越時日。亦必死。於是知先生之名。非倖致。而人言不足盡先生也。顧先生晚境蕭條。子二皆殤。中懷抑鬱。每値酒後耳熱。追述往事。輒寄慨乎天道之無知。且謂松年幸善繼其志事。民國十三年。先生卒。時年八十。以嗣孫靄如之遺孤敦祥嗣焉。竊維松年椎魯迂野。不諧于俗。雖承先生之善誘。而衣食奔走。謀生不贍。其有忝先生之門也審矣。然亦曷敢不以見聞于先生者。爲文以記之。俾後之人。知先生。焉作羅先生傳。

先師劉公祉軒傳

賈挹清

先師劉公祉軒。諱錫蕃。太師月舫公諱溶之次子也。工八股。以附生補增。嘗館於薛家庵之薛氏。其居停主人。因醫師之良也。師與朝夕討論。閱三載。盡其術。而高弟亦以是年遊庠。撤帳歸。課士於家。教授綦切。例以三六九日課文。二五八課經史賦學。至一四七十等日。則課論說攷辨傳讚誌銘詩詞聲韻醫學諸題。謂之小課。聽諸生相題而作。少或二三題。多或五六題。諸生作文無虛晷。師亦盡心斧斲。不少遺餘力。以故諸生拾芹如拾芥。陳子繼虞。劉子鶴年。張子恩祺。劉子寶璜。潘子德鴻。及芬。皆其門弟子也。間出其所長。能已人所不能已之疾。三十年來。聲譽鵲起。既耳順。鬚髮頒白。延診者遠且四五里。往返以倍。師恆步以當車。不避寒燠。杖履所臨。頌再生之德者。尤斷斷然。繇是觀之。則師之教之德。所以衣被一隅者。靡有窮際。非其立心之誠恕。與其學問之淹博。曷克臻此。一日。師晨起坐中堂。覺頭眩。呼其子崐源者再。崐源亟起。趨問所苦。急購蔘藥。至則師已瞑臚睡去。呼之不省。日昃而逝。遹北數十家。輒見師乘肩輿怡然端坐。從者數輩。左右疾馳。咸謂師有遠行。弗之察也。頃之。紛傳劉先生已下世。始悟師之聰明正直而壹歿則為神。理有固然。其無足怪。獨其不可解者。一孫官保。十餘歲而殤。崐源尋以瘵卒。宗祀告絕。姑婦孀居。貧苦其茹蘗餐冰之境。况有不忍卒言者。得毋吾師之教之德。足以自食其報於身後者。而不足庇其子若孫耶。抑亦道統綿長。血統中絕。而不獲與俱永也。門人賈芬曰。烏虖。師死矣。師之道不死也。師之宗嗣斬矣。師之澤未斬也。風會之盛。回首云遙。而其教若德。懷而慕思者。迄今未艾。至其回生起死之能。潘子暨芬。胥世其傳。可謂遠矣。雖其歿則為神。世尠不疑為誕妄者。要之。師卽不神。而慕吾師者。羣焉神之。斯神矣。矧肩輿侍從。昭然衆目乎哉。芬也不敏。請馨香祀之。

輓滬聯會會長李公平書聯　如皋醫學公會

精白得理學眞傳。以通儒裕宰世經綸。不媿龍門稱高弟。
岐黃承太公彝訓。爲全省作醫林保障。永隨驥尾得彰名。

輓滬聯會副會長丁甘仁先生聯　仝上

大醫王願力具足。財法兩施。淞滬閭遺愛猶存。公眞健者。
二豎子侵尋。又弱者英一個。聯合會需才孔亟。誰其嗣之。

輓陳母孫太夫人兼慰君楳會長聯　仝上

碩望重儒林。兼作醫林表率。賴長君維持會務。允洽輿情。稔知慈訓夙承。戲舞萊衣親色笑。
高年羨壽母。行當視母期頤。詎雲時遞接耗音。頓違閫範。相約吾曹叩奠。敬陳楮帛薦馨香。

輓副會長濮厚哉先生聯　仝上

先生本多材多藝。圖精刻。書最工。國手誇醫林。診斷兼能方盧扁。
晚節偏愈老愈窮。子云亡。孫承重。熱心理會務。規隨竊欲媲蕭曹。

輓評議員譚顯揚先生聯　仝上

我公具盧扁奇才。方期橘井流長。杏林春永。詎料二豎爲災。歲屆龍蛇歸仙籍。

斯老乃汾陽再世。羨彼桂子齊芳。蘭孫競秀。共仰千秋遺愛。天留福報在人間。

輓姜煥亭先生聯　仝上

功全赤子。素以胞與爲懷。開東皋醫學會之先聲。不屑俗情娛狗馬。
壽過古稀。方羨精神益壯。現南極老人星之瑞象。那堪歲運厄龍蛇。

輓嚴震生先生聯　仝上

紹三休令德。蜚一邑賢聲。壯歲鄂荆遊。幃幄運籌垂偉績。
有北海遺風。爲東皋望族。長君家學著。醫林翼贊啓文明。

輓會董范伯嚴先生聯　仝上

少耽經史。學長而選舉茂才。至垂老復研精方藥。雖杞柟桃李。門下士盡荷裁成。祗因花樣屢翻。齊酸善變。薄良相爲良醫。述跗扁和緩。羣聖之言。獨得眞詮。濟世具深心。豈僅儒林標碩望。
始任評議員。繼則董治會事。未刹那又召赴修文。縱參朮桂苓。籠中物先自儲蓄。怎奈昊天不弔。吾道終窮。歲在辰日在斗。隨濮姜王李諸君以後。遽爾作古。在公失助臂。恨無仙草覓長生。

輓評議員王聲遠先生聯　仝上

弈世傳刀圭。妙手惟喬與梓。善繼克承。覘衆書媲右軍。公會遴員誠卓卓。

畢生殫血汗。婆心育德施醫。仁風惠煦。詎料琴亡子敬。孤兒幼女哭哀哀。

慰吳陵鐸聲報編輯丁秋碧君悼亡書

秋碧先生大鑒。自違塵欬。時切蟻馳。近聞先生驟抱鼓盆之痛。同病相憐。奈何奈何。（敝繼室徐女士先於尊夫人兩月殁故）論友朋誼。應有勸慰之詞。然弟三次過來。恆覺愈勸愈悲。愈慰愈慟。惟有靜坐一室。追尋往事。聽夜半之秋風。聞聲增感。見多情之明月。觸景生悲。當此場合。悲極則哭。哭極則精神之痛苦。反覺減少。若荀奉倩之不言神傷。竊不取焉。以己度人。故對於友朋悼亡。祇勸其儘量悲慟。蓋物極則反。理窮必變。悲傷至乎其極。環境自然轉移。是不勸而勸。不慰而慰者矣。未卜先生以殫之言然否。頃接尊著胡女士略傳。雒誦迴環。伉儷之情。溢於言表。卽使鐵石心腸人讀之。當亦爲之淚下。矧吾儕多情種子。實逼處此。更何以堪。弟以過來人。設身處地。飽嘗鰥魚之況味。靈台愈覺忐忑不已。爰撰蕪聯另錄呈奉。匪徵敬慰台躬。實乃不禁爲自弔矣。深秋乍涼。諸祈珍攝。專此佈達。順頌時綏。

丁卯歲菊月下浣七日嚴笑鳩上言

（附聯）

吾偶新喪。君配亦亡。同文竟同運。彼此難爲憑弔客。

歌叶鼓盆。夢占炊臼。有合必有離。悲傷等是過來人。

答笑鳩書

笑鳩仁兄史席。拜讀手示。感何可言。吾兄亦慘賦悼亡。弟不獲前知。遲未函唁。歉甚歉甚。示我讜論。誠所謂一字一傷心。一句一墮淚。巴峽啼猿。蜀山泣宇。殆皆不是過也。弟歡喜讚歎。以爲得未曾有。因以知世間之妙文。非躬歷其境。則斷無之。彼無病而呻吟者。可以休矣。似弟生苦情多。早傷命蹇。平生知己。零落殆盡。乃不圖於百里外。獲吾兄之同病相憐者。以同情之淚。賜我不獨垂死之弟。拜兄厚惠。卽後之傷心種子。咸將歌誦吾兄於靡旣。弟瑟居無俚。輒縱情於詩酒。匪望遣愁。聊資洩憤。狂易之病。恐不久遂成。駑並命也。茲奉拙詩。懇代呈嫂夫人靈右。餘不及。卽頌公綏。丁卯十月八日傷心弟丁悳祖秋碧揮淚上

（附詩）

西風吹夢杳何之。雨墜芳塵漠漠絲。况我聞哀徐淑去。秦嘉懊惱得詩遲。

蒹葭一白思茫茫。江上漁竿易夕陽。凄絕富春春不見。阿誰偕隱伴嚴光。

輓嚴嫂徐夫人兼慰笑鳩先生聯

陳愛棠

我愧無盧扁才。空自幾番施藥石。

君縱有莊周達。那堪三度鼓盆歌。

致惲鐵樵書論宋本素問及經文同異注家得失

張山雷

報載貴處影印宋本素問。索得樣張。古色古香。充溢眉宇。一望而知爲宋人板式。詢可寶貴。附載徵稿條例。知先生有羣經見智錄之作。彙集經義。以與是書參互商榷。幷及經文之同異注家得失。苟非先生探

討已勤。焉能道及隻字。而又虛心博採。欲與天下之士。共商危微精一之心傳。抑何識之眞而願之宏歟。不才早歲以慈闈多病。始稍稍研求醫藥原理。似乎此中微義。差有領悟。心乎愛之。在廿五六歲時。已拋棄一切舊學。寢饋於古今醫籍之中。於是書涉獵已久。頗覺心中漸有一得之見。迨邇年謬任醫校敎席昕夕與從古名醫。妄爲辨難。更悟到邃古醫經。發源最早。雖軒岐問答。未必信而有徵。而靈素原文。必本於周秦之舊。其精當處。迥非漢唐以下所能參贊一字。然吾國習慣。向來以醫學爲技術之一。恆與卜筮星命家言。目爲小道。高明之士。薄此不爲。一聽之淺俗庸流。自爲研究。則雖是醫經。亦恆有膚淺鄙俚之詞。參錯互見。此必秦漢之間。已多爲淺人點竄羼雜。所以內難兩經。尚多淺率庸陋。不合情理之議論。更何論乎鍼經以下。是在善讀者以閱歷經驗參證之。信其所可信。疑其所可疑。切實發揮。折衷至當。而後上古醫學。始有實在聲價。若僅依據原文。敷衍一遍。自詡箋註功臣。則當今新醫學奮興時代。竊視吾側者。行將拊其背而扼其吭。如果聽其瑕瑜不掩。苗莠同噱。適以授他人爲口實。啓末學之鄙夷。竊恐終有天演淘汰之虞。此以古醫經數種之大段言之。而不能不有絕大商榷之問題者也。若論素問板本。則近日印刷術精。石印鉛字。遍地都是。然最舊者。止有王啓玄注一家之言。而所謂王注者。又止有浙局重刻前明顧氏仿宋一本。宋人校語。則王本字句。實與全元起注本。及甲乙太素。同異頗多。按其文義。啓玄之本。往往不及別本爲長。然今則全注不可得見。甲乙雖有流傳。僅具坊刻。未得善本。譌誤最多。又與宋校所引往往不合。則亦不足爲據。太素舊本久已無傳。近袁爽秋得海外傳抄殘本。刊於蕪湖道署。雖不能見其全。而隋人之舊。復傳於今。頗堪與王注互資校勘。至可珍也。若顧氏仿宋之王注舊本。今固尚有存者。前十年時曾於滬上見過一本。中多挖改痕迹。每頁皆有數處擠緊於寬。觸目而是。經文亦多有之。注文尤甚。頗用以校浙刻。確是一字不易。以其殘破已多。故未全校。今商務印書館新印四部叢刊。仍据顧氏此本影印。則世上殆已無王注之第二本。以言校勘。頗苦少所依据。然顧本挖改既多。當卽所據之宋本如是。未必出顧氏之手。則宋本在未挖之先。其原文必大有同異。而今亦不可得見矣。茲据貴處宋本樣張。完全無一挖改痕迹。則是刻確顧本所自出。雖字句無所異同。而板本確是兩副。信而有憑。可寶孰甚。鄙人卽以樣張三頁。借校浙局刻本。而又一字不易。更可知此二種宋刻。仍是一本。且可知顧翻宋本之所據以挖改者。卽是尊藏之本。則此本又爲彼之所出。惜乎彼時未挖之本無存者。不得一勘其同異。而今則展轉流傳。實是異流同源。則當今之世。眞不復有第二王注本。更何論其他乎。若論王注同異。則據甲乙脈經。千金諸書。已是不可枚舉。而袁刻太素殘本。亦足參證。且印据王注中所引本經。又或有不符合者。則傳抄有誤。實所難免。而啓玄所据之本。似已非最善之本。觀太素及宋引全注本。已可概見。壽頤頻年探討。頗思細覈一遍。作爲校勘。自恨所見無多。未敢泐爲定本。而隨時筆記所得。亦已不少。茲見先生博聞多識。撮舉數條。另紙錄呈。非敢謂土壤細流。有裨高深於萬一。聊以自附於舉爾所知之例。以博大雅一哂。若其瑣屑校勘之僅在字句間者。則不敢覼縷上瀆也。

復李慰農書

劉蔚楚

慰農先生台鑒。辱 賜書贈報。報文精核。書語低徊。令人戚服。論 先夫人前證。似屬陰虧。大抵虛勞虛損。以內外因分其病原。酒色無度則傷腎。飢飽勞役則傷脾。形寒飲冷則傷肺。憂思鬱結則傷心。怒固足以傷肝。而其人沉默寡言。遇事拂意。隱而不發。則鬱氣亦傷其肝也。一種病後失調。又一種父母遺傳。又一種花柳留毒。都能致此。此俱是內因也。外感風寒溫熱治之失當。留邪致病。徐洄溪謂傷風不醒便成勞。此意屬於外因。其兼內外者亦有之。至於並不見血。祇吐白痰。中氣之傷已甚矣。單論女子。內經謂二陽之病發心脾。有不得隱曲。治此宜歸脾湯加減。大抵此等得之心情境遇爲獨多。福建鄭公蘭友令嗣幼蘭。治勞傷痰飲。名冠全省。大抵專取裁於葛仙翁十藥神書。而其用藥進退輕重。非常細緻。得名固非倖獲者矣。弟學識淺陋。自經世變。萬念俱灰。非周小農先生力導。萬不能槁木春萌。抽芽引緒。然自念病情萬變。治法在人。差以毫厘。謬以千里。故以函報論治者。便不敢浪言。卽如某君言其母夫人遇夏畏寒。喜食水果。大熱內蘊。則陽氣不能傳達外衛於皮毛。李士材治一藩王。盛暑重裘。知爲內熱。治以寒冷。其方類於瀉黃散。重加石膏。王肯舫君問壁虎治瘰癧。生吞其骨。怕否有毒。弟在閩粤。見以粥皮包全條生吞者。并無見毒。但未知其能否見效。此等俱不敢以懸揣而答。恐貽謬誤耳。

致紹興何廉臣書

張山雷

（上略）王氏改錯。持論太怪。卽所論醫理藥理。强半空談。誠不足道。而黃氏之八種。就中未必無見到語。惟專崇溫燥。補陽抑陰。主見太謬。遂覺瑜少瑕多。平心論之。壽頤所謂無一語不在情理之外。尚覺言之太過。近世頗亦有崇拜黃氏書者。若見頤此論。當不謂然。然此公書中。甚多嗟貧怨賤。希冀利祿之語。學養全無故所著書。殊不足重。鄙人終不欲謬爲恭惟。附記數言。請以質之推崇黃坤載者。以爲何如。

致李慰農書

惲鐵樵

惠書大報兩悉。內經早已罄淨無餘。無以報命。甚爲歉仄。　大論甚佩。余君雲岫。讀書多而國文好。在西醫中。亦爲不可多得之才。弟所甚佩。前余君兩次書來。弟因體弱事冗。又因不願空言筆戰。中醫開口即太陰濕土。陽明燥金。與科學方法不合。雖欲筆戰。苦於無可根據。因僅答以聊聊數語。不圖余君以爲勝弟。乃將兩函及弟復信。刻爲小冊。到處送人。夫勝弟亦何足喜。余君所以作如此張致者。以爲勝中醫也。此爲客氣未除。抑其頭腦中所最注者。即在爭勝。是以勝負爲主。以研究學術爲副也。弟則不然。鄙意當以研究學術爲主。近著一書。名傷寒研究。凡余君以爲中醫狗糞不通之處。皆有正當之解釋。且於余君認西醫爲鐵案之處。弟轉有非難之辯。此書現已脫稿。即日付印。曾呈正於章太炎先生。渠於全書十九皆表同情。太炎先生固精研傷寒者。鄙意以爲此書。即所以對付靈素商兌者。不知余君見之。又將作何語也。現已發報。明年二月半前出版。屆時當以一份奉寄。學術問題甚大。斷非個人偏見。可以褒貶。余君必欲靈素自我而滅。我即爲傳人。此種見解。恐不免大誤。無論靈素不因此而貶。即使做到。恐余雲岫三字亦不因此而列入世界偉人之冊。蓋余君並無發明。不過稗販西說而已。須知中國醫學如未墾之荒山。故弟頗以發明自任。而對於余君之用心。總不能贊同。惜爲日太促。不及以傷寒研究底稿郵呈。乞大雅一評論之也。

致李慰農書

何廉臣

慰農先生　大鑒。昨接　華章。及　貴報一份。拜誦之餘。殊深欽佩。敝報從本月十二日發行。寄貴報社三份。就正有道。來示未蒙提及。盼念良深。弟年已望七。衰朽餘生。學淺才疏。本不敢妄談醫道。承　先生以改良相囑。爰爲芻蕘之獻。條陳一二。還乞有以教之。(一)處現今中西醫學競爭之時代。必須合全國之醫材。互助進行。實力爭存。庶乎神州醫學。不致消沉。如彼出一報。我出一誌。雖有散金碎玉。總屬一盤散沙。枝枝葉葉。終恐無裨於大局。查閱吾國醫報約十餘種。惟山西醫學改進會醫學雜誌。頗有可觀。因其多從實際上親切發明。足爲改良醫學之導師。諒　先生亦表同情。(二)改進中醫之方策。雖屬多端。大旨不外乎基礎醫學。及應用兩大種。基礎醫學。如解剖組織生理病理診斷療法處方藥物細菌等學。應用醫學。如內科。外科。婦科。產科。兒科。眼科。口齒咽喉科。傳染病科。鍼灸科。花柳病科。集各報之醫材。各盡其長。先從基礎醫學着手。繼編專科醫學。相約擔任。仿科學例。分科編輯。登載各報。共同討論。辨論終結。定名講義。公推融會古今。溝通新舊之鴻才。修飾潤色。以總其成。庶幾有限之精神。不致空費。裨後學藉以觀摩。閱一種醫報。實獲一種之益。明達如先生。諒亦贊同。(下略)

上中醫醫學公會芻言

王我春　馬久襄　合作

我國醫學。發明由來久矣。黃帝素靈。冠廿一子諸家之首。仲聖金玉。擷十二官羣經之腴。上膏下肓。緩和斷新穀之亡。履衣登牀。文摯受生烹之慘。術笑符焚。摘龍肝而取鳳髓。湯和麻沸。療關臂而剖曹顱。馴虎技傳思邈。參龍藝效守貞。在在事有可憑。筆難盡述。此皆我中醫因理想而得實驗。由實驗而出於理想者矣。後之學者。不能溯四聖之淵源。徒自涉百家之聚訟。人誤藥術。家習圭刀。聆其議論。既雲逸而風飄。定厥指歸。更煙籠而霧合。當此西法競勝之時。若無中學維持之力。凡我操斯業者。何以鑿先聖未雕之璞。探千秋永墜之奇也哉。不佞敢陳蠡測。用獻芻言。心想十全。思獲觀摩之益。肱經三折。常存研究之功。庶幾椓天地奧。鍥鬼神幽。障千尋浪。掃五里霧。自堪闡內經之微蘊。不致受外侮之侵凌矣。尤可怪者。搖鈴擊鼓。沿門肆悖謬之方。說鬼談妖。信口撮奇衺之劑。凡有此等現形。當先嚴爲禁止。甚且嫉妬心熏。既生瑜而何生亮。蒙溷藥雜。本以李而代以桃。此更名雖爲醫。非醫之狠。卽醫之蠹耳。誠能功深面壁。得十年砥礪之資。譽滿口碑。有三世貽謀之學。寸關尺部位分明。夙探六經之奧。上中下品類區別。久知百藥之靈。從此得心應手。定然起死回生。又何不可善南人之言。而奪西人之席哉。

致如皋醫學報社書

北平葛廉夫

如皋醫學報社諸位主筆先生公鑒。雉邑本鄙人舊游之區。地方之繁華。人文之薈萃。俗所稱爲小揚州者。以今日揚州觀之。如邑之盛。有高出揚州萬萬倍者。鄙人於醫學一端。可以證實也。昔時王正田先生大行其道於南京。然當時以醫學著名者。只有正田先生一人耳。今則如邑醫學之宏富。人才濟濟。於貴報社獨見一班。鄙人屢承　賜閱大著。其淵博精進之處。實有令人拍案叫絕者。鄙人久懷獻曝之誠。既恐遺笑大方。又多俗冗羈滯。昨與友人偶然論及中西剖解學術。友人之羨慕西醫。幾於欲頓首百拜。

鄙人不容不大放厥辭。予豈好辯哉。余不得已也。憫正道之沉淪。以人命爲兒戲。乃正色對友曰。子所觀西醫剖解諸術。歎爲奇絕。子可知中醫之剖解。更奇絕乎。今請就子言。先論西醫之剖解。子所見割裂其屍骨。縱橫隨意。分剖其臟腑。醃浸異形。或彩繪骷髏。扮成戲劇。或粉飾全體。用備觀摩。試問彼所示人者。並不能指出筋骨之異同。爲醫術之需要。子之所閱多矣。可有新憑識。一補中醫之未備乎。徒以炫人眼目。作爲一種游戲品耳。即以西醫之模形圖象而論。其較中醫之銅人圖。孰爲優劣。此不待智者已早辨其粗細矣。請再言中醫之剖解。方書云。生者切而得之。死者剖而驗之。分十二經筋絡脉之起屬。井滎輸合之關係。奇經八脈之約束。五臟六腑之部位。三百六十五節穴之分配。八萬四千毛竅之核算。九竅之通塞。廿四脊節之分應。千古不能移易。內外瞭如指掌。細而密。簡而賅。較諸西醫總血管分血管迴絲血管。甜肉經。指會厭爲聲管諸名式。此中西剖解之術之優劣。不待智者而自明矣。是以中醫一剖而千古無容再剖。西醫雖千萬剖。而無所發明。徒殘生命耳。孫中山之肝疽。金幼卿之腦瘤。鄙人已親見其誤矣。友聞斯言。半嚮不語。忽而笑曰。微子言。予將入迷途而不醒矣。雖然中醫之崇奉也如此。士大夫之贊美也如彼。於意云何。鄙人答曰。此則吾不得而知矣。捧場拍馬。或者强權公理之關係。不觀乎闊人口頌西醫。病延中醫乎。友退。乃撮合其詞。用爲獻曝。　貴報之初步。尙希常　賜報章。俾開茅塞。

致陳愛棠書

上虞俞鑑泉

愛棠先生台鑒。千餘里外。　先施瑤章。環迴捧誦。藉知　芝祉暢適。從此增一神交。秋水伊人。溯洄奚似。

濬才細如線。心熱如爐。丁此醫學競爭之時。對於軒西軽中。殊非樂觀。故常有涂抹。非敢余知自雄。亦以聊伸一已之見解。以引起諸君子進一層之研究而已。惟是筆墨荒蕪。榛荆不剪。殊多自愧。而小農先生竟譽之過甚。增汗顏矣。現下醉心西學者。謂食物入胃。均入血管。無某物入某藏之理。是無氣分血分之別也。竊謂人身無處無氣。亦無處無血。血管中有氣。血管外亦有氣。於是有氣中之血。卽有血中之氣。氣自有氣之路。血自有血之徑。今如砂蔻入胃。卽作爽適之臟氣。軍丑入胃。氣卽下趨。納酸味。卽覺脘腹氣歛。納辛味。卽覺脘腹氣熱。氣弱而納香散。卽覺中氣之不支。胃寒而納苦寒。卽覺泛逆而作噁。此皆不數秒鐘。卽自知覺。不待其物質之吸入血管。而始知覺也。至若食豕肺而益肺。食羊心而補心。更自有據。古聖以獸中五畜之性最馴。不比狠豺野心。故人可常食。食羊肺豕心。其質雖渾入於血管。而臟腑之氣味。確以組織之相似。竟同物以類聚。有特別之感應焉。彼徒講血管者。何不思之。大都不論食物藥物。均分氣味質三種。各物經入胃之後。氣味先行。質次之。濬見藥不對症者。入口之後。卽起反對之狀。况古書謂藥性一週時轉者。非週一日之時也。非然者。則飲必須週一日之時。以解渴。食必須週一日之時而飽。不且殊感困難耶。古人覆杯而愈。自是確論。如言以週一日之時。而藥性轉者。必病已告痊之時無疑矣。（中略）附呈草藥子數粒。名金豆子。實喉症之特效藥。望及時播種。以廣其傳。慰農先生處。祈代爲分贈數粒。其用法另詳。專此佈覆。順頌著安。

致陳愛棠書

儀徵時逸人

愛棠先生大鑒。迭接　大報并來函。示悉吾　兄榮膺如皋醫學公會會長。仰見訏謨碩畫。大展鴻猷。以欣以賀。弟濫竽醫界十有餘年。處中西競爭之潮流。遇風雨飄搖之時勢。念醫學前途之患難方殷。益覺杞憂之不已。茲值我兄就職紀念。各地諸同志賀柬盈篇。弟獨不言賀而言希望。盱衡現今醫風。岌岌可危。若不加以整頓。則及溺淪胥。言之心慄。望　兄奮臂而起。以砥柱中流自任。設立中國醫院。以中爲主。以西爲輔。可以言保存國粹。可以言新舊合參。繼往開來。創茲盛業。若挽回利權。尤其餘事。此弟所希望者一。國醫舊學。百喙爭鳴。是非淆亂。若不折衷諸家。重行編訂。則將來之醫學。恐愈趨愈下。愈衍愈雜。則編輯各科之正當講義。爲弟所希望者二。創設國醫專校。垂一正當之學說系統。於斯時也。人人有向學之殷。如飢者易爲食。渴者易爲飲。事半功倍。效果可期。乃弟所希望者三。以上三端。弟之力不足以舉行者。今　兄爲貴縣醫學領袖。力足以行之矣。弟所以有望於吾　兄也。願君勉之。醫學幸甚。

難經編正序

沙健菴

南通司健侯著難經編正上下篇。其書大旨。謂難經經後人竄亂。讀者懵如。爲移易篇三十餘章。既各述其改正之由。復成薈疏二十一篇。闡發先後相承之義。累屬所知。請序於予。讀竟。乃爲之序曰。太史公敘扁鵲列傳。不言有所纂述。漢藝文志無難經。隋志有黃帝八十一難二卷。亦不標注誰某。以難經爲秦越人著者。始於唐書經籍志。蓋從歙縣尉楊玄操難經注釋序說。然仲景傷寒平脉篇稱引經說。今在第五難中。張守節史記正義。於扁鵲倉公列傳。多引難經以釋其義。與今本悉合。雖不能確定爲盧醫。而經以難名。猶郭康成答臨碩周禮難。張然明尙書見難之義例。固非漢以後人所能僞託也。爲之注者歷代皆有。而以吳太醫令呂博望爲最古。其書不傳。元滑伯仁采十一家之說。著難經本義。言本簡略。四庫之所著錄。醫工之所誦習。獨此本耳。明宏治間王九思等輯吳呂廣唐楊玄操宋丁德用虞庶楊康侯五家之說。爲集注。分標十三篇。賅洽逾於滑氏。而其書晚出。四庫未收。醫家或爲珍祕。然吾觀明正德中張世賢所爲圖注敍述。宋元以來。注釋難經之人。加以品騭。於王氏集注外。尙增七家。疑世賢猶及見之。而今皆無聞。醫道其果不足徵乎。古醫書之傳於今者。曰神農本經。曰素問。曰靈樞。本經多後人附益。素靈亦咸經竄亂。獨秦越人書明標八十一難。次第釐然。談古學者信爲原本。未敢有異議也。馮氏玠謝氏縉孫滑氏壽徐氏大椿所爲注釋。是頗疑有錯簡。顧未敢移易次第也。獨元御氏勇於自信。所著懸解。於素靈難經。靡不顚倒部居。點竄章句。以此見訾於通人。而世亦不甚尊奉。夫古人學術。多由口授。往往同一師說。而支派歧出相萬萬。九流皆然。醫家爲甚。以五行配五藏。高許異議。根本已歧。同一內經也。素問與太素不同。同一素問也。王冰所定篇第。與全元起又不同。難經號稱羽翼內經。然診脈獨取寸口。以右腎爲命門。皆素靈未發之蘊。至所引經言。或爲素靈所無。或與素靈顯背。且第書之中。後說異前。一難之中。問不準對。或師承各別。舊說已亡。或竹帛相傳。遺文互易。必執漢儒詁經之例。一字不敢更定。然則學者從何由闚軒岐之奧。發盧扁之微乎。以難經之辭簡意博。理深趣遠。讀者能盡其辭者鮮矣。盡其辭。暢其義。會其通。爲之爬梳抉剔。究尾明首。非夫博綜羣言。根柢聖道者。其孰能任哉。今司君破數十家注者之疑。以成斯篇。雖未知於越人本詣若何。亦尊生者所樂聞也。玄操稱越人受長桑君祕術。能澈視藏府。刳腸剔心。說蓋出於史遷。即今泰西所謂解剖術也。而其術不輟於經世。有好學深思如司君者。能發明以補其亡。庶幾吾國神靈工巧之道。或者其終不亡矣乎。

凌嘉六溫熱類編序

沈仲圭

素問曰。『凡病傷寒而成溫者。先夏至日爲病溫。後夏至日爲病暑。』可知始因傷寒。終必化熱。故又曰。『冬傷於寒。春必病溫。』及其發也。自裏而出。內連於腎。若奪其汗。則腎陰有立亡之虞。難經云。『陽虛陰盛。汗出而愈。下之即死。陽盛陰虛。汗出即死。下之而愈。』寒邪外感爲陰盛。熱邪內熾爲陽盛。仲景云『不須汗而強汗之者。出其津液。枯竭而死。不須下而強下之者。令人開腸洞泄。不禁而死。』可見汗下一誤。死生立判。故溫熱治法。與傷寒迥異。如同一太陽病也。在傷寒。汗之自愈。在溫熱。誤發其汗。則有躁煩譫語之變。蓋傷寒邪從表入。溫病熱從裏出。內熱熾盛。陰津暗耗。豈可再發其汗乎。且溫病暑病。歷春夏秋三時。較之冬日傷寒。多於十倍。故天下之病。死於傷寒者猶少。死於溫病者良多。能不悲哉。凌公嘉六有鑑於斯。上追靈素。下溯羣賢。擷精遺粕。述而不作。稿凡三易。時閱十稔。書成之後。復請乃兄曉五先生新陽趙元益先生詳加參閱。凌氏爲有清吳郡名醫。學驗俱富。趙氏係丁福保業師。中西兼長。是以細針密縷。益臻完善。誠感症之科律。後學之津梁也。行見是書一出。遐邇風行。與王氏溫熱經緯。吳氏傷寒指掌。鼎足而成三種名著焉。仲圭不才。猥蒙裘君吉生之囑。將是書校錄一過。且贅數語以誌敬仰。

民國十四年清和月泉唐沈仲圭謹序於鄞南旅次

治疫瑣言自序

賈挹清

自朱南陽張潔古陶節庵輩出。剏立活人敗毒九味羌活柴葛解肌等湯。而溫燥升提之法。毒流海內。不可勝窮。以西江喻氏之明。其論疫本仲聖清濁互中之旨。識見高出千古。獨惜首推活人敗毒散。爲智者千慮之一失。厥後師愚余氏著疫疹一得。狃於熊氏先翦爪牙之說。亦復首推敗毒散。而不顧溫燥升提之貽害。不知寒濕之疫。固非羌獨柴芎所能治。設遇暑燥風火諸疫。清之潤之。猶恐不逮。其能參入一毫溫燥升提之品乎。芬弱冠從祉軒劉先生（諱錫蕃邑增生）遊。恪奉師傳。痛懲流弊。今年踰知命。讀書夥。臨症綦多。竊怪近世醫流。每遇疫證流行。羌防柴葛。隨手妄施。溫燥升提。肆無忌憚。卒致火升痰湧。氣血沸騰。死如服毒。苟有人心。能無汗下。爰著治疫瑣言一卷。以破除溫燥升提之陋習。而猶未敢自信也。用質海內名家。倘或筆之削之。而匡予所不逮。爲海內治疫者立準繩。卽爲海內患疫者謀幸福。是則芬所馨香切禱者爾。

民國十四年歲在乙丑天中節

徵求共同編輯中國藥物學緣起

季愛人

各醫報各醫刊轉海內中醫藥界諸同志均鑒。竊思人賴衣食住而生存。先總理稱爲民生之要素。不知民生要素。尤在醫藥。蓋人體違和。非借醫藥以除其苦楚。不能享三者之天福。

夫醫學爲治病之準繩。藥物爲愈病之利器。無準繩何以施神巧。無利器何以建大功。若僅究醫學。而不究藥物。猶之良工不利其器名將不覔名馬而欲建其功業難矣。是則欲求中國醫學之進步。舍整理中國藥物其誰與歸。

向之中醫藥界醫生自醫生。藥員自藥員。各守門戶。不相聯絡。甚或互相拋磚。糾衆攻獨。毫無互助之精神。暗操同室之戈矛。以致異學朋興。喧賓奪主。洋藥盈市。漏巵日盛。而政府亦抑中揚西使中國醫藥勢成灰燼。中國民病必借手他人而後已殊不知中國醫藥一廢中國民生何恃。而欲成爲強有力之國家。其可得乎。

邇來中醫藥界。洞悉斯弊。設社集會。共起挽救。對於中國藥物。早有整理之建議。奈時過情遷。未睹其成。雖有少數藥物學出世。不過是少數人之研究物。不才濫竽醫界。蹉跎數月。馬齒徒增。愧乏建樹。烏能挽既倒之狂瀾。但念天下興亡。匹夫有責。國藥存亡。醫士有責。對於藥物本屬門外。實因客歲曾編中國藥物學一册。刊行以來。雖得親友贊許。但蒐羅不富。難免遺珠之憾。編制不良。反有作俑之譏。思前想後。無計可從。回憶衆志成城。古訓昭彰。是以斗胆厚顏。借各醫報各醫刊而求助於海內同志。未卜醫藥兩界能否各抒愛國之熱忱。賜以資助。各本互助之精神。予以心得。倘蒙不棄。惠賜鴻文。則中醫藥界幸甚。中國民生幸甚。爰將鄙人對於編輯之大意。及徵求之方法。佈列於後。求海內諸同志。共商而共有之。

中國藥物學編輯之大意

「一」將中國現有之土產藥物。分爲補益藥。（如健胃藥。補血藥。補氣藥。能變衰弱爲強壯者。）攻裏藥。能促進大腸之蠕動。逐去腸內之容物者）發汗藥。（如刺激汗腺。催促血液之循環。使皮膚之水分排洩者。）祛痰藥。（能稀薄肺中痰液。或使痰液增多易於吐出。或使誘起咳嗽以奏祛痰之效者）解熱藥。（能減退病人之身熱者。）催吐藥。（能刺戟胃腑而嘔吐者）利水藥。（能增加水量排除血內之雜質者）清涼藥。（能沉靜血液之循環。減退體溫之亢進者。）和緩藥。（能減退藥物刺戟性者。）興奮藥。（能興奮心臟及腦之作用者。）收斂藥。（能收縮組織及血管者）刺戟藥。（能使皮膚或組織變赤腐爛發泡者。）痲醉藥。（能使身體知覺痲痺者）變質藥。（能變更血液有新陳代謝之作用者。）防腐藥。（能防腐敗及發酵者。）殺蟲藥。（能殺腸胃及皮膚之蟲者）等。

「二」每藥先列產地。（何地良。何地不良等。）次性狀。（分味性狀等。）次功用。（主要及副作用等。）次用量。（分大人小兒每回每日等。）次用法。（分生熟炒炙冲包等。）次製劑。（分丸散膏丹但以簡單而神效者。）次處方。（煎劑亦須簡單而神效者。）次發明。（關於新發明者。）及備註等。

歎庸醫道情十首

賈少淸

（寄調耍孩兒）

幼讀詩書志聖賢。粗通文義得家傳。留心更習岐黃術。自愧才疏學未全。在下賈子少淸是也。隨侍家君。得稍聞醫理。每歎世俗庸醫。誤人不淺。因而推究本原。譜作道情十首。非敢覺人覺世。聊以自勉自歌。今日讀書閒暇之時。不免唱這道情兒。以博諸君一笑。

(一)歎庸醫。太不良。把羣生。暗箭傷。唧寃幾輩歸泉壤。隨時毀謗他人法。到處矜誇自已長。那知學術成虛誑。分不出陰陽表裏。說甚麽補瀉溫涼。(二)歎庸醫。不讀書。黑沉沉兩眼烏昏。迷到處將人誤。湯歌藥賦知微末。若語高深半句無。抛殘卷帙。何曾顧。心懵懂不明古義。臨諸證顛倒模糊。(三)歎庸醫。沒時傳。欠陶鎔。學不專。可知妙義難融貫。全憑師長開愚魯。教授多方啓妙玄。無人指示終乖舛。傷天理。終朝朦混。只希圖哄騙金錢。(四)歎庸醫。脉不眞。三字訣。冒神根形容廿七前賢定。浮沉遲數分明在。細按何難識病因。庸醫爲甚無標準。三指下。難分部位。亂茫茫。貽害生民。(五)歎庸醫。忒荒唐。看舌苔。太渺茫。傷寒舌察明明。朗筆花醫鏡傳眞訣。溫熱良規紀葉王。白黃焦黑兼徵絳。似這等糊塗懵懂。怎知道虛實炎涼。(六)歎庸醫。辨證難。內外因。熱與寒。病關臟腑須尋按。能分經絡知兪穴。暑濕風寒着意看。三焦表裏休淆亂。最可惜。陰陽氣血不分明。妄進湯丸。(七)歎庸醫。用藥乖。寒與熱。怎和諧。紛紜錯亂終貽害。君臣佐使全無準。辛苦酸鹹一列排。恆多與病相違礙。全不曉。藥中性味。殘生命。寃結泉台。(八)歎庸醫。失天時。熱與寒。百病基。嚴寒酷暑須留意。旱乾日久成溫疫。雨水多時濕病隨。風沙烟瘴生災沴。昧天時。罔知達變。怎能彀濟困扶危。(九)歎庸醫。亂刀鍼。失時宜。誤淺深。官骸肢節歸別剕。皮毛證有陰陽異。經絡邪從臟腑尋。全身穴道安排定。沒分曉。妄施毒手。怎免得禍患相侵。(十)歎庸醫。閱歷疏。沒章程。識見虛。捕風捉影全無據。心迷目眩神飛蕩。一枕昏昏睡夢餘。如是臨證多乖誤。勸病家。亟求妙手。登壽域。化日長舒。

小子欠推敲。新詞翻舊調。普願世間胞。永無災患擾。莫被這庸醫。醫得顚顚倒。俺唱這道情兒。歸山去了。

閨思黃鶯兒詞（每句射一藥名）

餘姚康維恂

滿院發榴葵。訂囘期。端午時。奴如孀守空閨裏。飄零不歸。相思怎醫。心心念念人千里。自追思。雲鬟兩鬢。一半變霜絲。

答射閨思詞

沈仲圭

滿院發榴葵。（榴紅似火卽紅花也。）訂囘期。（囘者歸也故爲當歸）端午時。（端午約爲夏令之半。故知半夏）奴如孀守空閨裏。（獨守空閨孤零之生活也故曰獨活）飄零不歸。（浪子之行故曰浪蕩子）相思怎醫。（無藥可療卽是沒藥。）心心念念人千里。（遐思也故曰遠志。）自追思。（細心思索也故爲細辛辛心之諧聲）雲鬟兩鬢（言髮之烏漆也故爲烏頭）一半變霜絲。（髮斑白也故爲斑毛。）

（圭按）此詞妙在每句中寓一藥名而不傷詞義。至行文之香豔。猶其餘事也。爰窮半日之力猜測完全錄示讀者以博一粲。

識醫

朱竹泉

醫治病工也。从殹从酉。殹病聲。癥之省。疲極所發。周禮有醫酒。酒所以治病。故从酉。古者巫彭初作醫。曾益之从巫。調其聲不意得疑倚義一。四字而有感焉。疑爲平聲。豈謂醫學深宏。須懷疑精研。爲醫者必當解其疑而醫乃有驗。倚爲上聲。望聞問切。必有所據。且明其徵而后醫之可也。義爲去聲。義者宜也。存活人之心。得酒而使卽不得酒而亦使此醫者之所宜也。終則一爲入聲。有所據。有所徵。不亂治。不亂藥。庶乎醫道精一矣。　夫醫疑倚義一五音自成天籟也。此乃造化之妙。爲醫者其可翳然歟。

民國十八年改組中醫協會成立演說辭

叢班侯

今天到會的諸位同志。大概曉得衛生部。現在有廢除中醫的議決案。這是我們中醫的生死關頭。我們要取一種什麽態度來對付呢。當然是誓死力爭。大家團結起來。一致反對。但是這一種反對的手段。不過是一種急則治標暫緩燃眉的方法。縱是衛生部容納我們的要求。最後也不過得到暫緩實行四個字結果。將來一定要死灰復燃的。所以我們非想一個澈底的方法。在中醫中藥學術的根本上來解決不可。　我們中華的醫藥。到漢朝的時候。已經達到光明的境地。何以到後來反是日見退化呢。其中卻有幾個原因。　第一是受的尊經丨尊聖的影響。中國人的腦筋。向係是尊經尊聖。所以對於聖人的著作。以及什麽經書。總是只敢沐手敬讀。卻是游夏不敢贊一辭的。就是遇了書內不妥的地方。也是牽强附會。一字不敢更動。縱是有少數傑出的人才。來改正古書吧。最後也得到一個擅改聖經。妄論是非的大罪名。所以他們抱了述而不作的成見。以致於讀書的眼光。只能在書的圈子裏。不能到書的圈子外去的。這個算做古人的奴隸。不能算是古人的功臣。　第二是受的自尊自大的影響。我們中國。是世界上開化最早。自命爲文物之邦的國家。所以無論什麽學術。總以爲我們中國古聖賢所發明的。已經是登峯造極。並且以爲他們是一種天賦的才能。我們是一種什麽人。能夠發明什麽。比古人再好麽。縱是有一兩個聰明的人發明了一種新學理。假使成功還好。設或不能成功。後人總是加一個不度德不量力的批評。第三是受的五運六氣和五行生尅的影響。五運六氣本來和醫家是毫無關係的。不過在古時物理簡單的時候。藉他來解釋病理和氣候的關係。後來却把牠當着是醫學裏面的主要科目。你談在泉。我談司天。把有用的光陰。和有用的腦筋。犧牲到無用的玄理上。至於五行生尅。是藉此來解釋臟腑彼此有互相作用的關係。用牠來做比例的。後來的一般學者。簡直是喧賓奪主。却把一個皮肉筋骨組成的一個人。當做是金木水火土合組的一個机械人。

鄙人並不是發了神經病。今天在會場上來瞎說。因爲我們中醫假使現在還不能覺悟。將來就要全部滅亡。我們中醫藥的學術上。有許多極精深的地方。總是被這些惡劣的環境遮蔽到幾千年了。皂白不分。把後人的腦筋弄昏了。以致於不但不能把古人不曾發明的地方來發明。連古人所已經發明的。自已總不能彀繼續求的進步。例如內經上所說的七節之旁中有小心。歷來的註家。總不曾有澈底的解釋。無非把什麼君火相火的話來附會。那裏知道這就是對於副腎能調節血液的一個大發明。心臟是血液循環的總機關。副腎是調節血液的總樞紐。所以定名爲小心。就是以牠的功用來定名的。新醫家譯爲副腎。是指臟體的位置來定名的。不過外國科學家。能彀繼續的求進步。竟能由一種生理作用。進而爲一種臟器療法。所以現在的副腎製劑。在臨床上變成了一刻不可少的藥品。其他如古人所發明的奇經八脈。就是現在科學家所發明的內分泌學。傷寒論所用的蜜煎導。就是現在的灌腸法。又如從前還有一種用葱管通尿管的法子。就是現在用銅管和橡皮管通尿的一種嚆矢。又如中醫對於肺癆說是惡虫蝕人臟腑。這就是發明結核菌的理想。不過我們中醫。不肯切實的去繼續研究。所以對於古人的精華。不能彀加以推演。古人的糟粕。又不能彀下一個決心來廢除。以致於弄到現在陷於時代落伍的地位。眞是可惜之至。所以同志們如果自己甘心落伍便罷。假如還有一點熱血。要想維持絕學的。就要盡自己的力量。下切實的工夫。在中醫中藥學術的根本上來澈底的研究。存着一種負責改進的心。再利用現在的科學自動的來整理。諸君不要說個人的力量有限。要曉得大力量是全體。全體力量的基礎是在個人。各人總能彀盡個人的力量。就可以產生大力量的全體。我們中華的醫學自然能彀有進步。有系統。自然不致滅亡。那麼這才是救中醫中藥危亡的治本方法。推翻衞生部此項議案的一種澈底的解決。才不負今天開會的宗旨。和諸君維持國學的一種熱心。

如皋中醫協會成立祝辭

許泮香

其一

美雨歐風滿大千。排傾抵制勢回天。須知羣策襄羣力。國粹全憑一仔肩。　醫團七屆組東皋。百度維新不屈撓。塡海移山須竟志。扶搖九萬快遊翱。　亞歐學貫未堪誇。張虎媚夷以變華。賴有醫團二百四。秉金淘集散中沙。　靈素精求不厭詳。民生利濟在良方。駸駸一發馳千里。光怪陸離煥報章。

其二

揚州趙海周

委制功成獻頌詞。同心協力共維持。吾儕務必全終始。團體宜堅志莫移。　良醫良相我非誇。宗教神

農自一家。有本有源基礎固。何慾邪術亂如痲。　抱遺訂墜費精心。義蘊淵微道自深。曾向醫林求歷
史。五千年後到如今。　眞僞相攻却不妨。邪難勝正豈荒唐。道高一尺魔千丈。同志諸君貴自强。

四十述懷四章

陳愛棠

四十年來百感生。低徊往事總無成。饑寒昔下孤兒淚。（七齡失怙。）敎育難忘慈母情。漫道靑囊能濟
世。肯將黃卷務虛名。齠齡早具荆關癖。近水遙山喜不平。（幼嗜丹靑）
壯年西浙寄萍蹤。宦海曾遊霞母峯。（霞母峯爲金華名山。霞湧卽雨。）到眼人情資手錄。勞形案牘惜
身慵。（民國六年。幕遊浙省高等審判廳。）歸裝聊憩風塵足。沽酒常澆磊塊胸。門外城高堪作障。不知
江上起烟烽。（家居面城）
醫學團成得法門。礪髯扃叟闢其源。開來繼往吾從衆。戮力同心道自存。（民國十一年。予追隨沙健庵
太史。陳君謀孝廉等。同創如皋醫學公會。前年秋改選。衆推予爲會長。屢辭不獲。時時以不能發展醫學
爲念。）筆耨六年慚拙作。風行一紙仗公論。名流遠近謬期許。裁答郵書未憚煩。（予與同志辦如皋醫
報六年。全國名流。函信切礎。幾無寧晷。）
舊時良友半凋零。（畫家姜維畯。書家戴友漁。均同硯。惜早逝。）誰覓知音眼許靑。但願紫荆同院宇。（
二兒與予已析居多年。時存友于。）敢期丹桂映門庭。（豚子四。漸長。使各習一業。以圖自立。）育嬰育
德心常惻。（予先後担任育嬰堂育德堂醫務歷廿年。）和藥和丸手不停。差幸糟糠能內助。操持井臼

賴安寗。

愛棠先生以四十述懷佳作惠贈索和不揣譾陋勉步原玉卽希斧斯　許泮香

春風到處感噓生。壽世壽人志竟成。不惑年華多卓識。克循古道有深情。元龍競羨彬彬度。三鳳齊推鼎鼎名。講究軒岐聆妙諦。周行示我坦而平。

上承盧扁獨追蹤。仰上如登泰華峯。丹灶活人稱博愛。青氈坐我愧疏慵。拔茅强仕彙征吉。成竹清超宛在胸。惟冀同躋仁壽域。風雲捲去息狼烽。

出入路由道義門。丰儀渾似李長源。井中投轄嘉賓聚。浙右運籌偉略存。在市市恩成小隱。上醫醫國展高論。心誠保赤勤施診。痛癢攸關不憚煩。

濟衆猶同甘露零。知君經是得囊青。茂如松柏籌添屋。喜見芝蘭香滿庭。說項一時欣璧合。尋嵇千里有車停。仁人應享期頤壽。六十年來慶永甯。

步陳君愛棠四十述懷原玉　黃星樓

信是君無忝所生。少孤天實玉於成。囘思舞勺垂髫日。慘絕當年失怙情。卅載光陰同過隙。百端心跡在修名。吟懷寫入丹青裏。蜀棧而今覺道平。

湖海曾聞繫客踪。往來吳越萬山峯。遊從蓮幕身如寄。話到柴關意亦慵。刼羨風塵知息足。不圖邱壑盡羅胸。城居學得安仁法。遠隔江皋好避烽。

方書自昔擅專門。省識朱張共一源。合志記同推有道。此心救濟最常存。備諸藥石徵多士。報我瓊瑤見至論。指顧籠中增愧赧。坐談不覺滌塵煩。

杏林老輩悵飄零。百尺樓頭棣蕚青。日久鴻光欽舉案。年來玉樹燦盈庭。壺觴酒晉封人祝。車轍門多長者停。我亦躋堂同酌兕。頌君福壽永康甯。

讀許君泮香黃君星樓和愛棠先生四十述懷原玉卽依韻率就四章錄呈

愛棠先生郢政　　馬久襄

久思慕道識先生。習嬾慚予本性成。壽世胸襟難罄述。醫林領袖洽與情。原知不惑參同契。豈等無聞浪得名。堪羨君眞湖海士。掃除瘴癘化和平。

何時赴會接芳踪。藉以高瞻最上峯。孔孟唾餘曾掇拾。軒岐心典太疏慵。問誰獨舉扶輪手。使我全消塊磊胸。民衆瘡痍關痛癢。待蘇疾苦靖烟烽。

醫門端的出儒門。木有根株水有源。哲匠久留方法在。宗工雅慕姓名存。何須西學矜虛誕。試向內經細討論。協會於今謀幸福。勞君主席甚紛煩。

卅年舊友半凋零。自笑衿衫故我青。縱有文章難入世。漫將藥石且盈庭。及時君許三多祝。成立會無一息停。從此同登仁壽宇。壽民壽國慶安甯。

敬和愛棠道兄四十述懷原韻尚希點鐵　　尹少卿

百尺樓頭瑞靄生。人間福壽自天成。大邱家世昭清德。強仕歸來淡宦情。日試萬言傳絕學。風行一紙遠知名。欣逢四字重光際。祝嘏聲中祝太平。

開筵歡話舊行踪。橐筆題詩霞母峯。早歲曾游司法幕。多能不比世人慵。聖賢扁鵲薪傳術。湖海元龍磊落胸。曉起面城樓上望。春風剛報息兵烽。

名壽應歸孝友門。醴泉豈曰盡無源。郎今石室方書在。昔日金華畫稿存。矯矯宏材堪作則。庸庸餘子莫須論。西池南極雙輝燦。韻和陽春敢憚煩。

不才身世愧飄零。學識庸疏眼孰青。堪羨金昆逾軾轍。喜多玉樹列門庭。維持團體全憑長。奮鬥精神莫漫停。載頌載欣還載酒。願君福祿壽康甯。

補祝愛棠先生四秩壽辰並步原韻呈政　朱榮卿

世界近今重衛生。端由醫術化裁成。治療外感遵三法。調劑內傷察七情。立志惟期除陋習。折肱不惑有榮名。惜遭美雨歐風集。譬彼崎嶇路弗平。

先生壯歲歷塵蹤。江北江南覽巨峯。總爲心期增識廣。非關志欲把書慵。懸壺無暇常留意。修竹有成具在胸。但恐門閭勞悵望。整裝返里避烟烽。

會通醫道本儒門。旦夕沿流並溯源。著述良方資採擇。研求至理保生存。非誇元白堪相壓。如對岐黃細討論。矧在明儕資倡導。編修名藁敢辭煩。

休憂前輩半凋零。人世年過那再青。宅內紫荆榮滿砌。階前玉樹喜盈庭。惠風和靄情多洽。披露紛繁手不停。天爲先生精力苦。應教家室獲康甯。

謹步愛棠道兄四十述懷原玉敬呈　壇正　鄧可則

醫林翹楚羨先生。追步修園集大成。昔讀古書常景慕。今逢時傑竟鍾情。宗風繼起千秋業。寰宇都揚九折名。七載高山欣仰止。鴻篇偉論允而平。

三絕長康可繼蹤。管城搖落出奇峯。振聾起聵推公力。刮垢磨光醫我慵。國學闡揚齊屬目。異端痛斥不忘胸。生成鐵筆千軍掃。邪說蕩除妖息烽。

四年兩度託龍門。知飲上池水有源。投轄常蒙青眼待。針茅屢見赤心存。限穿都屬求方劑。參靜未聞有泛論。愧我風塵猶碌碌。依仁何日脫囂煩。

我公昔日似丁零。天顧昭明分外青。餘憾高朋難滿座。最忻後哲正盈庭。催詩有意花爭放。祝嘏無心雲亦停。强仕堪徵仁者壽。靈椿不老保康甯。

愛棠宗仁兄四十壽徵詩成强仕歌四十韻就正幷序

歲壬戌北政府取締中醫條例苛緐。醫界姜翁煥亭等。以研究學術保障職業宗旨創如皋中醫學會。附上海全省聯合會。 陳君愛棠與焉。越癸亥。嘉濫學會長。時兼本縣款產處志書局職務。勢難周顧。公舉愛棠爲理事長。賴彌縫闕失。得無隕越。丁卯冬。本會研究社長沙健公卽世。省令嘉權淸丈正局長。適改選。 愛棠被舉繼會長。兩年經濟匱竭。應時改組。艱巨倍蓰。曩時不虞運嬗。龍蛇少數。西醫簧鼓敎衞兩部。請廢國醫國藥。軒然大波起矣。各省醫藥代表集議滬上。請願 國府。冒風霜。急星火。疲於奔命者。愛棠又與焉。仰蒙 蔣主席俛予維護。飭部撤銷禁錮中醫中藥文告。誠哉。會逢天幸。然微 愛棠竭忠任事。恐會衆勢愈渙散。且如師慧之過宋朝。孰知吾皋尚有醫團耶。　愛棠在職言職。洵非要譽鄉黨。嘉亦無譽。阿不過引物發端。興起賓筵和作。特念　愛棠爲受余瓜代之人。所茹辛苦。皆分擔從前未竟之仔肩。祗以蒲柳先衰。不克攜手偕行爲憾。然足却心前。蓋猶有盲不忘眡跛不忘履之意存焉。聞代表不辱會衆使命。則老懷喜可知已。吾邑醫藥兩界。不乏知言之君子。讀吾歌者。試一長慮卻顧。其感奮又當何如。

歌曰

昨者弧辰徵詩章。序壽非古謝不遑。異哉詬誶來鬩牆。用夷變夏聯余（嚴）汪。（張企）或阻興學蔑岐黃。或廢國藥媚西洋。蠱惑上峯從且盲。國粹民生幾兩傷。歇浦醫藥議一堂。履霜赴召志激昂。（君與蘇君鶴臣代表）孱如老揣走且僵。幸君强仕力方剛。仕莫優於醫相之胥良。强莫嚴於中外之大防。上關四千年靈蘭之經方。下系四百兆黔黎之健康。合詞籲請悟中央。　主席維護慊民望。秦火不爇灶突煬。白日普燭魑魅藏。壽世何如自壽臧。恍貽詩料實錦囊。我聞已事願粗償。獨念來日猶悚惶。十有七省會衣裳。代表旅進踰孰攘。居爲後盾行引喤。匹夫有責相扶將。物競天擇公例彰。祗有進步無立場。成可坐享觀可旁。陳蘇以外疇匡襄。中西溝通日正長。醫藥兩界毋相忘。國有與立唯自强。上視　主座壽無疆。民難圖始在提綱。下視　會長壽而昌。我歌寫懷非頌揚。請君聆之晉一觴。

（註）君述懷四律。首末多敘家事。次述游幕。其三論如皋醫會與余此歌同意。君謂以不能發展醫學爲念。其謙衷僅責諸一己。余則謂非發展醫學無效。蓋大舉必賴夫衆擎。倡汝和余。甫及朞年。而世道險巇

尤甚。余汪輩雖忌中醫。且通中學。而中醫反自荒所植。其何能久。余實慟心。不能常骾於喉而不吐。於和詩一傾所蓄。幸勿以責難良友爲疑。自註。(又註)按本會醫學報因衛生會議廢止中醫。限制登記。故有十八年三月十七日上海會議。所謂三一七紀念也。因衛生部又有修改中醫會章。及管理藥商規則。故續有十二月一日上海會議。前所未詳。并附註於此。

歲在上章敦牂律中姑洗之月

如皋中醫醫學公會七年之歷史

同會宗愚仲扃叟其嘉呈稿補祝

壬戌之夏。我皋醫林諸彥。姜君煥亭。蘇君鶴臣。陳君愛棠。高君桐青。劉君式林。陳君賓南。創設公會。以研究學術保障職業爲宗旨。昕夕擘畫。不遺餘力。又得沙健公之贊助。克底於成。當推汪君子策。濮君厚哉爲籌備主任。組織進行。蘇君鶴臣。膺赴滬代表。加入全省中醫聯合會。一方面召集城鄉醫士。開成立大會。票選汪君子策爲臨時會長。蘇君鶴臣副之。各區會員加入者頗衆。數月後汪君因年老多疾辭。繼之者爲濮君厚哉。極力整頓。會務稍展。推行方箋。以充經濟。警所備案。啓用鈐記。敦請沙公健庵陳公君楳爲名譽會長。藉資指導。癸丑夏正式改選。陳公君楳當選爲正會長。濮君厚哉爲副會長。評議員二十四人。多有建樹。會務大振。將會章及職員清册。呈縣轉省備案。加聘各市鄉聲望素著者爲會董。函請各區警官推銷方箋。會譽隆而經濟充。誠足欽也。是年。夏本會評議李君慰農。嚴君禹門。陳君愛棠。高君桐青。

叢君班侯。王君祖堯等。創辦醫報。藉以闡揚國學。交換知識。乙丑改選。正副會長均連任。當開大會時。經會員提議。增加理事部。旋由各評議票選陳君愛棠為理事長。蘇君鶴臣。鄒君伯言。嚴君禹門三人為理事。是年秋。又組織研究社。公推沙公健庵為正社長。蘇君鶴臣副之。惜入社者不多。成績殊鮮。丁卯秋。陳濮二會長任滿辭職。本會疊推代表慰留。均被婉却。隨開第五屆常會。改選職員。票選結果。陳君愛棠為正會長。高君桐青為副會長。上屆評議。泰半更變。膺選者悉為醫林英彥。濟濟多士。公會頓現一番新氣象。猗歟休哉。顧此二年中。會務之繁賾。經濟之拮据。雖倍於曩昔。而會譽之鵲起。刊物之精。遂洵有一日千里之概。已巳春。中衛會有廢止中醫中藥限制登記之提案。引起全國醫藥界之憤慨。公會特推代表加入全國醫藥團體總聯合會。晉京請願。始將該案撤回。此最足為吾人所欣慰者也。是年夏。開第七屆常會。改公會為協會。採用委員制。函請縣黨部派員指導。並請各機關蒞臨監視。票選結果。尹君政卿。趙君海周。劉君式林等廿二人為執行委員。蘇君鶴臣。汪君子策。方君乾九三人為監察委員。次日各執委複選陳君愛棠。黃君星樓。周君礎滋。鄒君雲溥。盧君震春五人。為常務委員。並推陳君愛棠為常委主席。各委均宣誓就職。對於會務。羣策羣力。分股工作。將來本會之進展。正未可量也。

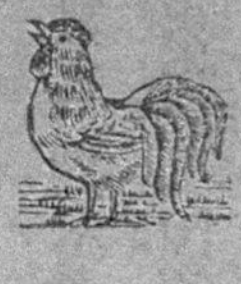

本社代售各種最新醫學書報

書名	冊數	價格
張氏衷中參西錄 前三期合編	二冊	二元三角
張氏衷中參西錄 第四期藥學	一冊	一元
張氏衷中參西錄 第五期醫論	二冊	二元
惲氏傷寒輯義按	十冊	四元
王氏傷寒金匱新註	二巨冊	六元
劉譯皇漢醫學	二巨冊	八元
醫界春秋月刊	十二冊	二元
劉氏證治叢錄	二冊	一元
陸氏香巖徑	二冊	五角
葉氏仲景學說之分析	一厚冊	五角
中醫奮門號	一冊	二角

以上各書均係實價郵購寄費加一

中華民國十九年十二月出版

如皋醫學報五週彙選

全一冊實售大洋壹元肆角

撰述者 全國醫界名流

彙編者 如皋醫學報社同人

經理者 如皋陳愛棠

發行所 如皋醫學報社 地址：南門內東城腳

代售處

醫界春秋社 上海英租界西藏路西羊閣弄百零三號

上海中醫書局 地址：山東路五馬路南十三號

掘港中市季少三醫室

岔河西圈門叢氏惠生醫院

印刷者 如皋精誠印刷社 地址：城內冒家巷

陳愛棠介紹各地出版最新的醫藥書報

書名	編輯者	冊數	價格	售書地址
靈素生理新論	楊如侯	二	三元二角	山西太原省城中醫改進研究會時逸人君
中醫建設問題	時逸人	一	一角五分	
肺病論	葛廉夫	三	一元六角	
中風斠詮	張山雷	二	二元	蘭溪中醫專校
女科輯要箋正	前人	二	二元	
小兒藥證眞訣	前人	二	二元	
清代醫案精華	秦伯未	四	二元四角	上海山東路五馬路南十三號中醫書局
清代醫話菁華	前人	四	二元四角	
實用中醫學	前人	四	二元四角	
辨舌指南	曹炳章	六	二元四角	紹興城內和濟藥局
偽藥條辨	前人	二	四角八分	
怪病奇治	楊志一	一	一元	上海三馬路雲南路口幸福報館
青年病婦女病	朱振聲	二	合售八角	
四季傳染病	楊志一	一	六角	
金匱廣義	嚴癡孫	二	一元二角	甯波慈谿費家市嚴氏醫校
王旭高醫書	王旭高	六	六角	無錫西門棉花巷周小農君
中國傷科大全	季愛人	一	八元	蘇州司前街蘇州治療所
傷寒論研究	惲鐵樵	二	二元	上海英租界西藏路西羊關弄五百零三號中國醫藥書局
名醫驗案類編	何廉臣	八	四元八角	
難經註疏	日玄醫	一	六角四分	
現代名醫驗案	葉勁秋	四	四角	
醫界春秋彙訂	第三集	一	一元四角	
醫界春秋彙訂	第四集	一	一元六角	
世界醫報彙訂	一二集	二	合集八角	

上列各書郵購寄費加一上海中國醫藥書局均有代售

報名	全年期數	價格郵費	地址
醫學雜誌	六	八角九分	山西太原中醫改進研究會
中醫雜誌	十二	三元二角	上海西門石皮弄中醫學會
廣濟醫刊	十二	二元四角	杭州下缸兒巷四十一號
同仁醫學雜誌	十二	二元	日本神田區北神北町廿番地
醫藥學報	十二	一元	廣州市大德路廣東中醫專校
杏林月報	十二	一元	同上
中國藥報	十二	二元	上海同孚路華順里五九四號
浙江醫藥月刊	十二	一元二角	杭州市四條巷二號
湖南醫藥周刊	五十	一元	長沙市樊西巷一〇六號
國榮醫刊	三六	三角六分	廣州市西關耀華東四十六號
硤石醫報	十二	六分	硤石東南湖虎弄孫醫寓
醫藥月報	十二	一元	汕頭均和街口一〇三號
醫藥月刊	十二	一元	新嘉坡二馬路五十五號
吳縣醫報	十二	三角	蘇州山塘毛家橋郁耀章醫寓
平湖醫報	十二	三角	平湖縣楊家橋中醫學會
醫學週刊	五十	一元二角	無錫城中小婁家巷趙氏醫室
幸福報	五二	二元	上海三馬路雲南路幸福報館
中國藥學	十二	一元	蘇州謝衙前三五號尤宅
金山中醫報	十二	三角	金山朱涇鎮
中醫世界	六	一元二角	上海山東路中醫書局
自強醫報	十二	一元六角	上海北四川路崇業里廿二號
中國醫學月刊	十二	二元	上海四馬路西中和里八三號
衛生報	五十	二元四角	上海浙江路清和坊對過
康健報	五十	二元	上海大馬路望平街口
醫藥新聞	十二	一元	上海薩坡賽路豐裕里四一號